R. WETZEL (Hrsg.)

**Verankerungsprinzipien in der Hüftendoprothetik**

Roland Wetzel (Hrsg.)

# Verankerungsprinzipien in der Hüftendoprothetik

Mit 108 Abbildungen in 130 Einzeldarstellungen
und 34 Tabellen

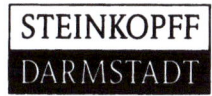

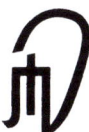

Prof. Dr. med. ROLAND WETZEL
Orthopädische Praxisklinik
München Airport
Terminalstr. 18 Mitte
85356 München-Flughafen

ISBN 978-3-642-63319-5     ISBN 978-3-642-57635-5 (eBook)
DOI 10.1007/978-3-642-57635-5

Die Deutsche Bibliothek - CIP-Einheitsaufnahme
Ein Titeldatensatz für diese Publikation ist bei
Der Deutschen Bibliothek erhältlich

Dieses Werk ist urheberrechtlich geschützt. Die dadurch begründeten Rechte, insbesondere die der Übersetzung, des Nachdrucks, des Vortrags, der Entnahme von Abbildungen und Tabellen, der Funksendung, der Mikroverfilmung oder der Vervielfältigung auf anderen Wegen und der Speicherung in Datenverarbeitungsanlagen, bleiben, auch bei nur auszugsweiser Verwertung, vorbehalten. Eine Vervielfältigung dieses Werkes oder von Teilen dieses Werkes ist auch im Einzelfall nur in den Grenzen der gesetzlichen Bestimmungen des Urheberrechtsgesetzes der Bundesrepublik Deutschland vom 9. September 1965 in der jeweils geltenden Fassung zulässig. Sie ist grundsätzlich vergütungspflichtig. Zuwiderhandlungen unterliegen den Strafbestimmungen des Urheberrechtsgesetzes.

http://www.steinkopff.springer.de

© Springer-Verlag Berlin Heidelberg 2001
Ursprünglich erschienen bei Steinkopff-Verlag Darmstadt 2001
Softcover reprint of the hardcover 1st edition 2001

Die Wiedergabe von Gebrauchsnamen, Handelsnamen, Warenbezeichnungen usw. in diesem Werk berechtigt auch ohne besondere Kennzeichnung nicht zu der Annahme, dass solche Namen im Sinne der Warenzeichen- und Markenschutz-Gesetzgebung als frei zu betrachten wären und daher von jedermann benutzt werden dürften.

Produkthaftung: Für Angaben über Dosierungsanweisungen und Applikationsformen kann vom Verlag keine Gewähr übernommen werden. Derartige Angaben müssen vom jeweiligen Anwender im Einzelfall anhand anderer Literaturstellen auf ihre Richtigkeit überprüft werden.

Umschlaggestaltung: Erich Kirchner, Heidelberg
Herstellung: Klemens Schwind
Satz: K+V Fotosatz GmbH, Beerfelden

SPIN 10781874     105/7231-5 4 3 2 1 0 - Gedruckt auf säurefreiem Papier

# Vorwort

Die Verankerungsprinzipien in der Hüftendoprothetik – Thema des 2. Harlachinger Frühjahrs-Symposiums, zu dem eine Vielzahl hochkarätiger Referenten aus dem In- und Ausland zusammengekommen sind, um eine Bestandsaufnahme der vielfältigen Verankerungsmöglichkeiten bei Hüftendoprothesen vorzunehmen. Es ist gelungen, die Entwickler und Vertreter der unterschiedlichen Verankerungsprinzipien zusammenzuführen. Die hier vorgelegten Ergebnisse basieren auf jahre- bzw. jahrzehntelanger Erfahrung mit den einzelnen Implantaten und spiegeln den heutigen Stand des Wissens wider. Dabei spannt sich der Bogen von der voll zementierten Bogenschaftprothese bis zur computerassistierten Schaftimplantation, von der Freihandimplantation der Pfanne bis zur navigationsgestützten Pfannenverankerung.

Die oft kontrovers und sehr emotional geführte Diskussion über für und wider computerassistierter Chirurgie lässt vergessen, dass die Hüftendoprothetik mit Sicherheit eine der segensreichsten Entwicklungen in unserem Fachgebiet ist und wohl auch bleibt. Wir blicken auf sehr hohe Standzeiten von Endoprothesen zurück – unterschiedliche Verankerungsprinzipien führen nicht immer zu gleich guten mittel- bis langfristigen Ergebnissen, sodass Endoprothesensysteme, die dem „golden standard", den nach wie vor die zementierte Schaftendoprothese darstellt, nicht nahe kommen, schnellstmöglich verlassen werden sollten oder, besser noch, auf dem Markt keine Verwendung finden. Es wird mit Sicherheit nicht die eine Hüftendoprothese geben, die allen Erfordernissen des individuellen Patienten gerecht wird, sodass unterschiedliche Systeme durchaus ihre Berechtigung haben und auch in Zukunft haben werden.

Dieses Buch soll dazu beitragen, einen aktuellen Überblick der gängigen Verankerungsprinzipien und deren mittel- bis langfristigen Ergebnisse zu liefern.

Mein Dank gilt meinen Mitarbeitern und hier in erster Linie Herrn Dr. Stephan Zimmermann und Frau Claudia Schweder, die mich bei der Vorplanung und Durchführung der Tagung unterstützt haben. Ganz besonderer Dank gilt Frau Dr. Gertrud Volkert, Steinkopff Verlag Darmstadt, ohne deren tatkräftige Unterstützung die zügige Umsetzung der Tagungsergebnisse in Buchform nicht möglich gewesen wäre.

München, im März 2001 ROLAND WETZEL

# Inhaltsverzeichnis

**1** Die Press-Fit-Verankerung . . . . . . . . . . . . . . . . . . . . . . . 1
   E.W. Morscher

**2** Indikation, Technik und Ergebnisse der konischen
   Schraubpfanne bei Primär- und Revisionseingriffen . . . . . . 9
   M. Wagner, H. Wagner

**3** Keramik-Polyethylen versus Metall-Polyethylen
   – Eine in vivo-Analyse . . . . . . . . . . . . . . . . . . . . . . . . . . . 16
   H. Graichen, L. Zichner

**4** Keramische Pfanneneinsätze für totalen Hüftgelenkersatz . . 22
   G. Willmann

**5** Mittelfristige Ergebnisse mit der Keramik-Gleitpaarung
   in der Hüftendoprothetik . . . . . . . . . . . . . . . . . . . . . . . . 32
   G.A. Fuchs

**6** Werkstoffkundliche Aspekte zum UHMW-Polyethylen . . . . . 44
   U. Fink

**7** Müller-Bogenschaft-Prothese
   – Langzeitergebnisse mit vollständiger Datenerfassung . . . 52
   D. Wessinghage, E. Kisslinger

**8** Verankerungsprinzipien des Exeter-Schaftes . . . . . . . . . . . 65
   M. Horst

**9** Der Lubinus-Schaft . . . . . . . . . . . . . . . . . . . . . . . . . . . . . 73
   P. Lubinus, W. Klauser

**10** CLS-Multicenterstudie – 11jährige Erfahrungen . . . . . . . . . 81
   K. Bläsius, U. Schneider, M. Thomsen

**11** Konische Schaftverankerung
bei zementfreien Hüftendoprothesen .............. 93
H. WAGNER, M. WAGNER

**12** Die CHENDO-Femurprothese
– Trabekulär orientiertes Endoprothesensystem ......... 107
U. HOLZ, F. COPF

**13** Bionik als Grundlage eines trabekulär orientierten
Endoprothesensystems ........................ 113
F. COPF, U. HOLZ

**14** Cl. ESKA-Stiele/Endoprothesen .................. 118
P. DUFEK

**15** Die Druckscheibenprothese
– Frühergebnisse bei Patienten mit Arthritis .......... 122
B. FINK, J.M. STRAUSS, W. RÜTHER

**16** Zementfreie Schaftverankerung der Individualprothese .... 130
G. ALDINGER

**17** Axis-Stufenschaft ............................ 139
D. STOCK

**18** Die ESKA-Schenkelendoprothese Cut
zur inneren metaphysären Fixation ................ 143
W. THOMAS, H. GRUNDEI

**19** Resultate nach zementfreier Implantation
des BiContact-Hüftendoprothesengeradschaftes ......... 151
K. WEISE, E. WINTER, C. EINGARTNER

**20** Robotik am Hüftgelenk – Das Robotersystem Robodoc ... 158
R. WETZEL

**21** Computerassistierter Einbau von Hüftprothesenschäften
mit dem CASPAR-System ..................... 169
J. HASSENPFLUG

**22** Erste Erfahrungen mit dem Surgigate-System
von Medivision bei der Implantation der Hüftpfanne ..... 175
M. BÖRNER, A. LAHMER, U. WIESEL

**23** Erste Erfahrungen aus der klinischen Testung
der computerassistierten Pfannenpositionierung
bei der Implantation von Hüft-Total-Endoprothesen
mit dem Navitrack™-System .................... 182
T. MATTES, W. PUHL, H.-P. SCHARF

**24** Computergestützte Prothesenauswahl
und Implantationskontrolle .................... 190
M. STARKER, P. THÜMLER, A. WEIPERT, S. HANUSEK

# Autorenverzeichnis

Prof. Dr. med. G. ALDINGER
Orthopädische Klinik
„Paulinenhilfe"
Forststr. 14–16
70176 Stuttgart

Prof. Dr. med. KLAUS BLÄSIUS
Bethlehem Krankenhaus
Orthopädische Abteilung
Steinfeldstr. 5
52222 Stolberg

Prof. Dr. med. M. BÖRNER
BG-Unfallklinik
Chirurgie – Unfallchirurgie
– Physikalische Therapie
Friedberger Landstr. 430
60389 Frankfurt

ao Prof. Dr. Dr. sc. F. COPF
Privatklinik Dres. Copf GmbH
Marienstr. 12
70178 Stuttgart

Priv.-Doz. Dr. med. habil.
PAVEL DUFEK
Klinik für Orthopädie
und Orthopädische Rehabilitation
Am Kibitzberg 10
23730 Neustadt i. H.

Dr. med. C. EINGARTNER
Berufsgenossenschaftliche
Unfallklinik
Unfallchirurgische Abteilung
der Universität Tübingen
Schnarrenbergstr. 95
72076 Tübingen

Priv.-Doz. Dr. med. BERND FINK
Klinik und Poliklinik
für Orthopädie
Universitätsklinikum
Hamburg-Eppendorf
Martinistr. 52
20246 Hamburg

Dr. ULRICH FINK
Aesculap AG & Co. KG
Forschung und Entwicklung
Am Aesculap-Platz
78532 Tuttlingen

Prof. Dr. med. G. A. FUCHS
Ltd. Arzt
der Orthopädischen Klinik
Klinikum Bayreuth
Preuschwitzer Str. 101
95445 Bayreuth

Priv.-Doz. Dr. med. H. GRAICHEN
Orthopädische Universitätsklinik
Stiftung Friedrichsheim
Marienburgstr. 2
60528 Frankfurt

H. GRUNDEI
ESKA Implantate
Grapengießenstr. 34
23552 Lübeck

STEFAN HANUSEK
OS Orthopedic Services GmbH
Jahnstr. 27–29
63533 Mainhausen

Prof. Dr. med.
JOACHIM HASSENPFLUG
Klinik für Orthopädie
Klinikum der Christian-Albrechts-
Universität
Michaelisstr. 1
24105 Kiel

Prof. Dr. med. U. HOLZ
Klinik für Unfall-
und Wiederherstellungschirurgie
Katharinenhospital
Kriegsbergstr. 60
70174 Stuttgart

Prof. Dr. med. M. HORST
Orthopädische Klinik
Ev. Krankenhaus Bethesda
zu Duisburg
Postfach 100165
47001 Duisburg

Dr. med.. E. KISSLINGER
Orthopädische Universitätsklinik
Regensburg
im Rheuma-Zentrum
Am Markt 2
93074 Bad Abbach

Dr. med. W. KLAUSER
Lubinus-Klinik
Orthopädische Chirurgie
Steenbeker Weg 25
24106 Kiel

Dr. med. A. LAHMER
BG-Unfallklinik
Unfallchirurgie
Friedberger Landstr. 430
60389 Frankfurt

Dr. med. P. LUBINUS
Lubinus-Klinik
Orthopädische Chirurgie
Steenbeker Weg 25
24106 Kiel

Dr. med. THOMAS MATTES
Orthopädische Abt. des RKU
Orthopädische Klinik
der Universität Ulm
Oberer Eselsberg 45
89081 Ulm

Prof. em. ERWIN W. MORSCHER
ehem. Vorsteher der
Orthopädischen Universitätsklinik
Labor für Orthopädische
Biomechanik (LOB)
Felix Platter-Spital
Burgfelderstr. 101
CH-4012 Basel

Prof. Dr. med. W. PUHL
Orthopädische Abt. des RKU
Orthopädische Klinik
der Universität Ulm
Oberer Eselsberg 45
89081 Ulm

Prof. Dr. med.
WOLFGANG RÜTHER
Klinik und Poliklinik
für Orthopädie
Universitätsklinikum
Hamburg-Eppendorf
Martinistr. 52
20246 Hamburg

Prof. Dr. med. H.-P. Scharf
Orthopädische Klinik
der Universität Mannheim
Theodor-Kutzer-Ufer 1–3
68167 Mannheim

Dr. med. U. SCHNEIDER
Orthopädische Universitätsklinik
Heidelberg
Schlierbacher Landstr. 200a
69118 Heidelberg

Prof. Dr. JÖRG SCHOLZ
Orthopädische Abteilung
Krankenhaus Neukölln
Rudower Str. 48
12351 Berlin

Priv.-Doz. Dr. med.
MICHAEL STARKER
Orthopädische Klinik
St. Johannes- Hospital
An der Abtei 7–11
47116 Duisburg-Hamborn

Prof. Dr. DIETRICH STOCK
Orthopädische Klinik
Herzogin Elisabeth-Heim
Leipziger Str. 24
38124 Braunschweig

Prof. Dr. med. D. STOCK
Kliniken Herzogin-Elisabeth-Heim
Orthopädische Klinik
Leipziger Str. 24
38124 Braunschweig

Dr. med. JAN MATTHIAS STRAUSS
Klinik und Poliklinik
für Orthopädie
Universitätsklinikum
Hamburg-Eppendorf
Martinistr. 52
20246 Hamburg

Prof. Dr. med. W. THOMAS
Orthopedia Clinica Quisisana
Via G. Giacomo Porro 5
I-00197 Roma/Italy

Dr. med. M. THOMSEN
Orthopädische Universitätsklinik
Heidelberg
Schlierbacher Landstr. 200 a
69118 Heidelberg

Prof. Dr. med. P. THÜMLER
St. Vinzenz-Krankenhaus
Orthopädische Abteilung
Schlossstr. 85
40477 Düsseldorf

em. Prof. Dr. med.
HEINZ WAGNER
Orthopädische Klinik
Wichernhaus
90518 Rummelsberg

Priv.-Doz. Dr. med.
MICHAEL WAGNER
Zeisigwaldkliniken Bethanien
Klinik für Orthopädie
Zeisigwaldstr. 101
09130 Chemnitz

Dr. rer. nat. A. WEIPERT
OS Orthopedic Services GmbH
Jahnstr. 27–29
63533 Mainhausen

Prof. Dr. med. K. WEISE
Berufsgenossenschaftliche
Unfallklinik
Unfallchirurgische Abteilung
der Universität Tübingen
Schnarrenbergstr. 95
72076 Tübingen

Prof. Dr. med. D. WESSINGHAGE
ehem. Direktor der Orthopädischen
Universitätsklinik Regensburg
im Rheuma-Zentrum
Am Markt 2
93074 Bad Abbach

Prof. Dr. med. ROLAND WETZEL
Orthopädische Praxisklinik
München Airport
Terminalstr. 18 Mitte
85356 München-Flughafen

Dr. med. U. WIESEL
BG-Unfallklinik
Unfallchirurgie
Friedberger Landstr. 430
60389 Frankfurt

Priv.-Doz. Dr. GERD WILLMANN
Ceram Tec AG
Geschäftsbereich Medizintechnik
Fabrikstr. 23–29
73207 Plochingen

Priv.-Doz. Dr. med. E. WINTER
Berufsgenossenschaftliche
Unfallklinik
Unfallchirurgische Abteilung
der Universität Tübingen
Schnarrenbergstr. 95
72076 Tübingen

Prof. Dr. med. L. ZICHNER
Orthopädische Universitätsklinik
Stiftung Friedrichsheim
Marienburgstr. 2
60528 Frankfurt

# 1 Die Press-Fit-Verankerung

E. W. MORSCHER

## ■ Definition

Ueber den Begriff „press-fit" bestehen bisweilen widersprüchliche Auffassungen. Festzuhalten ist, dass der Begriff Press-Fit nichts zu tun hat mit der Beschaffenheit der Implantatoberfläche. Die Frage, ob Implantat/Knochen-Kontakt durch Press-Fit oder Einwachsen von Knochengewebe in eine poröse Oberfläche erzeugt werden soll, ist somit falsch gestellt. Der englische Ausdruck „press fit" bedeutet „pressure fit". Er beschreibt einen Mechanismus, mit dem zwei Flächen aufeinander gedrückt werden.

Kräfte werden von einem Körper auf einen anderen durch Druck übertragen. Sie erzeugen in diesen entweder eine Deformation oder lösen eine Bewegung aus. Durch Press-Fit (gleichbedeutend mit Vorlast) sollen Relativbewegungen zwischen den Oberflächen der beiden Körper verhindert werden.

Unter *Press-Fit-Konzept* verstehen wir in der Endoprothetik sowohl an der Hüftpfanne als auch am Femurschaft die Verankerung eines steifen oder steiferen Körpers in einem leicht unterdimensionierten elastischen Körper. Im Gegensatz zu einer exakten Passform („line-to-line fit"), bei der die Kräfte vor allem an der Spitze des Keils übertragen werden, geschieht dies beim Press-Fit-Konzept auf der gesamten Länge des Keils (Abb. 1). Axiale Lasten führen zu einer stärkeren Verkeilung und damit zu einer Zunahme des Press-Fit mit Erhöhung der Stabilität.

## ■ Osseointegration

Nach der Definition von Brånemark verstehen wir unter Osseointegration den direkten Implantat/Knochen-Kontakt ohne Bestehen einer fibrösen Bindegewebsschicht zwischen diesen beiden [1, 3]. Der Prozess der Osseointegration ist damit biomechanisch grundsätzlich der gleiche, wie er sich bei der sogenannten primären oder direkten Frakturheilung abspielt („soudure primaire" nach Danis/Belgien) [13, 14].

Bei der Knochenbruchheilung durch Kallusbildung entsteht aus dem knochenbildenden Mesenchym zuerst fibröser Knorpel, der sich dann in Knochentrabekel umwandelt. Bei der direkten Knochenbruchheilung hin-

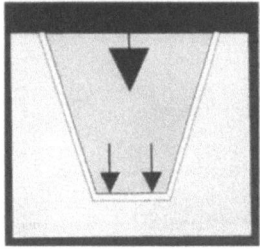 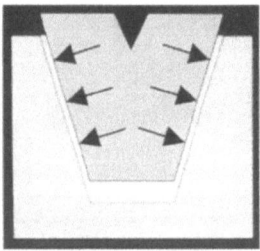

**Abb. 1.** Press-Fit-Konzept

gegen findet ein direkter Übergang des Mesenchyms in Knochentrabekel statt. Dies ist der entscheidende Prozess, der durch Röntgenbestrahlung, eine Infektion oder durch Medikamente (Prostaglandin-Hemmer), vor allem aber durch Bewegung gestört werden kann. Während bei der primären Knochenbruchheilung Gefäße von einem Fragment direkt in das andere Knochenfragment eindringen, wachsen bei der Osseointegration Gefäße auf die Implantatoberfläche oder in die Vertiefungen einer porösen Oberfläche ein. Angenommen, die Porosität dieser Oberfläche betrage 100 µm, würde bereits eine Relativbewegung zwischen Knochen und Implantat von 50 µm zur Obstruktion der Gefäße und damit zum Ausbleiben der Knochenbildung führen [5].

## Biomechanische Voraussetzungen für die Osseointegration

Damit Gefäße und somit Knochengewebe in oder an eine Implantatoberfläche wachsen kann, sind primäre Stabilität, ein enger Knochen/Implantat-Kontakt sowie eine sogenannte osteophile Oberfläche (Schenk) Voraussetzung. Primärstabilität wird durch Press-Fit, also Vorlast, erzeugt. Durch Press-Fit wird das Auftreten von Scherkräften (die ihrerseits Relativbewegungen hervorrufen können) sowie eine Unterbrechung des Dauerdrucks (intermittierender Druck, oder Null-Durchgang nach Schneider) verhindert. Beides würde zur Bildung von Bindegewebe Anlass geben und damit die Osseointegration des Implantates verhindern.

## Die Erzeugung von Press-Fit

Die Halbkugelform (Hemisphäre) ist wohl die physiologischste und deshalb auch am häufigsten verwendete Form für eine künstliche Hüftpfanne. Die Implantation einer halbkugeligen Hüftpfanne in ein knöchernes Azetabulum von identischem Durchmesser kommt einer instabilen Situation gleich.

Press-Fit, also das Anpressen des Implantates an das Knochengewebe, erfolgt in der orthopädischen Chirurgie in der Regel mittels Schrauben. Nun aber wird mit der Verwendung von Schrauben ein nicht zu unterschätzendes Komplikationsrisiko heraufbeschworen. Dieses besteht einmal

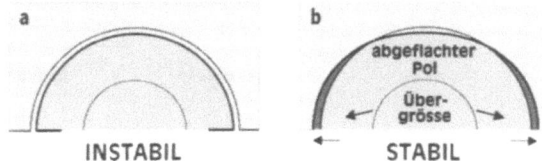

**Abb. 2. a** Instabile Situation einer rein hemisphärischen Pfanne in einem hemisphärischen Azetabulum gleichen Durchmessers. **b** Eigenstabilität der Pfanne durch Übergröße und abgeflachtem Pol

darin, dass Schrauben brechen können. Sie können sich ferner lockern oder durch Reibung, zum Beispiel gegenüber einer Metallschale, zu Korrosion führen. Dadurch und durch Austreten von Polyäthylen-Partikeln kommt es zu Osteolysen. Handelt es sich außerdem um eine modulare Pfanne, können Polyäthylen-Partikel durch Bewegungen und Abrieb des Polyäthylen-„Liners" gegenüber der Innenfläche der Metallschale entstehen. Abgesehen davon können Schrauben ein ebenfalls nicht zu unterschätzendes Risiko der mit Verletzungsgefahr der großen Beckengefäße darstellen. Mechanische Testversuche haben überdies gezeigt, dass die sogenannte „peg fixation" der Schraubenfixation überlegen ist und die Verwendung eines gegenüber der Pfannenfräsung etwas größeren Durchmessers der Pfanne so wirksam ist, dass eine zusätzliche Verwendung von Schrauben nur eine ganz bescheidene Stabilitätserhöhung ergibt [15]. Zur Verwirklichung des Press-Fit-Konzepts ist entscheidend, dass eine gegenüber dem Durchmesser der Pfannenfräsung „übergroße" Pfanne verwendet wird und die Halbkugelform in der Kuppel abgeflacht ist (Abb. 2) [6-9]. Nur so wird überdies verhindert, dass im Falle eines Nachgebens des Knochens die Pfanne nicht anfängt zu wackeln und in einem Teufelskreis durch Knochenresorption die definitive Auslockerung einleitet. Das Press-Fit-Konzept kann mit dem sogenannten Dreipunkte-Abstützprinzip (Beispiel: dreibeiniger Stuhl) verglichen werden.

## Osteophile Oberfläche

Eine weitere Voraussetzung für das direkte Anwachsen von Knochenzellen an die Implantatoberfläche ist deren sogenannte Osteophilie. Wesentliches Charakteristikum, und noch wichtiger als die Biokompatibilität selbst, ist deren geometrische Beschaffenheit. Osteophile Oberflächen müssen rauh sein [13, 14].

## Haftung des Knochens an der Implantatoberfläche

Mit dem An- oder Einwachsen von Knochengewebe an oder in die Implantatoberfläche verstärkt sich die gegenseitige Haftung, und die durch Press-Fit oder Verklemmung erreichte Primärstabilität geht in Adhäsion bzw. Se-

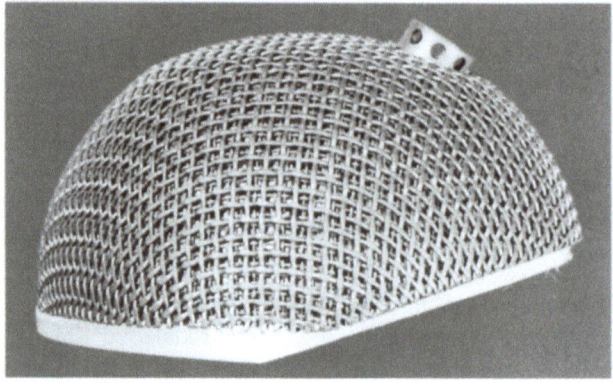

**Abb. 3.** Press-Fit-Cup nach Morscher

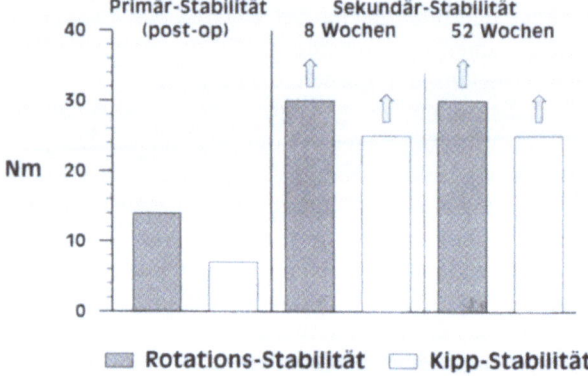

**Abb. 4.** Primär- und Sekundarstabilität von Press-Fit-Pfannen im Tierversuch (Bergschaf). Experimente von Dr. H. Bereiter am AO-Institut in Davos

kundärstabilität über. Diese ist zum Beispiel beim beschichteten Press-Fit-Cup (Abb. 3) bezüglich Kipp- und Rotationsstabilität dreimal größer als die Primärstabilität (Abb. 4), wie die Tierversuche von Bereiter im Forschungsinstitut der AO in Davos gezeigt haben. Noch entscheidender ist aber, dass nun nicht mehr das sogenannte „Implantat/Knochen-Interface" mechanischer Schwachpunkt des Systems darstellt, sondern das das Implantat umgebende Knochengewebe [2, 10].

## Enger Knochen/Implantat-Kontakt

Neben Primärstabilität und Osteophilie der Oberfläche ist enger Kontakt zwischen dieser und dem Wirtsknochen wichtigste Voraussetzung für eine ausgedehnte Osseointegration zementfreier Implantate. Harris hat als kritische Distanz (sogenannte „jumping distance") des direkten Einwachsens

## Hemisphärische Pfanne Kontaktfläche

## Press-Fit Cup Kontaktfläche

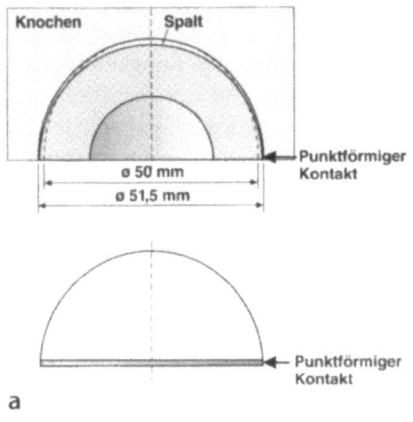
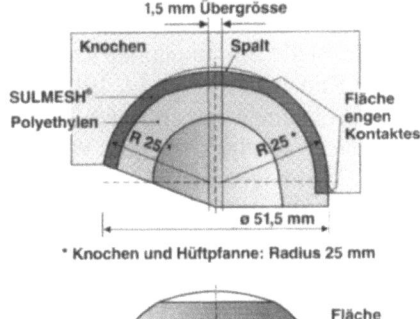
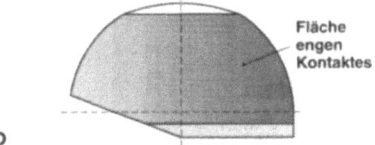

**Abb. 5. a** Implantation einer übergroßen, rein hemisphärischen Pfanne führt zu Spaltbildungen zwischen Pfanne und knöchernem Azetabulum, Press-Fit-Kontakt besteht nur am Pfannenrand. **b** Durch „radiale Exzentrizität" mit unverändertem Krümmungsradius der Pfanne besteht an den Flächen, an denen die Kräfte übertragen werden, d.h. in der Peripherie, enger Implantat/Knochen-Kontakt

von Gefäßen bzw. Knochengewebe an oder in die Oberfläche 1 mm angegeben [4]. Überschreitet der Implantat/Knochen-Abstand 1, allerhöchstens 2 mm, bildet sich Bindegewebe, das nur über eine lange Zeitdauer oder überhaupt nie mehr knöchern umgewandelt wird.

Der enge Knochen/Implantat-Kontakt sollte aber über eine möglichst große Fläche, mindestens über diejenige, in der die Kräfte übertragen werden, erfolgen. Verwendet man nun bei der Implantation einer hemisphärischen Pfanne zur Erzeugung von Press-Fit eine Übergrösse, entsteht dieser Kontakt ausschließlich am Pfannenrand und Lücken zwischen Knochen und Implantat entstehen, die sich in Richtung auf die Kuppel der Hemisphäre verbreitern (Abb. 5a). Enger Knochen/Implantat-Kontakt ist aber nur möglich, wenn der Radius der Pfannenkrümmung demjenigen des knöchernen Azetabulums entspricht. Ausgedehnter Knochen/Implantat-Kontakt trotz „Übergröße" kann nun aber dadurch erreicht werden, dass eine sogenante Exzentrizität der Radiusmittelpunkte der Hemisphäre erzeugt wird (Abb. 5b). Beim Press-Fit-Cup beträgt der Abstand der Radiusmittelpunkte für alle Pfannengrößen 1,5 mm. Dadurch wird bei der Abflachung des Pfannenpols ein enger Implantat/Knochen-Kontakt über mehr als 80% der Gesamtoberfläche erreicht. Sehr eindrücklich konnte dies in unseren Laborversuchen mit den Fuji Scales bewiesen werden. Der Unterschied zwischen einem rein hemisphärischen Cup und dem Press-Fit-Cup ist diesbezüglich hoch signifikant [16].

## Stadien der Osseointegration

Wie die Tierversuche von Bereiter zur Stabilität einer Press-Fit-Pfanne gezeigt haben, verschiebt sich mit der Osseointegration die mechanische Schwachstelle am Implantat/Knochen-Interface in die das Implantat umgebende Knochenstruktur [2, 10]. Das hat zur Folge, dass das Langzeitüberleben eines zementfrei fixierten Implantats nicht mehr von der Stabilität des „Interface" sondern von der Widerstandsfähigkeit des Knochens selbst abhängt. Histologische Untersuchungen von Pfannenimplantaten verstorbener Patienten, die das Implantat über Jahre belastet haben, konnten dies ebenfalls zeigen (Abb. 6). Mit anderen Worten ist Osseointegration nach der Definition von Brånemark nur das erste Stadium eines über Jahre hinweg dauernden Anpassungsprozesses. Zurückkommend auf den Vergleich der Osseointegration mit der primären Knochenbruchheilung können wir diese in drei Stadien unterteilen: Stadium 1 = knöcherne Inkorporation, die nach 4–8 Wochen abgeschlossen ist. Dabei wächst mit den Gefäßen Faserknochen an oder in die Implantat-Oberfläche hinein. Im zweiten Stadium der Osseointegration, die über 2–6 Monate hin andauert, passt sich der Knochen an die geänderte und zunehmende Belastung durch Verstärkung des Knochengerüstes durch lamellären Knochen an. Entscheidend, ob nun das das Implantat umgebende Knochengewebe Belastungen über Jahre – wenn möglich bis zum Lebensende des Patienten – stand halten wird, ist das Stadium 3, das sogenannte „modelling" und „remodelling" [13, 14]. Nach dem Wolffschen Gesetz (1892) [17] erfolgt entsprechend der mechanischen Beanspruchung Knochensubstitution durch Resorption und Verstärkung der bestehenden Knochenbälkchen durch Knochenanlagerung. Der Stimulus für diesen lebenslang andauernden Prozess sind Kräfte, die Spannung erzeugen, die sich entweder in Bewegung oder

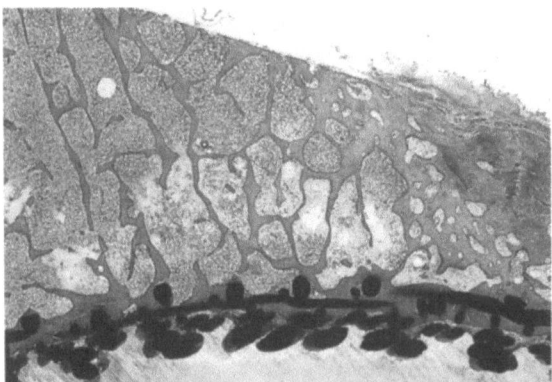

**Abb. 6.** Histomorphologie des Azetabulumknochens nach Abschluss der 2. Phase der Osseointegration nach Einsetzen eines Press-Fit-Cup. In der Übersichtsaufnahme (Vergrößerung 5.2×) schließt sich am Pfannenrand (unten im Bild) eine kontinuierliche kortikalisähnliche Knochenneubildung entlang der Gitteroberfläche an. Diese Knochenplatte wird durch senkrecht dazu orientierte Trabekel und Platten der Spongiosa abgestützt. (Präparat Prof. R. Schenk, Bern/Schweiz)

im Knochen als Deformation auswirken. Um nun in der dritten Phase der Osseointegration eine möglichst kräftiges Verankerungslager für das Implantat zu erreichen und eine möglichst rasche Anpassung des Knochens an die geänderten Belastungsverhältnisse zu erlangen, soll die Übertragung der Kräfte vom Implantat auf den Knochen (und umgekehrt) möglichst dem natürlichen (präoperativen) Verlauf entsprechen.

Kraftübertragung vom Knochen auf das Implantat (und umgekehrt) finden, wie unseren Messungen mit Fuji-Folien ebenfalls gezeigt haben, in der Pfannenperipherie und nicht, wie man lange Zeit geglaubt hat, im Dom der Hemisphäre statt. Haupt-Lastenträger sind dabei die drei Pfeiler des Os pubis, Os ischium und Os ileum. Eine auf diese drei Pfeiler abgestützte Pfanne ist stabil verankert, und selbst nach einer allfälligen Verschiebung kann sie gar nicht anfangen zu wackeln, sondern restabilisiert sich selbst durch einen sogenannten „settling" Prozess, vorausgesetzt, eine Schraube verhindere dies nicht. Dies ist der wichtigste Grund dafür, warum Schrauben nicht verwendet werden sollten – zumindest nicht bei Primärarthroplastiken, welche auf dem Press-Fit-Konzept, oder wie es auch bezeichnet werden könnte: „Konzept der dynamischen Stabillisierung", beruhen. Stabilitätserhöhend für eine derart verankerte Pfanne ist ferner, dass mit zunehmender Belastung Stärke und Ausdehnung des Flächendrucks zunehmen, wie die von Widmer et al. in unserem Labor durchgeführten Untersuchungen ebenfalls gezeigt haben [16].

## Knochenstruktur nach längerfristiger Implantation einer Press-Fit-Pfanne

Histologische Untersuchungen von Becken-Präparaten verstorbener Patienten, die ihr Hüftgelenk über Jahre hinaus natürlich belastet haben, beweisen die Richtigkeiten der theoretischen Überlegungen zur langfristig zuverlässigen Fixation einer künstlichen Hüftgelenkspfanne. Die praktische Anwendung der vor allem bei der Frakturosteosynthese gewonnenen biomechanischen Gesetzmäßigkeiten sowie durch die bei experimentellen Untersuchungen gewonnenen Erkenntnisse zur Kraftübertragung und Kräfteverteilung im Becken ermöglichen diese Zielsetzung. Die nicht nur ausgedehnte Verankerung des Implantats sondern auch eine Verstärkung des Knochens an Orten, wo die Kräfte am natürlichen und an dem mit einer künstlichen Pfanne versehenen Hüftgelenk übertragen werden [11, 13, 14] wird durch entsprechendes Implantat-Design, eine osteophile Implantat-Oberfläche, geeignete Materialwahl und optimale Operationstechnik erreicht. Damit diese Kräfte aber auch tatsächlich wirken können, soll deren Übertragung auf den Knochen aber nicht durch Versteifung des Implantats (metal backing) gestört werden [11]. Erhaltung möglichst hoher Elastizität der künstlichen Pfanne durch Verzicht auf ein sogenanntes „metal backing" ist hiefür eine wesentliche Voraussetzung. Durch direkte Fixation einer Titan-Netz-Beschichtung (SULMESH®) im Polyäthylen konnte auch dieser Forderung entsprochen werden [11, 12].

## Resultate des Press-Fit Cups

Die Nachkontrolle einer konsekutiven Serie von 280 mit einem Press-Fit-Cup versorgten Totalprothesenarthroplastiken nach minimum 5-8 Jahren hat eine einzige aseptische Lockerung (Patientin mit Polyarthritis und Sturz vom Fahrrad) und nur einen Fall von möglicher (klinisch symptomloser) radiologischer Lockerung mit Aufhellungssaum von weniger als 2 mm in allen drei Zonen (nach DeLee und Charnley) ergeben [11].

## Literatur

1. Albrektsson T, Brånemark PI, Hansson HA, Lindström J (1981) Osseointegrated titanium implants. Acta Orthop Scand 52:155-170
2. Bereiter H, Bürgi M, Rahn BA (1992) Das zeitliche Verhalten der Verankerung einer zementfrei implantierten Hüftpfanne im Tierversuch. Orthopäde 21:63-70
3. Brånemark PI, Hansson HA, Adell R, Breine U, Lindström J, Hallen O, Oehmann A (1977) Osseointegrated implants in the treatment of edentulous jaw: experience from a 10 year period. Scand J Plast Reconstr Surg 11:Suppl 16:132
4. Harris WH (1984) Advances in total hip arthroplasty. The metal-backed acetabular component. Clin Orthop 183:4-12
5. Morscher E (1987) Current state of cementless fixation of endoprostheses. Swiss Med 9:27-44
6. Morscher E (1992) Current status of acetabular fixation in primary total hip arthroplasty. Clin Orthop 274:172-193
7. Morscher E (1994) Prinzipien der Pfannenfixation bei der Hüftarthroplastik mit spezieller Berücksichtigung des Press-Fit-Cup. Medizinisch Orthopädische Technik 5:217-222
8. Morscher EW (1995) Non-cemented acetabular fixation in primary total hip replacement. In: E. Morscher (ed.) Endoprosthetics, Springer Heidelberg, pp 143-179
9. Morscher E (1996) Prinzipien der Pfannenfixation bei der Hüftarthroplastik mit spezieller Berücksichtigung des Press-Fit-Cup. In: Jani L, Schroeder-Boersch W (Hrg) Hüftendoprothetik. Vergangenes, Bewährtes und Zukünftiges. Zuckschwerdt München, pp 18-25
10. Morscher E, Bereiter H, Lampert C (1989) Cementless press-fit cup. Principles, experimental data and three year follow-up study. Clin Orthop 249:12-20
11. Morscher E, Berli B, Jockers W, Schenk R (1997) Rationale of a flexible press-fit cup in total hip replacement. 5-year follow-up in 280 procedures. Clin Orthop 341:42-50
12. Morscher E, Masar Z (1988) Development and first experience with an uncemended press-fit cup. Clin Orthop 232:96-103
13. Schenk RK (1986) Histophysiology of bone remodeling and bone repair. In: Lin and Chao (eds) Persp. on Biomaterials. Elsevier Sc Publ BV Amsterdam, pp 75-94
14. Schenk RK (1995) Osseointegration of SULMESH-coatings. In: Morscher E (ed) Endoprosthetics. Springer Heidelberg, pp 60-71
15. Stiehl JB, MacMillan E, Skrade DA (1991) Mechanical stability of porous-coated acetabular components in total hip arthroplasty. J Arthroplasty 6:295-300
16. Widmer KH, Zurfluh B, Morscher EW (1997) Kontaktfläche und Druckbelastung im Implantat-Knochen-Interface bei Press-Fit Hüftpfannen im Vergleich zum natürlichen Hüftgelenk. Orthopäde 26:181-189
17. Wolff J (1892) Das Gesetz der Transformation der Knochen. Berlin Hirschwald

# 2 Indikation, Technik und Ergebnisse der konischen Schraubpfanne bei Primär- und Revisionseingriffen

M. WAGNER, H. WAGNER

## ■ Einleitung

Schraubpfannen haben in den 80er Jahren weite Verbreitung gefunden, eine frühe aseptische Lockerung und teilweise erhebliche Pfannenwanderung haben dieses Implantatkonzept vor allem in der englischsprachigen Welt in Verruf gebracht [2, 4, 11]. Besonders Schraubpfannen mit einem sphärischen Außengewinde waren von einer hohen Revisionsquote belastet, wohingegen Titan-Schraubpfannen mit einem konischen Außengewinde häufig gute Resultate aufweisen [7]. Das Einschrauben einer konischen Schraubpfanne erzeugt im Gegensatz zu einem sphärischen Außengewinde eine zunehmende Vorspannung. Die beschriebene konische Schraubpfanne wurde Mitte der 80er Jahre für den Einsatz bei Primärimplantationen und Revisionen konzipiert.

## ■ Implantat

Die konische Schraubpfanne (Hersteller SULZER Orthopaedics Baar, Schweiz) ist als Implantat für Primärimplantationen und Revisionseingriffe konzipiert [12]. Es handelt sich um eine unzementierte Prothesenpfanne aus Reintitan mit polarer Abflachung, die über ein selbstschneidendes konisches Außengewinde unter hoher Vorspannung in das Azetabulum eingedreht wird. Die polare Abflachung verhindert den Kontakt am Pfannenboden und führt damit zwangsläufig zu einer äquatorialen Krafteinleitung am Azetabulum [9]. Die Pfanne ist an der konvexen Außenfläche grob und an der konkaven Innenfläche fein gestrahlt. Die konische Schraubpfanne erlaubt neben der primärstabilen Verankerung mit dem konischen Außengewinde ein zweites Verankerungsprinzip: Über die gesamte Fläche sind Bohrungen verteilt, die eine zusätzliche Schraubenfixation ähnlich einer Stützschale ermöglichen (Abb. 1). Bei Verwendung von Schrauben mit dem AO-Schraubenkopf erlauben Konushülsen eine variable Schraubenlage, eine andere Version der Prothesenpfanne für Flachkopfschrauben verwendet keine Konushülsen. Diese zusätzlichen Verankerungsschrauben sollen in Richtung der Kreuzdarmbeinfuge verlaufen. Über die Schraubenlöcher werden bei schwierigen Primärimplantationen oder bei Revisionen zusätzliche

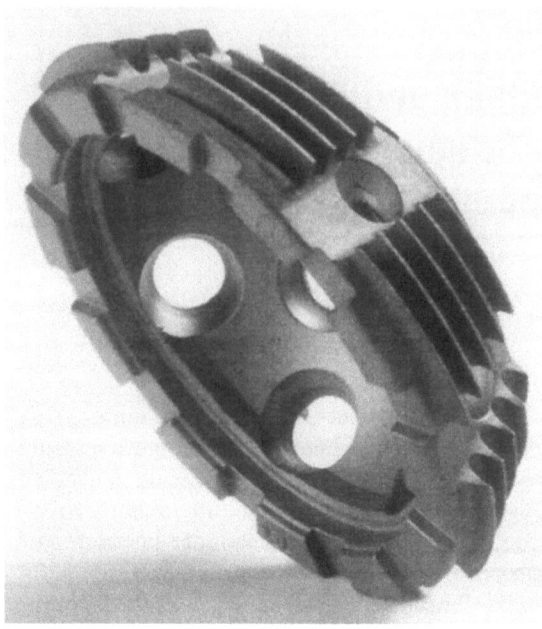

**Abb. 1.** Schraubpfanne mit konischem Außengewinde, die Bohrungen erlauben die zusätzliche Fixation mit 6,5 mm Spongiosaschrauben

Knochenspäne eingebracht. In die Schraubpfanne können Polyäthylen-Einsätze für 22, 28 und 32 mm Prothesenköpfe sowie für 28 mm Prothesenköpfe der Metall-Metall-Artikulation eingesetzt werden [13]. Das Implantat steht in Größen von 44-64 mm zur Verfügung.

## ■ Operationstechnik

Wie bei jeder Endoprothesenimplantation kommt der präoperativen Planung wesentliche Bedeutung zu. Auf Transparentpapier werden die Konturen des Azetabulums und der umgebenden Strukturen des Beckens von einer Röntgenaufnahme in definiertem Maßstab (15% Vergrößerung) übertragen. Mit der Planungsschablone wird eine konische Schraubpfanne von geeignetem Durchmesser ausgewählt und in das knöcherne Azetabulum eingezeichnet. Der untere Rand des Pfannenimplantates soll auf Höhe der unteren Begrenzung der Köhlerschen Tränenfigur liegen. Die obere Begrenzung des Implantates soll Kontakt zum Pfannendach haben. Das Implantat wird in einer Neigung von etwa 40° eingesetzt [12].

Nach Freilegung des Hüftgelenkes werden Kapsel- und Narbengewebe am Pfanneneingang reseziert. Nach Luxation des Hüftgelenkes und Osteotomie des Schenkelhalses bzw. Entfernung der gelockerten Pfannenprothese wird das knöcherne Azetabulum dargestellt. Sämtliches Knorpel- oder Granulationsgewebe wird entfernt. Das Azetabulum wird mit Raffelfräsen in 2 mm Schritten aufgefräst bis Blutpunkte im Pfannengrund zu sehen sind.

Mit einer Testprothese wird die knöcherne Deckung und die Position der definitiven konische Schraubpfanne überprüft. Das Implantat wird auf das Eindrehinstrument gesetzt und mit einer Rätsche fest eingedreht. Das selbstschneidende Gewinde dringt fest in den Knochen ein. Kann die Pfanne nicht weiter eingedreht werden, wird nach Entfernen des Eindrehinstrumentes die Position des Implantates durch die Schraubenlöcher überprüft. Bei einem Revisionseingriff, einer Dysplasie- oder Protrusionscoxarthrose werden auto- oder allogene Späne über die Schraubenlöcher eingebracht. Um die Primärstabilität der Prothesenpfanne zu erhöhen, können Schrauben in Richtung der Kreuzdarmbeinfuge eingebracht werden. Hierfür werden 6,5 mm Spongiosaschrauben verwendet. Das frühere Modell der konischen Schraubpfanne verwendet 6,5 mm Schrauben mit dem AO-Schraubenkopf. Bei dieser Pfanne muss zusätzlich eine Konushülse zur Positionierung der Schraube verwendet werden. Das Pfannenimplantat für Flachkopfschrauben benötigt keine Konushülsen. Vor dem Eindrücken des Polyäthylen-Einsatzes wird mit einer Testlehre überprüft, ob Schraubenköpfe in die Konkavität der Pfanne ragen. Der Einsatz (Ausnahme Metall-Metall-Artikulation) weist eine Überhöhung auf. Diese wird in der möglichen Luxationsrichtung eingestellt.

## ■ Patientengut

An der Orthopädischen Klinik Wichernhaus Rummelsberg wurden von 1986 bis 1994 866 konische Schraubpfannen implantiert. In zwei retrospektiven und einer prospektiven Studie wurden 245 Implantate dokumentiert. Die erste konsekutive Serie mit 100 konischen Schraubpfannen wurde von Oktober 1986 bis Mai 1989 operiert. Die zweite konsekutive Serie mit weiteren 100 konischen Schraubpfannen von Mai 1989 bis Juli 1990. Die beiden ersten Serien mit Polyäthylen-Gleitflächen wurden mit einer mittleren Nachuntersuchungszeit von 65 Monaten postoperativ radiologisch ausgewertet: Pfannenwanderung und morphologische Veränderungen an der Grenzschicht Knochen-Implantat wurden analysiert. Die dritte Serie wurde prospektiv dokumentiert. Von Januar 1990 bis Januar 1993 wurden 45 konische Schraubpfannen mit Metall-Metall-Artikulation implantiert. Neben einer klinischen Untersuchung erfolgte eine Analyse der postoperativen Röntgenbilder. Die konische Schraubpfanne mit Metall-Metall-Artikulation wurde mit dem Konus-Schaft kombiniert. 12 Patienten waren männlichen, 33 weiblichen Geschlechtes. Das Alter zum Zeitpunkt der Operation betrug im Mittel 47,2 Jahre (im Minimum 18, im Maximum 75 Jahre). Präoperativ waren die Hüftgelenke mit schlecht zu beurteilen (Harris Hip Score 38,3 Punkte [8], Merle d'Aubigne Score 9,3 Punkte [5]).

Der durchschnittliche Nachuntersuchungszeitraum betrug 60 Monate (im Minimum 44 Monate, im Maximum 88 Monate). In 10 Fällen wurde die konische Schraubpfanne bei einem Prothesenwechsel (Auswechselung einer Schalenprothese), 35-mal bei einer Primärimplantation verwendet.

Bei 17 Primärimplantationen wurde eine zusätzliche Schraubenfixation durchgeführt. 3 Patienten mit einer Primärimplantation wurden von der Studie ausgeschlossen. In einem Fall musste wegen einer lebensbedrohlichen Spätinfektion der ersatzlose Prothesenausbau durchgeführt werden, zwei Patienten konnten nicht nachuntersucht werden. Die klinischen Resultate wurden nach dem Merle d'Aubigne Schema [5] und dem Harris Hip Score [8] ausgewertet, die Pfannenwanderung wurde mit der Schablone von Müller [10] gemessen. Resorptionssäume wurden nach der Zoneneinteilung von DeLee und Charnley [6] klassifiziert. Klinische und röntgenologische Kontrollen erfolgten 3, 6 und 12 Monate postoperativ, anschließend jährlich.

## ■ Resultate

Intraoperativ war es bei keiner der 245 Implantationen zu Komplikationen gekommen, insbesondere war eine intrapelvine Gefäßverletzung nicht zu beobachten. In der ersten Nachuntersuchungsserie zeigten 15% der Implantate eine messbare Pfannenwanderung. Bei zwei Patienten war ein Schraubenbruch zu beobachten, 5 Implantate wurden ausgewechselt. Bei 44% der Patienten wurde die konische Schraubpfanne als Revisionsimplantat verwendet. In den Fällen ohne Implantatmigration war nach etwa einem Jahr eine homogene Knochenstruktur um die konische Schraubpfanne zu beobachten (Abb. 2). In der zweiten Serie der konische Schraubpfanne war die Migration der Prothesenpfanne deutlich geringer. Bei 7% der Prothesenpfannen war eine Wanderung mit der Schablone zu messen. Bei zwei Patienten, bei denen die konische Schraubpfanne als Revisionsimplantat verwendet worden war,

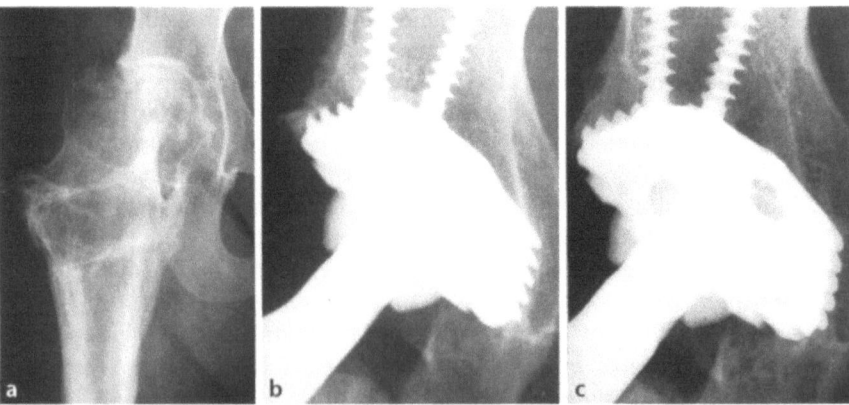

**Abb. 2. a** 31-jährige Frau, weit fortgeschrittene Coxarthrose nach vorausgegangener intertrochanterer Valgisationsosteotomie. **b** 3 Monate nach Endoprothesenversorgung mit konischer Schraubpfanne mit Polyäthylengleitfläche und Aluminiumoxid-Keramikkopf. **c** 7 Jahre 4 Monate postoperativ ist die Patientin beschwerdefrei, das Implantat zeigt keine Migration und keine Osteolysen

wurde ein erneuter Pfannenwechsel erforderlich. In der dritten Serie waren die besten Ergebnisse zu verzeichnen, die klinischen Resultate waren überwiegend mit sehr gut zu bewerten. In der Gruppe der Primärimplantationen war bei der letzten Kontrolluntersuchung eine Verbesserung des Harris Hip Scores von 38,8 Punkte präoperativ auf 97,1 Punkte festzustellen, das Ergebnis der Revisionsgruppe konnte von 36,7 Punkten auf 94,9 Punkte verbessert werden. Röntgenologisch fand sich kein Hinweis für eine Prothesenlockerung, keines der Implantate zeigte eine mit der Schablone messbare Migration. Bei drei Patienten wurden schmale Aufhellungssäume um die konische Schraubpfanne beobachtet. Diese nahmen im weiteren Verlauf nicht zu. Osteolysen am Pfannengrund wurden in keinem Fall beobachtet. Bei drei Patienten war es zu ektopen Ossifikationen der Grade Brooker 3 und 4 [3] gekommen, in zwei Fällen wurden die Verknöcherungen entfernt.

Die radiologischen und funktionellen Ergebnisse der Primärimplantationen mit zusätzlicher Schraubenfixation unterschieden sich nicht von denen ohne Schraubenfixation.

## ■ Diskussion

Die konische Schraubpfanne ist ein Implantat mit einer anspruchsvollen Operationstechnik. Bei guter Knochenqualität, bei der sich die Gewindezüge tief in gut vaskularisierten Knochen einschneiden sind mittelfristig gute Ergebnisse zu erwarten. Der Erfolg eines unzementierten Implantates hängt maßgeblich von der primärstabilen Verankerung im vitalen Knochen ab. Nur in der Anwesenheit von Blutgefäßen kann eine Osseointegration erfolgen [1]. Sklerotischer Knochen, der bei der Fräsung keine Blutpunkte zeigt, kann nicht das Implantatlager für eine konische Schraubpfanne sein. Beim kraftvollen Eindrehen einer Schraubpfanne in dünnen sklerotischen Knochen droht außerdem der Ausbruch des Pfannenrandes.

Die konische Schraubpfanne sollte nicht bei Knochendefekten, bei denen über 20% der Zirkumferenz des Azetabulums verloren gegangen sind, verwendet werden. Die Gewindezüge sollen fast vollständig von Knochen bedeckt sein. Die zusätzliche Schraubenfixation ist bei einer Primärimplantation mit guten Knochenverhältnissen nicht erforderlich, sie erschwert den operativen Eingriff und birgt u. U. die Gefahr einer Verletzung der anatomischen Strukturen des Beckens.

Indikationen für die konische Schraubpfanne sind das dysplastische Azetabulum, die Protrusionscoxarthrose und die Pfannenlockerung bei der die Zirkumferenz des Azetabulums weitgehend erhalten ist. Die polare Abflachung der konische Schraubpfanne erleichtert die Pfannenimplantation im dysplastischen Azetabulum und bei der Protrusionscoxarthrose, zusätzlich wirkt die äquatoriale Krafteinleitung der Pfannenwanderung entgegen [9]. Die zusätzliche Schraubenfixation erhöht bei Bedarf die Primärstabilität, gleichzeitig können über die nichtbesetzten Schraubenlöcher Knochendefekte mit Spongiosaspänen aufgefüllt werden.

Die schlechten Resultate der Autoren in den beiden ersten Serien sind auf eine überzogene Indikation zurückzuführen. Bei großen segmentalen Defekten sollten Implantate mit anderen Verankerungsprinzipien zum Einsatz kommen. Hier bieten sich Pfannendach- und Stützschalen an. Die Implantation der konischen Schraubpfanne auf schlecht durchblutetem, sklerotischen Knochen ist kontraindiziert. Die konische Schraubpfanne ist nach den Erfahrungen der Autoren ein bewährtes Implantat für schwierige Primärimplantationen und den Endoprothesenwechsel mit geringem Knochenverlust.

## ■ Zusammenfassung

Die Schraubpfanne wird über ein konisches Außengewinde unter hoher Vorspannung in das Azetabulum eingedreht, mit einer zusätzlichen Schraubenfixation kann bei Bedarf die Primärstabilität erhöht werden. Es wurden 245 Implantate in drei Studien dokumentiert. In der ersten Nachuntersuchungsserie zeigten 15% der Implantate eine Pfannenwanderung. In der zweiten Serie migrierten 7% der Prothesenpfannen. In der dritten Serie mit einer durchschnittlichen Nachuntersuchungszeit von 60 Monaten verbesserte sich das klinische Resultat von präoperativ unter 40 Punkten im Harris Hip Score auf über 94 Punkte. Röntgenologisch fand sich in dieser Gruppe kein Hinweis für eine Prothesenlockerung, keines der Implantate zeigte eine messbare Migration.

Indikationen für die konische Schraubpfanne sind das dysplastische Azetabulum, die Protrusionscoxarthrose und die Pfannenlockerung, bei der die Zirkumferenz des Azetabulums weitgehend erhalten ist.

## ■ Literatur

1. Albrektsson T, Brånemark PI, Hansson HA, Lindström J (1981) Osseointegrated titanium implants. Acta Orthop Scand 52:155–170
2. Bruijn JD, Seelen JL, Feenstar RM, Hansen BE, Bernoski FP. (1995) Failure of the Mecring screw-ring acetabular component in total hip arthroplasty: a three- to seven-year follow-up study. J Bone Joint Surg 77-A:760–766
3. Brooker A, Bowerman JW, Robinson RA, Riley LH (1973) Ectopic ossification following total hip replacement. J Bone Joint Surg 55-A:1629–1632
4. Capello WN, Coyler RA, Kernek CB, Carnahan JV, Hess JJ (1993) Failure of the Mecron screw-in ring. J Bone Joint Surg. 75-B:835–836
5. Charnley J (1979) Numerical grading of clinical results, in Charnley J: Low friction arthroplasty of the hip. Theory and practice. Springer, New York, pp 23–24
6. DeLee J, Charnley J (1975) Radiological demarcation of cemented sockets in total hip replacement. Clin Orthop 121:20–32
7. Effenberger H, Weber M, Dorn U, Hofer H (1997) Röntgenkriterien und radiologische Ergebnisse der Hofer-Imhof Schraubpfanne bei der Erstimplantation. Z Orthop 135:434–443

8. Harris WH (1969) Traumatic arthritis of the hip after dislocation and acetabular fractures: treatment by mold arthroplasty. An endresult study using a new method of result evaluation. J Bone Joint Surg 51-A:737-755
9. Morscher EW (1992) Current status of acetabular fixation in primary total hip arthroplasty. Clin Orthop 274:172-193
10. Müller ME, Jaberg H (1982) Total hip reconstruction, in Evarts C McCollister (ed): Surgery of the musculoskeletal system. ed. 2. New York, Churchill Livingstone, pp 2979-3017
11. Simank HG, Brocai DRC, Reiser D, Thomsen M, Sabo D, Lukoschek M (1997) Middle-term results of threaded acetabular cups. High failure rate five years after surgery. J Bone Joint Surg 79-B:366-370
12. Wagner H (1989) Revisionsprothese für das Hüftgelenk. Orthopäde 18:438-453
13. Wagner M, Wagner H (1996) Preliminary results of uncemented metal on metal stemmed and resurfacing hip replacement arthroplasty. Clin Orthop 329S:78-88

# 3 Keramik-Polyethylen versus Metall-Polyethylen – Eine in vivo-Analyse

H. Graichen, L. Zichner

## ■ Einleitung

Abrieb und Verschleiß stellen die limitierenden Faktoren im Bereich der Hüftendoprothetik dar (Zichner und Willert 1992). Sie sind ganz wesentlich abhängig von den physikalischen Eigenschaften des verwendeten Materials und damit auch von den zum Einsatz kommenden Materialkombinationen. Die momentan verwendeten Materialpaarungen sind Metall-Polyethylen, Keramik-Polyethylen, Keramik-Keramik und Metall-Metall. Dabei sind aus zahlreichen in vitro-Studien vor allem beim Polyethylen Veränderungen durch Abrieb und Deformation bekannt (Semlitsch et al. 1977; Mittelmeier 1984; Anissian et al. 1999; Smith und Unsworth 1999). Gleichzeitig konnte für die Gleitpaarung Keramik-Polyethylen eine weitaus niedrigere Abriebrate ermittelt werden. So konnten Semlitsch et al. (1977) zeigen, dass eine Abriebrate von 40 µm bei einer Metall-Polyethylen-Paarung bereits nach 70-Stunden-Testzyklus erreicht wurde, während dies bei der Keramik-Polyethylen-Paarung erst nach 800 Stunden auftrat. Inwieweit die hier gewonnenen Ergebnisse auf die Situation am Lebenden übertragen werden können, ist aufgrund der zahlreichen Einflussgrößen wie z. B. die individuelle anatomische Situation, die Implantationstechnik und die Frequenz und Höhe der eingeleiteten Kräfte nicht abschließend geklärt. Desweiteren weisen die verschiedenen Simulatoren wesentliche Unterschiede in Bezug auf die Kinematik auf, sodass schon die in-vitro Ergebnisse untereinander häufig differieren (Ramamurti et al. 1998).

Zur quantitativen Erfassung der Materialveränderungen in vivo wurden wiederholt radiologische Verfahren eingesetzt (Charnley und Halley 1975; Scheier und Sandel 1976; Griffith 1978; Kriete 1978; Buchhorn-Kriete et al. 1984). Hierbei wurde der Abrieb der Polyethylen-Pfannen bestimmt, indem die Veränderungen der räumlichen Beziehung zwischen Hüftkopf und Pfanne analysiert wurden. Diese Untersuchungen beschränkten sich bislang jedoch auf eine Gleitpaarung, in vivo-Daten über den Unterschied der Abriebrate von Metall-Polyethylen-Paarungen versus Keramik-Polyethylen-Paarungen existieren unserer Erkenntnis nach jedoch nicht.

Ziel der vorliegenden Studie war es unter Verwendung einer etablierten konventionellen Röntgenanalysetechnik den Unterschied der Abriebrate von Metall-Polyethylen-Paarungen versus Keramik-Polyethylen-Paarungen quantitativ zu erfassen. Die folgenden, spezifischen Fragen wurden gestellt:

- wie hoch ist der durchschnittliche Abrieb der Polyethylen-Metall-Paarung?
- Besteht ein Unterschied zwischen der Metall-Polyethylen und der Keramik-Polyethylen-Paarung und
- Inwieweit stimmen die in vivo-Daten mit den zuvor am Simulator bestimmten Daten überein?

## ■ Material und Methode

Im Rahmen regelmäßiger Nachuntersuchungen wurden 313 Patienten mit 369 Hüft TEPs, die sämtlich mit der Müller-Pfanne versorgt worden waren, analysiert. Als Prothesenpartner war bei 260 Prothesen ein Metallkopf und bei den übrigen 109 ein Keramikkopf implantiert worden. In beiden Gruppen war der Nachuntersuchungszeitraum mit über 15 Jahren nahezu gleich. 71 Patienten konnten nicht in die Nachuntersuchung miteinbezogen werden, da sie nicht erreichbar waren. Bei allen Patienten wurden im Rahmen regelmäßiger Nachuntersuchungen mindestens 4 Röntgenaufnahmen durchgeführt, die dann mit dem Verfahren nach Scheier und Sendel (1976) ausgewertet wurden.

Dabei wird anhand von konventionellen, standardisierten ap Röntgenaufnahmen die Position des Prothesenkopfes in Relation zu dem Metalldraht der Pfanne bestimmt. Dieser Draht verläuft äquatorial um die Pfanne herum, wobei er in einer Rinne versenkt ist. Es werden unter Berücksichtigung eines Vergrößerungsfaktors die Pole des Drahtes in der Projektion markiert und der Abstand zwischen dem Rand des Prothesenkopfes und den Pfannenpolen sowie zwischen dem Kopfzentrum und den Pfannenpolen mit Hilfe einer Schablone bestimmt. Schließlich erhält man mit Hilfe der angegebenen Formel die resultierende Kopfverschiebung.

$$R = (x^2 + y^2) f$$

Die resultierende Kopfverschiebung wurde zu den verschiedenen Zeiträumen erfasst und mit der Zeitspanne korreliert.

## ■ Ergebnisse

■ **Keramikköpfe:** Die Keramikköpfe zeigten insgesamt eine resultierende Kopfverschiebung von durchschnittlich 0,2 mm im ersten Jahr. Ab dem 3. Jahr reduzierte sich dieser Wert auf ca. 0,1 mm. Unter Berücksichtigung der Standzeit betrug bei 63% der Prothesen die jährliche Verschiebung weniger als 0,1 mm (Tabelle 1). 95% der Köpfe wiesen eine durchschnittliche Verschiebung von weniger als 0,2 mm auf. In keinem Fall war die jährliche Verschiebung größer als 0,3 mm. 2 Endoprothesen mussten aufgrund einer aseptischen Lockerung gewechselt werden.

**Tabelle 1.** Verteilung der mittleren Kopfverschiebungsrate und der aseptischen Lockerungsrate bei den verschiedenen Materialpaarungen

| mittl. Kopfverschiebung (mm/Jahr) | Keramikköpfe (Biolox) | Metallköpfe (Protasul 10-Cr) | Metallköpfe (Protasul 2-Cr) |
|---|---|---|---|
| <0,1 mm | 63% | 25,7% | 26,8% |
| 0,1<br>0,1–0,19 | 32% | 51,4% | 37,6% |
| 0,2–0,29<br>0,3–0,39 | 5,0% | 12,4% | 23,5% |
| 0,4–0,49 | 0% | 6,7% | 7,4% |
| 0,5 | 0% | 2,8% | 2,7% |
| >0,5 | | 1,0% | 2,0% |
| Lockerungsrate | 2,0% | 4,8% | 10,1% |

■ **Metallköpfe:** Die Metallköpfe wiesen in den ersten 3 Jahren eine Verschiebung von 0,3 mm für die Protasul-2-Köpfe und von 0,28 mm für die Protasul-10-Köpfe auf. Ab dem 3. Jahr betrug die mittlere Kopfverschiebung zwischen 0,1 bis 0,2 mm. Unter Berücksichtigung der Standzeit betrug in 77% der Protasul-10-Köpfe die mittlere Kopfverschiebung weniger als 0,2 mm pro Jahr (Tabelle 1). In 10,5% der Protasul-10-Köpfe war die Kopfverschiebung größer als 0,3 mm pro Jahr). Für die Protasul-2-Köpfe ließ sich insgesamt eine größere Kopfverschiebung messen und die Wechselrate war mit 10% doppelt so hoch wie für die Protasul-10-Köpfe (Tabelle 1).

Zusammenfassend betrug die hochgerechnete Verschiebung pro Jahr für den Metallkopf durchschnittlich 0,32 mm und für die Keramikköpfe 0,22 mm. Insgesamt kann man feststellen, dass die Werte für die Kopfverschiebung der Metallköpfe deutlich höher liegen, wie die für die Keramikköpfe.

## ■ Diskussion

In der vorliegenden Studie wurde am Lebenden mit Hilfe der konventionellen Röntgentechnik die Kopfverschiebung von Metall-Polyethylen-Paarungen mit der von Keramik-Polyethylen-Paarungen verglichen. Dabei zeigte sich für die Metall-Polyethylen-Paarung eine doppelt so große Kopfverschiebung verglichen mit der Keramik-Polyethylen-Paarung.

Zur Bestimmung der Kopfverschiebung wurde das Verfahren von Scheier und Sendel verwendet, hierbei kann nicht zwischen Kaltfluss und Abrieb als Ursache für die Kopfverschiebung differenziert werden (Zichner und Willert 1992). Aufgrund der Tatsache, dass es sich bei der konventionellen Röntgentechnik um ein zweidimensionales Verfahren handelt, kann außerdem keine räumliche Zuordnung des Abriebes erfolgen. Die Genauigkeit der bestimmten Kopfverschiebung wird bei dem angewandten Verfahren nicht unerheblich von der Röntgentechnik bestimmt. Es ist großer Wert auf eine standardisierte Positionierung des Patienten und eine konstante Ausrichtung des Zentralstrahles auf die Symphyse zu legen. Die Problematik der Projektion kann dadurch minimiert werden (Zichner und Willert 1992).

In der vorliegenden Studie zeigten die Metallköpfe vor allen in den ersten Jahren nach Implantation eine deutlich größere Kopfverschiebung (Protasul-2: 0,32 mm; Protasul-10: 0,28 mm) als die Keramik-Polyethylen-Paarung (0,1–0,2 mm). Ähnliche Ergebnisse für die Metall-Polyethylen-Paarung wurden auch von anderen Autoren beschrieben (Charnley und Halley 1975; Scheier und Sandel 1976; Wroblewski et al. 1996). Auch in den folgenden Jahren zeigte die Keramik-Polyethylen-Paarung die besten Ergebnisse in Bezug auf die mittlere Kopfverschiebung. Als Ursache für diese geringere Kopfverschiebung ist die vorteilhaftere Tribologie und das bessere Lubrikationsverhalten der Keramikköpfe zu sehen (Weber 1981).

Insgesamt sind die in vivo-Werte für das Abriebverhalten des Polyethylens jedoch deutlich unter denen, die mit in vitro-Simulatoren ermittelt wurden. So beschrieben verschiedene Autoren (Semlitsch et al. 1977, Saikko et al. 1993; Wroblewski et al. 1996) für die Metall-Polyethylen-Paarung einen wesentlich höheren (ca. 20fach) Abrieb als für die Keramik-Polyethylen-Paarungen. Gleichlaufende Gleitpaarungen, wie Keramik-Keramik und Metall-Metall, wiesen dabei noch einmal verbesserte Werte auf (Semlitsch et al. 1977; Anissian et al. 1999).

Als Schlussfolgerung aus der vorgestellten klinischen Analyse haben wir die Metall-Polyethylen-Paarung noch nicht aus dem OP verbannt. Wir verwenden sie allerdings nur noch bei Patienten mit einer noch zu erwartenden Lebenserwartung von 10 Jahren und weniger. Für die Mehrheit der Patienten verwenden wir die Keramik-Polyethylen-Paarung und für die jungen Patienten mit einer Lebenserwartung von mehr als 20 Jahren kommen Keramik-Keramik- oder Metall-Metall-Paarungen zum Einsatz.

## ■ Zusammenfassung

■ **Fragestellung:** Verschiedene in vitro-Untersuchungen konnten zeigen, dass die strukturellen Veränderungen von Polyethylen-Pfannen bei einem Metallkopf als Gleitpartner deutlich größer sind, als bei einem Keramikkopf. Ziel der vorliegenden Studie war, ob und in welcher Größenordnung dieses Verhalten auch in vivo auftritt.

■ **Methode:** Die räumlichen Veränderungen von insgesamt 313 Patienten mit 369 Hüft-TEP's (369 Müller-Typ-Pfannen; 260 Metallköpfe und 109 Keramikköpfe) erfolgte im Rahmen regelmäßiger Nachuntersuchungen anhand von ap-Röntgenaufnahmen mit Hilfe der Methode von Scheier und Sandel.

■ **Ergebnisse:** Die Keramikköpfe zeigten insgesamt eine resultierende Kopfverschiebung von 0,2 mm im ersten Jahr, ab dem 3. Jahr reduzierte sich dieser Wert auf ca. 0,1 mm. Die Metallköpfe hingegen wiesen in den ersten 3 Jahren eine Verschiebung von ca. 0,3 mm und anschließend von 0,1 bis 0,2 mm auf.

■ **Schlussfolgerung:** Die in vivo-Analyse zeigt für die Metall-Polyethylen-Paarung eine größere räumliche Kopfverschiebung als für die Keramik-Polyethylen-Paarung. Der Unterschied war jedoch deutlich kleiner als er in verschiedenen in vitro-Versuchen ermittelt wurde. Daher verwenden wir die Gleitpaarung Metall-Polyethylen auch weiterhin, allerdings nur noch bei Patienten mit einer voraussichtlichen Lebensdauer die niedriger als 10 Jahre ist.

## ■ Literatur

1. Anissian LH, Stark A, Gustafson A, Good V, Clarke IC (1999) Metal-on metal bearing in hip prothesis generates 100-fold less wear debris than metal-on-polyethylene. Acta Orthop Scand 70:578–582
2. Buchhorn-Kriete U, Willert H-G, Semlitsch U, Weber H (1984) Dimensionsveränderungen der Polyethylen-Hüftpfanne bei Müller-Hüftendoprothesen. Z Orthop 122:127–135
3. Charnley J, Halley DK (1975) Rate of wear in total hip replacement. Clin Orthop 112:170–179
4. Kriete U, Semlitsch M, Willert H-G (1978) The wear of polyethylene cups of Müller total hip prostheses with metall ball heads. Tenth International Biomaterials Symposium. San Antonio, Texas, Paper 9, p 51
5. Mittelmeier H (1984) Total hip replacemet with the Autophor cement-free ceramic prothesis. In: Morscher E (ed): The cementless fication of hip endoprotheses. Springer-Verlag, Berlin Heidelberg, p 225
6. Ramamurti BS, Estok DM, Jasty M, Harris WH (1998) Analysis of the kinematics of different hip simulators used to study wear of candidate materials for the articulation of total hip arthroplasty. J Orthop Res 16:365–369
7. Saikko VO, Paavolainen PO, Slatis P (1993) Wear of the polyethylene acetabular cup. Metallic and ceramic heads compared in a hip simulator. Acta Orthop Scand 64:391–402
8. Scheier H, Sandel J (1976) Wear affecting the plastic cup in metal-plastic endoprotheses. In: Debrunner U und Gschwend N (eds): Total hip protheses. Huber Verlag, Bern, p 186
9. Semlitsch M, Lehmann M, Weber H, Doerre E, Willert H-G (1977) New prospects for a prolonged functional life-span of artifical hip joints by using material combination polyethylene/aluminum oxide ceramic/metal. J Biomed Mater Res 11:537–552
10. Smith SL, Unsworth A (1999) A comparison between gravimetric and volumetric techniques of wear measurement of UHMWPE acetabular cups against zirconia and cobalt- chromium-molybdenum femoral heads in a hip simulator. Proc Inst Mech Eng H 213:475–483
11. Weber BG (1981) Total hip replacement: Rotating versus fixed and metal versus ceramic heads. In Salvati EA (ed): The hip: Proceedings of the Ninth Open Scientific Meeting of the Hip Society. St Louis, CV Mosby

12. Wroblewski BM, Siney PD, Dowson D, Collins SN (1996) Prospective clinical and joint simulator studies of a new total hip arthroplasty using alumina ceramic heads and cross-linked polyethylen cups. J Bone Joint Surg [Br] 78:280–285
13. Zichner LP, Willert H-G (1992) Comparison of alumina-polyethylene and metal-polyethylene in clinical trials. Clin Orthop 282:86–94

# 4 Keramische Pfanneneinsätze für totalen Hüftgelenkersatz

G. Willmann

## ■ Keramik in der Hüftendoprothetik

Keramik ist heute weltweit ein fester Bestandteil beim totalen Hüftgelenkersatz. Es sei auf aktuelle Reviews verwiesen [5, 13, 16, 21, 23, 24, 28, 29] verwiesen. Die Entwicklung begann in Frankreich und in Deutschland in den 70er Jahren [2, 5].

Es haben sich für die Artikulationsflächen beim künstlichen Hüftgelenk bei Kugelköpfen und Pfannen die bioinerten Keramiken auf Basis von Aluminiumoxid ($Al_2O_3$) (gemäß internationaler Norm ISO 6474 [12]) und Zirkonoxid ($ZrO_2$) bewährt, bei Zirkonoxid aber nur für Kugelköpfe. Die klinische Erfahrung zeigt, dass die Gleitpaarung Keramik die durch Partikel induzierte Osteolyse (Tabelle 1) und die dadurch folgende Revisionsoperation deutlich minimieren kann [5, 13, 30, 37].

Hier hat sich besonders die harte und damit verschleißfeste Aluminiumoxidkeramik (BIOLOX® *forte*) klinisch bewährt [5]. Keramik einzusetzen, wurde 1969 von Boutin vorgeschlagen. In Frankreich wurde Keramik 1970 und in Deutschland erstmals 1974 von Prof. H. Mittelmeier in Homburg/Saar klinisch eingesetzt.

In der Pionierzeit musste erst der Beweis geführt werden, dass die für Kugelkopf und Pfanne eingesetzte korrosionsbeständige Aluminiumoxidkeramik biokompatibel ist. Diese Forderung muss sowohl für das Vollmaterial, als auch für die auftretenden Abriebpartikel gelten. Hier sind grundlegende Arbeiten von Harms [14] und Griss et al. [11] durchgeführt worden. Die damaligen Ergebnisse haben sich weltweit bestätigt [5].

Die sog. Gleitpaarung Keramik-Keramik bietet wegen des sehr geringen Abriebes von unter 0,005 mm pro Jahr – in vivo-Resultate siehe z.B. [15] – nachweislich die Option, das Problem der durch Partikel induzierten Osteolyse zu lösen, zur Abriebrate (Tabelle 1).

Bis heute sind weit mehr als 2,5 Millionen Kugelköpfe und seit Mitte der 80iger Jahre mehr als 100 000 Pfanneneinsätze aus BIOLOX® *forte* Keramik klinisch erfolgreich eingesetzt worden. Im Laufe der Jahre hat sich die geometrische Form von Kugelkopf und Pfanne geändert. Die Entwicklung der Gleitpaarung Keramik ist als eine Art Evolution zu verstehen, man hat durch die Analyse von Explantaten gelernt und Verbesserungen technischer Art, der OP-Technik und Handhabung eingeführt.

**Tabelle 1.** Abriebrate bei klinisch bewährten Systemen für den Hüftgelenkersatz

| Kugelkopf | Pfanne | Abrieb | Referenzen |
|---|---|---|---|
| Metall | Polyethylen | größer 0,2 mm/Jahr | [30, 37] |
| BIOLOX® | Polyethylen | kleiner 0,1 mm/Jahr | wie oben |
| BIOLOX® | BIOLOX® | 0,005 mm/Jahr* | [15] |
| BIOLOX® forte | BIOLOX® forte | 0,001 mm/Jahr** | [26] |

\* Keramik der 2. Generation, Abrieb basiert auf der Untersuchung von Explantaten
\*\* Simulatortest mit der heute verbesserten Kermaik BIOLOX® forte

# Konzepte

Anfangs wurden nur monolithische Keramikpfannen mit großen Durchmessern, oft mit 38 mm Köpfen eingesetzt. Diese Pfannen bieten wegen der Korrosionsbeständigkeit und damit verbunden, das völlige Fehlen von biologisch/chemischer Interaktion ein ungenügendes Potential zur Osteointegration [32]. Dies führt oft zu bindegewebigen Schichten zwischen dem bioinerten Aluminiumoxid und dem Implantatlager, mit der Folge von Migration, Impingement und Luxation, Lockerung, was oft zu erhöhtem Abrieb führen kann [7, 32]. Die klinische Erfahrung lehrt also klar, dass monolithische Pfannen aus der Keramik wegen des schlechten Potentials der Osteointegration nicht eingesetzt werden sollten. Monolithische Pfannen werden heute weder zementfrei, noch zementiert eingesetzt.

Früher wurden Kugelköpfe mit Hals (Halslänge XL) verwendet. Man war sich damals und ist sich offenbar auch heute nicht im klaren darüber, dass die Range of Motion bei Halskugeln auf unter 90° reduziert ist [1, 35]. Unabhängig vom Inklinations- und Antetorsionswinkel der Pfanne ist die Beweglichkeit des künstlichen Hüftgelenkes stark eingeschränkt [1, 35]. Die Folgen sind Impingement und Luxation, oft Abplatzer bei der Keramik, teilweise Bruch. Fritsch [7] berichtet, dass auf der Basis von ca. 1000 Fällen mit keramischen Halskugeln eine Ausfallrate bei Halskugeln von 0,4%, die damit im Vergleich zu den Standardköpfen (0,06%) um ein Vielfaches höher ist [7]. Hieraus folgt, dass die Verwendung von Halskugeln ein erhöhtes Versagensrisiko darstellt und die Verwendung dieses Kopfes nicht empfohlen wird.

# Das Prinzip der Funktionentrennung

Mitte der 80er Jahre wurden modular aufgebaute Pfannen (Abb. 1 und 2) mit Einsätzen aus Keramik eingeführt. Hierbei wird in ein metallisches Pfannengehäuse ein keramischer Einsatz durch eine konische Klemmung fixiert (Prinzip CeraLock®). Der Chirurg setzt den Pfanneneinsatz intraoperativ ein. Sind die Pfannen richtig ausgelegt, dann kann der Chirurg,

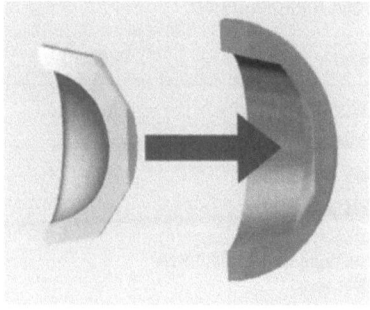

**Abb. 1.** Schematischer Aufbau einer Pfanne bestehend aus einem metallischen Pfannengehäuse und einem Pfanneneinsatz. Hier: Einsatz aus Keramik, durch konische Klemmung fixiert [34, 35] (Pfannenkonzept der 2. Generation, CeraLock®; Klemmwinkel ca. 18°)

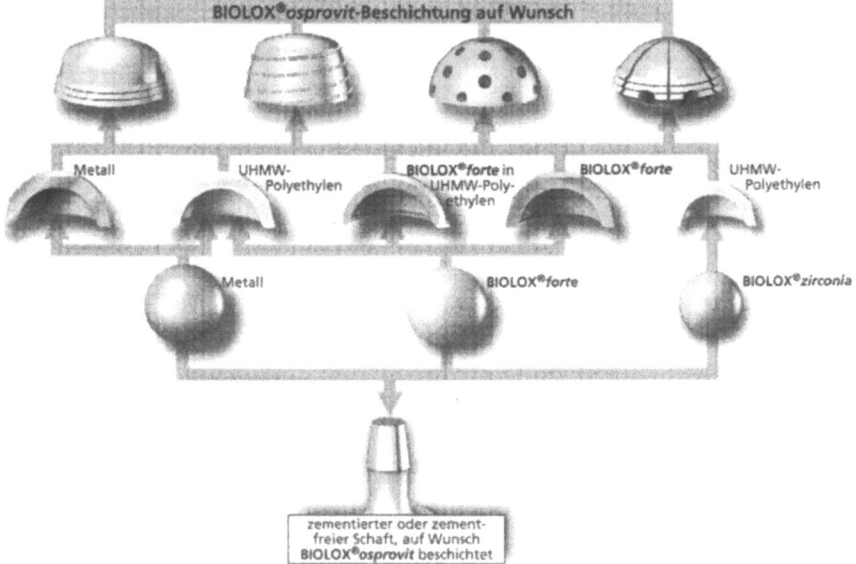

**Abb. 2.** Moderne Hüftendoprothese, die diverse Kombinationsmöglichkeiten bieten: Verwendung von Kugelköpfen aus Aluminiumoxid- oder Zirkonoxidkeramik oder Metall in Kombination mit Pfanneneinsätzen aus Metall, Keramik oder Polyethylen

der Indikation, OP-Planung und aktuellen Situation im OP angepasst, entweder einen Einsatz aus Polyethylen oder Keramik in Kombination für dasselbe Gehäuse verwenden.

Bei Pfannenkonzepten der 80er Jahre (1. Generation) wurde der Klemmwinkel wie beim Konus (Zapfen) des Prothesenschaftes verwendet, nämlich ca. 5° 43' (also der Winkel des Eurokonus 12/14 bzw. 14/16). Die Erfahrung hat gezeigt, dass bei einem fixierten Pfanneneinsatz mit diesem Winkel sowohl bei Primäroperation, als auch bei Revision der keramische Einsatz oft nur schwer, u. U. nur durch Zerstörung entfernt werden kann – deshalb die Forderung nach einem anderen Konzept zur Fixation des Einsatzes [34].

Das Pfannenkonzept ist 1994 (2. Generation) in einigen Details, u.a. dem Klemmwinkel, optimiert worden ist. Der Klemmwinkel beträgt heute ca. 18°. Er lässt eine sichere Fixierung des keramischen Einsatzes im metallischen Gehäuse zu, aber er lässt auch zu, dass der Einsatz durch einen Impulsschlag auf das Gehäuse wieder gelöst werden kann.

Die Pfanneneinsätze der 1. Generation waren nicht randbündig, sie standen über den Rand des Pfannengehäuses über. Es wird in einigen Fällen von Abplatzern am Rand des Einsatzes berichtet [23, 35]. Bei dem Konzept der 2. Generation ist der Pfanneneinsatz randbündig. Untersuchungen, bei denen einige hundertmal Subluxation simuliert worden ist [17], zeigten, dass die Ränder des keramischen Pfanneneinsatzes nicht beschädigt werden.

Dem Prinzip der Funktionentrennung folgend, sind Hüftendoprothesen heute modular aufgebaut (Abb. 2):
- Schaft mit aufsteckbarem Kugelkopf aus Metall oder Keramik,
- Pfanne, bestehend aus dem metallischen Pfannengehäuse und einem
- Einsatz aus Keramik, Metall oder Polyethylen. Der
- Kugelkopf kann aus Metall, Aluminiumoxid bzw. Zirkonoxid sein.
- Je nach Indikation und Kostenaspekt kann der Chirurg die entsprechende Kombination wählen.

Die heute verwendeten metallischen Pfannengehäuse bieten alle Voraussetzungen für eine gute Osteointegration. Sie können als Schraubpfanne, als hemisphärische etc. gestaltet werden. Die Gehäuse können zur Verbesserung der Osteointegration aufgerauht oder z.B. durch Beads (porous coating), durch ein Mesh, durch Tripoden etc. strukturiert sein Die Pfannengehäuse können aber auch mit bioaktivem Hydroxylapatit beschichtet sein.

Der keramische Einsatz aus BIOLOX® *forte* hat nur noch Funktionen bezüglich der Artikulation zu erfüllen. Hierzu ist er bestens geeignet, weil die Keramik verschleißfest ist, gut durch die Synovia benetzt wird, synoviaphil ist. Dadurch ist die Reibung extrem gering und so die Voraussetzung für extrem kleine Abriebraten gegeben.

Je nach Indikation, Lebenserwartung des Patienten und Situation im OP (z.B. zu steil gesetzte Pfanne) kann der Chirurg heute zwischen einem Einsatz aus Keramik oder Polyethylen wählen.

## ■ Bewertungen von Gleitpaarungen

Die klinischen Erfolge in der Hüftendoprothetik konnten nur durch interdisziplinäre Zusammenarbeit zwischen Ingenieuren, Materialwissenschaftlern und Medizinern erreicht werden. Trotz einer erfolgreichen Entwicklung von über 3 Jahrzehnten werden immer wieder neue Gleitpaarungen entwickelt und getestet, weil heute Patienten viel früher mit Implantaten versorgt werden und die Kunstgelenke deutlich mehr als 10 Jahre ihre Funktion sicher erfüllen sollen. Im folgenden eine kurze Übersicht über Gleitpaarungen (siehe Tabelle 2).

**Tabelle 2.** Bewertung von Gleitpaarungen für Hüftgelenkersatz

| Kopf/Pfanne | Ergebnisse | Bemerkung |
| --- | --- | --- |
| Metall/Polyethylen | befriedigende klinische Langzeitergebnisse | kostengünstig |
| Aluminiumoxid/Polyethylen | seit Anfang der 70er Jahre, gute klinische Langzeitergebnisse | mehr als 2,5 Millionen Fälle |
| Zirkonoxid/Polyethylen | seit ca. 10 Jahren | kein Vorteil beim Abrieb; ca. 300 000 Fälle |
| Aluminiumoxid/Aluminiumoxid | seit Anfang der 70er Jahre, sehr gute klinische Langzeitergebnisse | mit Keramikeinsatz seit 1986 mehr als 100 000 Fälle |
| Zirkonoxid/Zirkonoxid | nur Simulatortests | Gefahr von sehr hohem Abrieb [8, 22] Von CeramTec nicht zugelassen |
| Aluminiumoxid/Zirkonoxi | Simulatortests, kaum klinische Fälle | Gefahr von sehr hohem Abrieb [8] Von CeramTec nicht zugelassen |
| Aluminiumoxid/CFRP | wenige Fälle, befriedigende Ergebnisse | [10] |

Zu den sog. Gleitpaarungen „hart/weich" gehören die seit 3 Jahrzehnten eingesetzte Gleitpaarung Metall-Polyethylen und Aluminiumoxidkeramik-Polyethylen. Eindeutige Verbesserungen für den Abrieb weisen die sog. Gleitpaarungen „hart/hart", also Metall-Metall [25] und Keramik-Keramik [23, 24, 28, 29] auf, weil sie insbesondere die Option auf einen Abrieb um wenige 0,001 mm pro Jahr bieten [13, 15].

Es wird seit ca. 10 Jahren auch die Zirkonoxidkeramik Y-TZP ($ZrO_2$) mit einem Zusatz von Yttriumoxid ($Y_2O_3$) eingesetzt. Die Festigkeit von Y-TZP-Zirkonoxid ist höher und man hatte deshalb erwartet, dass die Sicherheit gegen Versagen verbessert werden kann und die Abriebsrate geringer ist. Die klinische Erfahrung hat gezeigt, dass nur die Paarung Zirkonoxid-Polyethylen sinnvoll ist, dass aber der Abrieb dem der Paarung Aluminiumoxid-Polyethylen vergleichbar ist. Die Bruchrate ist keineswegs geringer, wie die Zusammenstellung von Heros und Willmann [16] zeigt.

Probleme im klinischen Einsatz haben dazu geführt, dass die britische Medical Device Agency (MDA) 1996 [20] und die amerikanische Food and Drug Administration (FDA) 1997 [6] das Sterilisieren von Zirkonoxid und das Resterilisieren mit Dampf verboten hat. Zirkonoxidkeramik ist metastabil und thermodynamisch, d.h. gegen Luftfeuchtigkeit (Lagerung), Wasser (Reinigen), gegen Dampf (Autoklavieren) nicht beständig.

Wegen der höheren Festigkeit von Y-TZP-Zirkonoxidkeramik wurde die Gleitpaarung Kopf aus Zirkonoxid gegen Pfannen aus Aluminiumoxid im Simulator getestet. Es wird behauptet, dass die Paarung im Vergleich zur seit 1974 Standardpaarung Aluminiumoxidkeramik günstiger [3] ist. Eigene Untersuchungen der Gleitpaarung Zirkonoxid-Aluminiumoxid [8, 9, 10] zeigen, dass ein hohes Verschleißrisiko bei längerem Einsatz besteht. Es sind auch Fälle bekannt geworden, bei denen die Gleitpaarung Zirkonoxid-Aluminiumoxid reoperiert werden musste, z. B. wegen quietschender Geräusche, was auf eine schlechte Passung schließen lässt [22].

Während die Gleitpaarung Aluminiumoxid-Aluminiumoxid, tribologisch[1] gesehen, sich in einer (erstrebenswerten) Tieflage befindet – also sehr wenig Abrieb aufweist – liegt die Gleitpaarung Zirkonoxid-Zirkonoxid in der kritischen Hochlage. Diese Kombination kann also viel Abrieb haben. An Zirkonoxid ist dies für technische Anwendungen im Motorenbau festgestellt bereits vor 10 Jahren festgestellt worden. Die Gleitpaarung Zirkonoxid-Aluminiumoxid liegt an der Grenze zu einer kritischen Hochlage, also zu extrem viel Abrieb. In die Hochlage mit katastrophalem Verschleiß kann diese Paarung z. B. durch große Belastungen (Sprung, Stolpern) oder hohe Belastungsgeschwindigkeit (schnelles Laufen), Abreißen des Schmierfilms bei Subluxation oder Trockenlauf (Bewegung nach langer Ruhe, wie nach Schlafen und langem Sitzen) etc. kommen.

Bemerkenswert ist, dass durch die Reibung im Hüftgelenk bei allen Gleitpaarungen eine nicht unerhebliche Temperaturerhöhung auftritt. Bergmann hat [28] mit Hilfe telemetrischer Messungen festgestellt, dass die Temperatur im künstlichen Hüftgelenk bei der Gleitpaarung Metall-Polyethylen deutlich höher ist als die bei der Paarung BIOLOX® *forte*-Polyethylen. Untersuchungen [28] mit einer Plasmacup von Aesculap, die mit einem Einsatz aus BIOLOX® *forte* ausgerüstet worden ist, zeigen, daß für die Gleitpaarung Keramik-Keramik die Temperaturerhöhung am geringsten ist. Lu et al. [19] haben die Temperatur der Gleitpaarung Zirkonoxid-Polyethylen bestimmt, sie lag deutlich höher als die für Metall-Polyethylen und BIOLOX® *forte*-Polyethylen, wahrscheinlich aufgrund der sehr schlechten Wärmeleitfähigkeit von Zirkonoxidkeramik.

Deshalb schätzt CeramTec das Versagensrisiko bei Zirkonoxidkeramik hoch ein und hat die Gleitpaarung Kugelkopf aus Zirkonoxid gegen Pfanne aus Aluminiumoxid für Hüftendoprothesen nicht freigegeben.

## ■ Never mix and match

In der Praxis werden oft der Begriff „Keramik" bzw. „Keramikkopf" als Synonym für Kugelkopf aus Aluminiumoxidkeramik bzw. BIOLOX® benutzt. Dies kann zu Missverständnissen führen. Es gibt ja, wie oben skizziert, die Zirkonoxidkeramik und Keramiken anderer Hersteller. Alle Komponenten können, geometrisch betrachtet, kombiniert werden. Aus tribologischen Gründen sind aber nicht alle Kombinationen zulässig, z. B. die Kombination von Metall mit Keramik egal welcher Art. Da Keramik wesentlich härter

---

[1] Tribologie ist die Lehre von Reibung, Verschleiß und Schmiermittel.

als Metall ist, würde Metall zerrieben werden und es würde eine schwere Metallose entstehen.

Leider sind die Kugelköpfe und Pfannen nicht genormt; d.h. die Durchmesser von Kopf und Kalotte des Einsatzes für die Pfanne und ihre zulässigen Abweichungen variieren von Hersteller zu Hersteller. Damit gute Gleiteigenschaften gewährleistet sind, muss der Durchmesser des Kugelkopfes stets etwas kleiner als der von der Kalotte des Einsatzes für die Pfanne sein. Bei genau gleichem Durchmesser würde die Reibung sehr hoch sein. Ist der Kopf größer als die Kalotte, klemmt die Kugel. Es erfolgt stets eine Abstimmung der Maße zwischen Hersteller der Keramik und der Firma, die Endoprothesen in den Verkehr bringt. Danach Tests, auf deren Basis die Kombination für den klinischen Einsatz freigegeben wird.

Es soll deutlich darauf hingewiesen werden, dass die Hinweise des Herstellers bzw. von dem, der das Medizinprodukt in den Verkehr bringt, genau zu beachten sind. Beipackzettel und Anleitungen enthalten Angaben, welche Implantate und welche Kombinationen zulässig sind. Für diese Aussagen übernimmt der Hersteller bzw. der, der das Medizinprodukt in den Verkehr bringt, die volle Verantwortung. Ist eine Anwendung oder Kombination von Komponenten erlaubt, existieren Untersuchungsberichte, auf deren Basis die zulässigen Kombinationen freigegeben werden, die die Funktionstüchtigkeit beweisen.

Dies wird heute durch das CE-Zeichen dokumentiert. Alle nicht überprüften und entsprechend deklarierten Kombinationen sind, juristisch gesehen, nicht zugelassen. In den USA nennt man dies „Never mix and Match".

Kombiniert ein Chirurg Komponenten, die nicht ausdrücklich füreinander zugelassen sind, dann übernimmt er im Sinne des Medizinproduktegesetzes (MPG) die volle Verantwortung für die Qualitätssicherung. Dafür ist der Chirurg weder ausgebildet, noch hat er die Mittel für die Prüfung.

Um es an einem Beispiel noch einmal deutlich zu machen: Die Kombination eines Kugelkopfes aus Zirkonoxid- oder Aluminiumoxidkeramik irgendeines Herstellers mit einem Pfanneneinsatz aus BIOLOX® *forte* ist nicht erlaubt. Umgekehrt ist die Kombination eines Pfanneneinsatzes irgendeines Herstellers mit einem Kugelkopf aus BIOLOX® *forte* oder BIOLOX® *zirconia* nicht zugelassen. Der Grund: Es existieren keine technischen Untersuchungen, die als Grundlage für eine Freigabe dienen können. Konsequenter Weise sind diese Kombinationen also nicht auf der Liste in Tabelle 3.

## ■ Schlussbetrachtung

In Tabelle 3 sind die von CeramTec zugelassenen Kombinationen von Kugelkopf und Pfanneneinsatz aufgelistet. Für Gleitpaarungen gibt es z. Zt. keinerlei Normen. Die Hersteller von Medizinprodukten müssen also z. Zt. selbst regeln, was kombinierbar ist und was nicht.

**Tabelle 3.** Liste von Gleitpaarungen, die von CeramTec zugelassenen sind [10, 33]

| Kugelkopf | Pfanne |
|---|---|
| BIOLOX® forte bzw. BIOLOX® * | PE-UHMW |
| BIOLOX® zirconia ** | PE-UHMW |
| BIOLOX® forte | BIOLOX® forte |
| BIOLOX® | BIOLOX forte |
| BIOLOX® forte | BIOLOX® |
| BIOLOX® | BIOLOX® |
| BIOLOX® forte bzw. BIOLOX® | CFRP *** |

\* BIOLOX® forte ist die heutige, verbesserte Aluminiumoxidkeramik der CeramTec, BIOLOX® die alter Qualität
\*\* BIOLOX® zirconia ist CeramTecs-Zirkonoxidkeramik
\*\*\* CRFP ist ein mit Carbonfasern verstärkter Kunststoff

- Andere Kombinationen als die in Tabelle 3 aufgelistet, sind nicht zugelassen [32].
- Im Zweifel sollte man bei der Prothesenfirma oder bei CeramTec um die Zusendung eines Zertifikates oder einer offiziellen Stellungnahme bitten.
- Alle wichtigen Anbieter von Hüftendoprothesen haben modular aufgebaute Systeme, ausgelegt für keramische Kugelköpfe (BIOLOX® forte), die entweder gegen Pfannen aus Polyethylen oder Keramik (BIOLOX® forte) artikulieren.
- Die sog. Gleitpaarung Keramik (BIOLOX® forte-BIOLOX® forte) bietet die Option auf Abrieb von wenigen Tausendstel Millimeter pro Jahr. Diese Gleitpaarung biete also das höchste Potential, die Partikel induzierte Osteolyse zu bekämpfen.
- Es wurden (Stand Ende 1999) weit über 2,5 Millionen keramische Kugelköpfe seit den 70er Jahren klinisch weltweit eingesetzt und über 50 verschiedene Pfannentypen mit Einsätzen aus BIOLOX® forte Keramik ausgerüstet, bisher mit großem klinischen Erfolg.
- Klinische Erfahrungen sind und werden weiterhin in den CeramTec Symposien seit 1996 zusammengetragen und der Fachwelt zugänglich gemacht [23, 24, 28].

# Zusammenfassung

Keramik wird seit den 70er Jahren erfolgreich für Artikulationsflächen beim Hüftgelenkersatz eingesetzt. Das Problem der durch Partikel induzierten Osteolyse kann so zielführend gelöst werden. Moderne Systeme für den totalen Hüftgelenkersatz sind modular aufgebaut, ausgelegt für Kugelköpfe aus Metall oder Keramik, die entweder gegen Pfannen (-einsätze) aus Polyethylen, Metall oder Keramik artikulieren. Der Chirurg hat die Option, die der Situation und Indikation angepasste Kombination zu wählen.

Verwendet man Pfanneneinsätze aus BIOLOX® forte-Keramik bietet sich die Option, den Abrieb auf um 0,001 mm pro Jahr zu reduzieren. Es wurden (Stand Ende 1999) ca. 100 000 Pfanneneinsätze klinisch weltweit eingesetzt und über 50 verschiedene Pfannentypen mit Einsätzen aus BIOLOX® forte-Keramik ausgerüstet.

## ■ Literatur

1. Bader R, Willmann G (1999) Keramische Pfannen für Hüftendoprothesen: Biomed Technik 44: Teil 6:212-219; Teil 7
2. Boutin PM (1972) Arthroplastic totale de hanche par prothese en alumine fritte. Rev Chi Orthop 58:229-246
3. Cales B, Chevalier J (1998) Wear behavior of ceramic pairs compared on different testing configurations. in: [13]
4. Cameron, HU (ed) (1994) Bone Implant Interface. Mosby, St. Louis Baltimore Boston Chicago London
5. Clarke I, Willmann G (1994) Structural Ceramics in Orthopedics. in: [4]
6. Food and Drug Administration (FDA) (1997) Steam Re-Sterilization Causes Deterioration of Zriconia Ceramic Heads of Total Hip Prothestheses. http://www.fda.gov/cdrh/steamst.html, FDA, Washington DC, USA
7. Fritsch EW, Gleitz M (1996) Ceramic Femoral Head Fractures in Total Hip Arthroplasty. Clin Orthop Rel Res 328:129-136
8. Früh HJ, Willmann G, Pfaff HG (1997) Wear Characteristic of Ceramic-on-ceramic for Hip Endoprotheses. Biomaterials 18:873-876
9. Früh HJ, Willmann G, Pfaff HG (1997) Wear Characteristic of Ceramic-on-ceramic for Hip Endoprotheses. Biomaterials 18:873-876
10. Früh HJ, Willmann G (1998) Tribological Investigations of the Wear Couple Alumina and CFRP for Total Hip Replacement. Biomaterials 19:1145-1150
11. Griss P, Heimke G (1981) Biocompatibilty of High Density Alumina and its Applications in Orthopedic Surgery. In: Williams DF (ed)
12. ISO 6474 (1994) Implants for surgery – Ceramic materials based on high purity alumina. International Standard Organization
13. Jacobs JJ, Craig THJ (eds) (1998) Alternatvie Bearing Surfaces in Total Joint Replacement STP 1346, ASTM, West Conshohocke, PA, USA
14. Harms J, Mäusle E (1979) Tissue Reaction to Ceramic Implant Material. J Biomedical Materials Research 13:67-87
15. Henssge EJ, Bos I, Willmann G (1994) $Al_2O_3$ against $Al_2O$ combination in hip endoprotheses. Histologic investigations with semiquantitave grading of revision and autopsy cases and abrasion measures. J Mat Sci Mat in Medicine 5:657-661
16. Heros R, Willmann G (1998) Ceramics in Total Hip Arthroplasty: History, Mechanical Properties, Clinical results and Current Manufacturing State of the Art. Seminars of Arthroplasty 9:114-122
17. Kaddick C, Steinhauser E, Köhler D, Gradinger R (1998) Determination of Resistance to Luxations/Repositions of Total Hip Replacement in: [24]
18. entfällt
19. Lu Z, McKellop H (1997) Frictional heating of bearing matertials tested in a hip joint simulator. Proc Instn mech Engrs 211 Part H:101-108
20. Medical Device Agency (1996) Zirconia ceramic heads for modular total hip femoral component: Advice to users on restrilization. Medical Device Agency Adverse Incident Centre Safety Notice MDA SN 97617

21. Mittelmeier H, Heisel J (eds) (1986) 10 Jahre Erfahrungen mit Keramik - Hüftendoprothesen. Medizische Literarische Verlagsges mbH, Uelzen
22. Morlock MM, Nassutt R, Honl M, Janssen R, Willmann G (1999) Die Materialpaarung Zirkonoxid/Aluminiumoxid im Hüftgelenk - Eine Fallstudie. In: [28]
23. Puhl W (ed) (1997) Performance of the Wear Couple BIOLOX forte in Hip Arthroplasty. Enke Verlag, Stuttgart
24. Puhl W (ed) (1998) Biocermics in Orthopaedics - New Applications Enke Verlag, Stuttgart
25. Rieker C, Windler M, Wyss U (eds.) (1999) Metasul: A Metal-on-metal Bearing. Hans Huber, Bern Göttingen
26. Saikko V, Pfaff HG (1998) Low wear and friction in alumina/alumina total hip joints A hip simulator study. Acta Orthop Scand 69:443-448
27. Salzer M, Zweymüller K, Locke H, Plenk H jr, Punzet G (1975) Erste Erfahrungen mit einer Hüfttotalendoprothese aus Biokeramik. Med Orthop Technik 95:162-164
28. Sedel L, Willmann G (eds) (1999) Reliability and Long-term Results of Ceramics in Orthopaedics. Georg Thieme Verlag, Stuttgart
29. Sedel L, Cabanela ME (eds) (1998) Hip Surgery - Materials and Developments. Martin Dunitz, London
30. Weber BG, Fiechter Th (1989) Polyäthylen - Verschleiß und Spätlockerung der Totalprothese des Hüftgelenkes. Orthopädie 18:370-376
31. Williams DF (ed) (1981) Biocompatibility of Clinical Implant Materials. Vol I CRC Press, Inc, Boca Raton, Florida
32. Willmann G (1997) Keramische Pfannen für Hüftendoprothesen Teil 3: Zum Problem der Osteointegration monolithischer Pfannen. Biomed Technik 42:256-263
33. Willmann G (1998) Keramische Pfannen für Hüftendoprothesen, Teil 4: Never mix and match. Biomed Technik 43:184-186
34. Willmann G, Kälberer H, Pfaff HG (1998) Keramische Pfanneneinsätze für Hüftendoprothesen. Biomed Technik 41:H 4, pp 98-105
35. Willmann G, Kramer U (1998) Keramische Pfannen für Hüftendoprothesen Teil 5: Konzeptionelle Überlegungen. Biomed Technik 43:342-349
36. Willmann G, von Chamier W (1998) The Improvements of the Materials Properties of BIOLOX Offer Benefits for THR. In: Puhl W
37. Zichner L, Lindenfeld Thz (1997) In vivo Verschleiß der Gleitpaarungen Keramik-Polyethylen gegen Metall-Polyethylen. Orthopäde 26:129-134

# 5 Mittelfristige Ergebnisse mit der Keramik-Gleitpaarung in der Hüftendoprothetik

G. A. Fuchs

## ■ Einleitung

Die Folgen von Abrieb-, Oxydations- und Lösungsvorgängen an Implantatoberflächen, insbesondere auch an nicht zementierten Endoprothesen, haben uns vor ca. 6 Jahren veranlasst, im Rahmen einer Neuentwicklung eines Hüftendoprothesensystems das Konzept der Modularität und damit die Auswahlmöglichkeit alternativer Biomaterialien, einschl. sogenannter Hartpaarungen mit einzubeziehen. Die Optimierung der tribologischen Eigenschaften konventioneller Gleitpaarung (z.B. Polyethylen/Metall) ist eine der wichtigsten Voraussetzungen bei der Suche nach alternativen Gleitmaterialien. Neben der Renaissance der Metallgleitpaarung (Metasul®) hat sich – durch ihre günstigen tribologischen und biologischen Eigenschaften – die Keramik-Gleitpaarung (Biolox forte®), abgesehen vom monolitischen System, klinisch bestens bewährt. Um aber den alternativen Einsatz von Hartpaarungen zu ermöglichen, musste eine neue Verankerungstechnik für die Pfannenschale entwickelt werden, die für das jeweilige Einsatzmaterial einen spezifischen Verklemmungsmechanismus besitzen muss. Unter Verwendung bewährter Implantatmaterialien für die Verankerung im Knochen, wie Kobalt-Chrom-Molybdän- oder Titanlegierungen – je nach Implantationsart – konnte ein komplettes Hüftendoprothesensystem (BF) entwickelt werden, mit dem Vorteil gleichen Designs, identischen Op-Instrumentariums und daher breitem Indikationsspektrum, womit auch eine höhere Wirtschaftlichkeit in Bezug auf Lagerhaltung und Kosten erreicht werden konnte.

Berichtet wird nun über erste mittelfristige Ergebnisse von 1966-1999 dieses neuen modularen Hüftendoprothesensystems (BF), mit Stahl- und Titanschäften einerseits und einer Titanpfannenschale andererseits. Die alternativen Inlay-Einsätze aus Polyethylen bzw. Aluminiumoyxd-Keramik können wiederum gegen Stahl- oder Aluminiumoxyd-Köpfe artikulieren.

## ■ Material und Methode

In der Zeit von 1996–1999 wurden in der Orthopädischen Klinik Bayreuth insgesamt 947 Hüftendoprothesen seit der Fertigstellung und technischer Prüfung unseres neuen Hüftendoprothesensystems (BF, Chiropro, Zirndorf) eingesetzt. Hiervon fanden 1996 noch teilweise andere Pfannentypen, z. B. vom Typ Sulmesh-Gitternetz (Griss) Verwendung, ansonsten wurden ausschließlich Implantate vom Typ BF-System verwandt. Der Anteil des neuen HTEP-Systems an den insgesamt 947 implantierten betrug 921 BF-Schäfte bzw. 704 BF-Pfannen (Tabelle 1 u. 2). Hierbei wurden 226× die Keramik-Keramik-Gleitpaarung aus Biolox forte® verwendet. Das entspricht 32,1% der BF-Gruppe bzw. 23,8% von der gesamten Hüft-TEP-Summe (n = 947) (Abb. 11).

Die *Indikation* für die Anwendung der Keramik-Gleitpaarung fand hierbei besonders für jüngere Patienten, in der Regel unter 65 Jahren mit längerer Lebenserwartung Berücksichtigung. Das Durchschnittsalter lag bei der Keramik-Gleitpaarung bei 56,7 Jahren, gegenüber 67 Jahren der Gesamtgruppe. Die präoperative Diagnoseaufschlüsselung ist in Abb. 5 veranschaulicht.

**Tabelle 1.** Verankerungsart aller von 1996–99 implantierten HTEP-Schäfte (BF)

| Orthop. Klinik Bayreuth | 1996 | 1997 | 1998 | 1999 | Total | % |
|---|---|---|---|---|---|---|
| THR-Schaft | 231 | 220 | 241 | 255 | 947 | 100 |
| Unzementiert | 151 | 147 | 152 | 113 | 563 | 59,5 |
| BF – unzementiert | 101 | 143 | 141 | 103 | 499 | 52,7 |
| Hybrid | 53 | 46 | 60 | 95 | 254 | 26,8 |
| Zementiert | 27 | 27 | 29 | 47 | 130 | 13,7 |
| BF – zementiert | 80 | 73 | 89 | 142 | 384 | 40,5 |

**Tabelle 2.** Chronologische Übersicht der von 1996–99 implantierten Hüftpfannen-Systeme

| Orthop. Klinik Bayreuth | 1996 | 1997 | 1998 | 1999 | Total | % |
|---|---|---|---|---|---|---|
| THR-Pfanne | 231 | 220 | 241 | 255 | 947 | 100 |
| BF-Pfanne (unzemt.) | 141 | 183 | 172 | 208 | 704 | 74,3 |
| Griss (Sulmesh) | 64 | 7 | 1 | 0 | 72 | 7,6 |
| Müller (zem.) | 22 | 27 | 68 | 47 | 164 | 17,3 |
| Weill (CLW) | 0 | 2 | 0 | 0 | 2 | 0,2 |
| Armor (Sulmesh) | 4 | 1 | 0 | 0 | 5 | 0,5 |

■ **Prothesenschaft.** Die Form besteht bei der Zementversion in einem Geradschaft aus moderner S30-Stahllegierung, mit relativ glattem Oberflächendesign, bei totaler Zementierung in Kombination mit einer sphärischen PE-Pfanne. Das Pendant für die zementfreie Verankerung ist eine gleichförmige Geradschaftprothese aus Titanlegierung mit säulenförmigem, erhabenem Oberflächendesign und einer Reintitan-Plasma-Spray-Beschichtung in der proximalen Verankerungszone von einer Porosität zwischen 200 und 400 µm. Die distale Schafthälfte ist poliert (Abb. 1). Der Konus-Halswinkel beträgt 140°, eine anfängliche Schenkelhalsantetorsion von 10° wurde zugunsten der Lagerhaltung und Wirtschaftlichkeit wieder verlassen. Neben Stahlköpfen können Aluminiumoxyd-Köpfe sowohl mit dem Durchmesser 28 wie auch 32 mm in 3 verschiedenen Halslängen benutzt werden.

■ **Hüftpfanne.** Die Pfanne besteht aus einer Titanlegierung ($TiAl_4V_6$) mit einer Rein-Titan-Oberfläche – wie der proximale Schaftanteil – mittels Plasma-Spray-Verfahren beschichtet. In der Pfannendachzone ist im Winkel von 45° ein verschweißter, selbstschneidender Zapfen zur Primärstabilisierung angebracht. Weiterhin sind 3 multidirektionale Bohrungen zur fakultativen zusätzlichen Schraubenverankerung (siehe auch Revisions-Op) vorhanden. Das Pfannenzentrum besitzt eine Gewindebohrung, in die das Einschlaginstrument verankert wird.

Für das Keramik-Insert wurde, wegen der Konstruktion einer besonderen Verklemmungstechnik des PE-Inlays, eine „umgekehrte Konusklemmung" entwickelt, d.h. die Verklemmungszone liegt – entgegen anderer Systeme – äquatornah, wodurch mechanische Irritationen in der Pfannentiefe vermieden werden können.

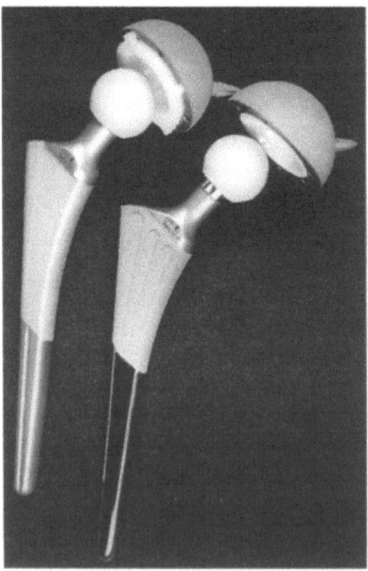

**Abb. 1.** BF-Hüft-TEP-System mit S30 Stahlschaft zur Zementierung (li.) und $TiAl_4V_6$-Schaft zur zementfreien Implantation (re.), proximal, wie bei der Pfannenrückseite, mit Rein-Titan im Plasma-Spray-Verfahren beschichtet

Der klinische und radiologische Verlauf wurde für das Gesamtkollektiv (n = 947) durch retrospektive Nachuntersuchungen und, für die Gruppe der Keramik-Gleitpaarung (n = 226) durch prospektive Verlaufsbeobachtung dokumentiert. Die retrospektiven Ergebnisse wurden im Zeitraum von 1994 bis 1998 kürzlich publiziert [3]. Bei der prospektiven Verlaufsbeobachtung des BF-Hüft-TEP-Systems mit der Keramik-Gleitpaarung wurde wegen der speziellen Bedeutung der radiologischen und tribologischen Aspekte auf die klinischen Funktionsauswertungen weitgehend verzichtet.

## ■ Ergebnisse

■ **BF-Hüft-TEP-System.** Von den insgesamt 947 in der Orthopädischen Klinik Bayreuth von 1996–1999 implantierten BF-Hüftendoprothesen waren 226 (24%) mit der Keramik-Gleitpaarung aus Biolox forte® kombiniert. Als Schaftalternative wurden 26× Schenkelhalsendoprothesen vom Typ DSP/ESKA-Cut verwandt (Abb. 9. u. 10). Von den 947 BF-HTEPs wurden 563 zementfrei eingesetzt, 254 teilzementiert (Hybrid) und 130 totalzementiert. Die 1 Jahr zuvor durchgeführten retrospektiven radiologischen und klinischen Nachuntersuchungen von 246 Hüften bei 2130 Patienten mittels Auswertung mit dem Merle D'Aubigne-Score und eines eigens entwickelten Score of Daily Activity (SDA) ergaben ein Gesamtergebnis im 2–5-Jahreszeitraum von exzellenten und sehr guten Ergebnissen bei der zementfreien

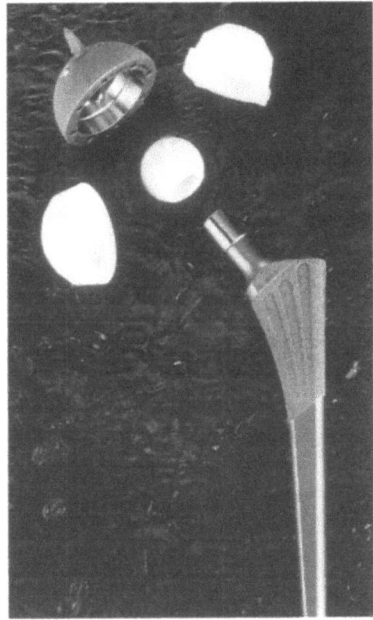

**Abb. 2.** BF-Pfanne zur zementfreien Verankerung und alternativer Einsatzmöglichkeit von Inserts aus:
Polyethylen – mit Schnappring- und Bohrlocherverankerung; sowie
$Al_2O_3$-Keramik – mit „umgekehrter", äquatornahen Konusklemmung

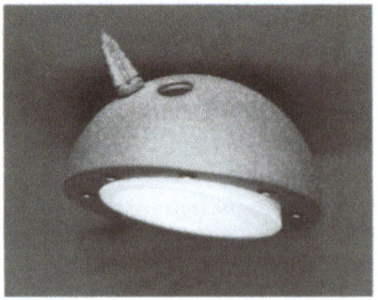

**Abb. 3.** Verkippte und verklemmte Inlay-Position mit der Gefahr der Keramikschädigung beim Einschlagversuch

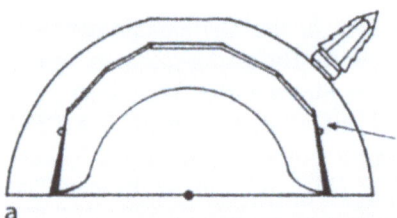
a

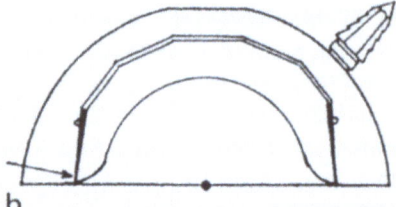
b

**Abb. 4.** Schematische Darstellung der $Al_2O_3$-Insert-Verklemmung: **a** in konventioneller Weise: domenahe Konusklemmung; **b** im BF-System „umgekehrt", d.h. äquatornah, zur Vermeidung mechanischer Irritationen im dome-nahen Verklemmungsbereich (Bruchgefahr)

Version in 95%, bei der Hybrid-Anwendung in 93% und bei den totalzementierten Hüft-Endoprothesen in 89%.

*Komplikationen:* Sichere Lockerungszeichen, Osteolysen, Schaftsinterungen etc. konnten in allen 3 Gruppen nicht festgestellt werden. Neben geringgradigen Pfannenmigrationen (unter 1 mm in 10 Fällen eines anderen Pfannentyps) fanden sich als spezifische Komplikationen 2 postoperative Luxationen in der zementfreien Gruppe und 3 Luxationen in der zementierten Gruppe. Tiefe Infekte traten in keinem Fall auf, insgesamt waren 7 oberflächliche Wundheilungsstörungen ohne weitere Konsequenzen aufgetreten. In diesem Krankengut (n = 230 Patienten) war die Keramik-Gleitpaarung noch unwesentlich vertreten (n = 5) und bei der Analyse – außer einer postoperativen Luxation – unauffällig.

Die in Tabelle 3 aufgeführten 3-maligen Revisionen wegen rezidivierenden postoperativen Luxationen (2× PE, 1× Keramik) hatten in allen 3 Fällen als gemeinsame Ursache einen zu flachen vorderen Pfanneneingangswinkel, d.h. eine zu geringe vordere Öffnung. Hierdurch kam es bei entsprechender gesteigerter Hüftbeugung zu dorsalen Luxationen. In einem Fall wurde lediglich das Inlay von Keramik auf PE mit einem Antiluxationsoffset gewechselt. Im 2. Fall die ganze Pfanne insgesamt neu positioniert und im 3. Fall, bei einer 82-jährigen Patientin (2 Jahre postoperativ!), ein dorsaler Antiluxationsring aus PE angebracht. Alle 3 Revisionen verliefen komplikationslos.

**Tabelle 3.** Komplikationen des von 1996–99 implantierten modulaen BF-Pfannensystems (n = 704). Total n = 947

| | | | |
|---|---|---|---|
| Impl. Lockerung | 0 | Tiefe BV-Thrombose | 12 |
| Migrationen >2 mm | 0 | L-Embolien | 3 |
| Tiefe Infektionen | 0 | Oberfl. Wh.-störungen | 5 |
| Osteolysen | 0 | Periimpl. Frakturen | 8 |
| Impl. Brüche | 0 | Intraop. Randabplatzung | 1 |
| Post Op Luxationen | 7 | 4 × PE-Inlay | |
| | | 3 × CE-Inlay | |
| Revisionen | 3 | 1 × Inlaywechsel | |
| | | 1 × Pfannenwechsel | |
| | | 1 × Antiluxationsring | |

■ **Ergebnisse mit der Keramik-Gleitpaarung.** Bei der seit 1996 begonnenen prospektiven Verlaufsbeobachtung an zementfreien Hüft-Endoprothesen mit Aluminium-Oxyd-Gleitpaarung (n = 226) standen weniger die klinischen Funktionstests als vielmehr eventuelle Folgen tribologischer Eigenschaften, spezifischer Komplikationen und radiologischer Besonderheiten im Vordergrund. Eine klinische Score-Beurteilung wurde daher nicht durchgeführt. Die Gesamtergebnisse dieses Patientenkollektivs, mit ausschließlich zementfreien Hüft-Endoprothesen sind, sowohl von der subjektiven Aussage, wie auch von den objektiven radiologischen und funktionellen Untersuchungsbefunden her, mit Ausnahme eines Falles, ausgesprochen zufriedenstellend. Diese entsprechen der retrospektiv nachuntersuchten Patientengruppe (n = 246) mit 129 zementfrei implantierten BF-HTEPs, mit 95% exzellenten/guten Ergebnissen [3]. Bei dem einzigen Fehlschlag handelt es sich um eine 47-jährige extrem übergewichtige Rheumapatientin, die mit einer Druckscheibenprothese und einer BF-Pfanne mit CE-Gleitpaarung versorgt wurde. Postoperativ wurde hausärztlicherseits wegen eines akuten Rheumaschubes eine hochdosierte Cortisontherapie durchgeführt, mit der Folge der Implantatsinterung/-lockerung und einer notwendigen Revisionsoperation.

*Komplikationen:* Im übrigen Kollektiv traten im Beobachtungszeitrum von 4 Jahren (1996–1999) bei den 92 männlichen und 134 weiblichen Patienten mit einem Durchschnittsalter von 56,7 Jahen (28–71 Jahre), mit einem durchschnittlichen follow-up von 20,7 Monaten, als Komplikationen 5 tiefe Beinvenenthrombosen, 2 oberflächliche Wundheilungsstörungen, 3 Trochanterfrakturen, 1 Schaftfraktur und 3 postoperative Luxationen (nach dorsal!) auf (Tabelle 4). Lockerungszeichen des Schaftes oder der Pfanne konnten, außer bei dem oben beschriebenen Fall, nicht nachgewiesen werden. Tiefe Infekte, Implantatbrüche, Migrationen und Resorptionszonen über 1 mm waren ebenfalls nicht nachweisbar. Eine Randabplatzung eines Keramik-Inlays konnte eindeutig durch Operateursbefragung und durch REM-Untersuchung der Bruchoberfläche als intraoperativer handling-Feh-

**Tabelle 4.** Spezif. Komplikationen aller von 1996–99 implantierten HTEPs mit Al₂O₃-Gleitpaarung (n = 226)

| Total n = 947 | BF n = 704 | CE/CE = 226 |
|---|---|---|
| Luxationen | 3 dorsal | |
| Revisionen | 1 Inlay-Wechsel (AL₂O₃ → PE) | |
| | 1 Pfannenwechsel (Positionierung) | |
| Osteolysen | – | |
| Implantatbrüche | – 1 Randabplatzung, intra op. | |
| Lockerungen | – | handling |

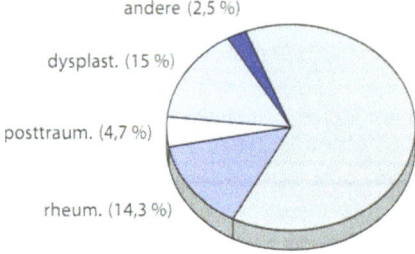

**Abb. 5.** Diagnoseaufschlüsselung

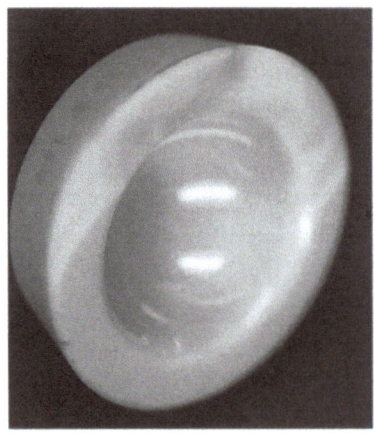

**Abb. 6.** Oberflächliche Kantenabscherung eines Keramik-Inserts durch unsachgemäße intra-operative Handhabung (Verkippung)

ler eingeordnet werden (Abb. 6). Beim Einsetzen des Keramik-Inlays darf zur Vermeidung einer Schädigung auf keinen Fall eine Verkippung, geschweige ein weiterer Einschlagsversuch in dieser verkippten Stellung vorgenommen werden. Neuerdings wurde von Ceram Tec, ein Inlay-Applikator aus Kunststoff entwickelt, mit dessen Hilfe eine sorgfältige Insertion des Inlays vorgenommen werden kann (Abb. 7).

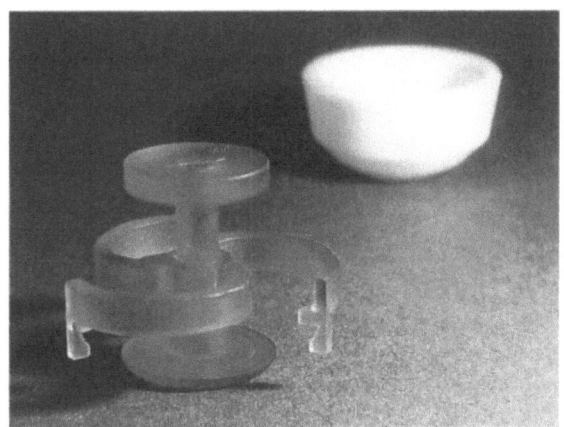

**Abb. 7.** Prototyp eines Kunststoff-Applikators zum sicheren Einsetzen des Inserts (Fa. Ceram Tec, Plochingen)

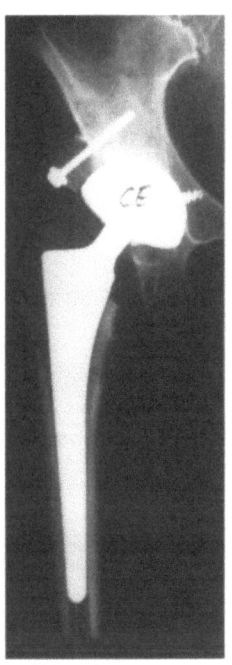

**Abb. 8.** Zementfreie Versorgung einer schweren Dysplasie-Coxarthrose mit dem modularen BF-System, Keramik-Gleitpaarung und autologer Pfannendachplastik bei einer 47-jährigen Patientin

Die bei entsprechend hohem Anteil an Dysplasiehüften von rund 15% (Abb. 5) durchgeführten autologen Pfannenerkerplastiken zeigten radiologisch in allen Fällen ein unauffälliges Anwachsverhalten bei guter Abstützfunktion der Pfanne (Abb. 8). Die in den ersten Nachuntersuchungen (n=246 HTEPs) noch in relativ hohem Anteil (27,9%) nachweisbaren, klinisch allerdings unauffälligen kortikalen Hypertrophiezeichen an der Schaftspitze (stress-shielding), konnten seit der Polierung der distalen

Schafthälfte bislang nicht mehr gesehen werden. Insbesondere traten keine periimplantäre Osteolysen als Zeichen einer „aggressiven Granulomatose" [2, 4] als Ausdruck vermehrten Abriebs der Gleitpartner auf.

## ■ Diskussion

Die Kenntnisse der weitreichenden Folgen von Polyethylen- und PMMA-Abrieb einerseits und Oxydations-, Jonisations- und Lösungsvorgänge an Metalloberflächen andererseits [1, 5, 6, 11] haben die Weiterentwicklung bzw. Suche nach alternativen Biomaterialien, speziell für hochbelastete Artikulationszwecke, in den letzten Jahren mehr oder weniger forciert. Ein wesentlicher Fortschritt kommt aufgrund der günstigeren tribologischen Eigenschaften der sogenannten *Hartpaarung* zu, sei es der Metall-Metall-Paarung (Metasul®, 9) oder der von uns bevorzugten Keramik-Keramik-Paarung (Biolox forte®). Dass die Abriebbedingungen, sowohl vom physikalischen wie auch vom biologischen Gesichtspunkt her wesentlich günstiger als bei der konventionellen Gleitpaarung PE/Metall bzw. PE/Keramik sind, ist mittlerweile unumstritten [7–9, 12].

Allerdings – und das dürfte auch in Zukunft ein limitierender Faktor bei der Anwendung sogenannter Hartpaarungen sein – sind die Kosten wesent-

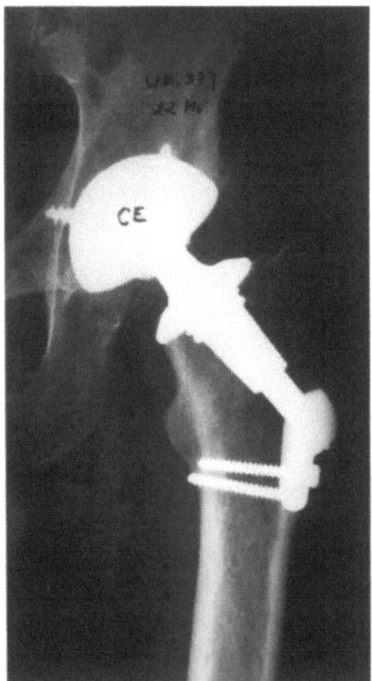

**Abb. 9.** 2-Jahresergebnis nach Implantation einer Druckscheibenprothese bei einem 35-jährigen Rheumatiker, in Kombination mit der modularen BF-Pfanne und Keramikgleitpaarung

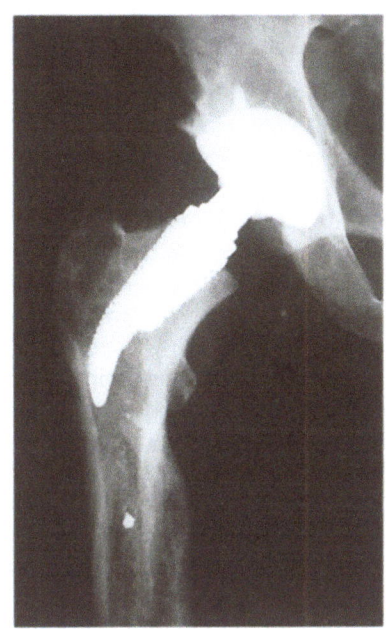

**Abb. 10.** Versorgung einer posttraumatischen Coxarthrose mittels zementfreier SH-Prothese (ESKA-CUT®) in Kombination mit dem modularen BF-Pfannensystem mit Keramik-Gleitpaarung bei einem 39-jährigen Patienten nach beidseitiger Oberschenkeltrümmerfraktur und posttraumatischer/postoperativer Ostitis

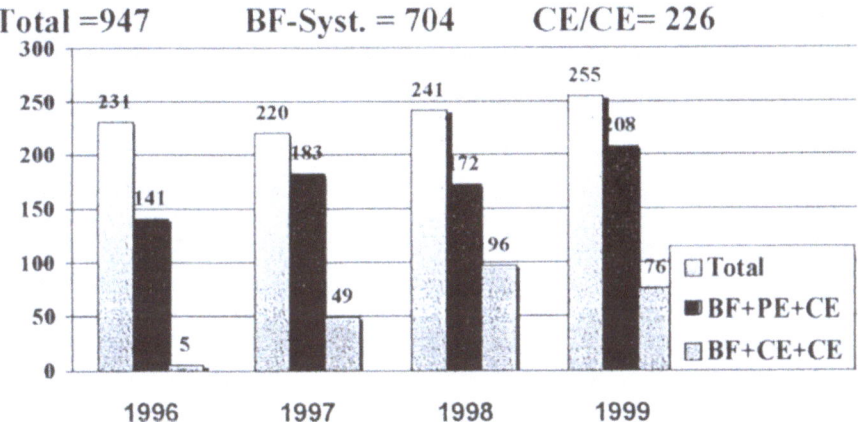

**Abb. 11.** Anteil der Keramik-Gleitpaarung seit 1996 an allen Hüft-TEPs (n=947/24%) und an modularen BF-Hüft-TEPs (n=704/32%). CE/CE-Gleitpaarung jeweils re. Säule

lich höher gegenüber konventionellen Gleitpaarungen. Die Wahl alternativer Gleitpaarung (Hartpaarung), wie z. B. in unserem Krankengut, wird also einem bestimmten Patientenanteil, in der Regel jüngeren und aktiveren, evtl. auch extrem übergewichtigen Patienten, mit einer sonst zu erwartenden höheren Verschleißrate, vorbehalten bleiben. In jedem Fall ist, bei etwa gleich hoher operativer Komplikationsrate wie bei vergleichbaren konventionellen Hüft-TEP-Operationen, durch die technologische Weiterentwicklung der Keramik selbst (Biolox → Biolox forte) mit verminderten Abriebquoten (z. B. Biolox forte/Biolox forte < 0,001 mm gegenüber 0,1 mm/Jahr bei Biolox/Polyethylen) eine erheblich verbesserte Ausgangslage für die gewünschte Langzeitstabilität von Hüftendoprothesen geschaffen worden. Unterstützt wird diese durch die nachweislich bioinerte Materialeigenschaft der Aluminiumoxydkeramik, wie auch deren geringeren Partikelgröße mit entsprechend günstigeren morphologischen Gewebereaktion.

Ziel unserer vorliegenden Arbeit war es, in einem mittelfristigen Beobachtungszeitraum von bis zu 4 Jahren evtl. Vor- und Nachteile bei einem neuen, mit einer Keramikgleitpaarung kombinierten modularen Hüft-TEP-System (BF) durch prospektive Beobachtung zu analysieren.

Als Vergleich dient ein weiteres Patientenkollektiv (n = 230), das zuvor unter weitgehend identischen technologischen, biologischen und operationstechnischen Bedingungen retrospektiv klinisch und radiologisch nachuntersucht wurde und dessen Ergebnisse zwischenzeitlich publiziert worden sind [3]. Der Anteil der Keramik-Gleitpaarung war hier allerdings für eine Aussage noch zu gering. Die Ergebnisse waren unter Auswertung mit dem Merle D'Aubigné-Score und einem eigens entwickelten SDA-Score (Score of Daily Activity) mit 89% in der vollzementierten, in 93% in der Hybridgruppe und mit 95% in der zementfreien Gruppe, im Mittel also in 92,3%, als exzellent und gut zu bewerten.

Vergleichend dazu sind die bis zu 4-jährigen prospektiven Beobachtungen an 226 zementfrei implantierten HTEPs mit Keramik-Gleitpaarung hinsichtlich klinischem Ergebnis, radiologischer Auswertung und spezifischer Komplikationsrate mit über 95% exzellenter und guter Ergebnisse eher noch überlegen, handelt es sich doch um ein selektiniertes, jüngeres Patientenkollektiv.

Als *Resumée* kann, aufgrund unserer bislang 14-jährigen Erfahrungen mit Keramik-Hüftköpfen einerseits und bis zu 4 Jahren mit der Keramik-Gleitpaarung andererseits, ein erheblicher Rückgang der Abriebproblematik und der damit verbundenen Komplikationen nach HTEP-Operationen verzeichnet werden. Somit besteht die begründete Erwartung bester Langzeitergebnisse, die allerdings zunächst abgewartet werden müssen.

## ∎ Zusammenfassung

Bei der Entwicklung eines neuen Hüft-TEP-Systems (BF) wurden modulare Möglichkeiten zum alternativen Einsatz von soft- und hart-Gleitpaarungen mit einbezogen. Aufgrund 14-jähriger Erfahrungen mit Hüftköpfen aus $Al_2O_3$-Keramik und deren günstigen tribologischen und biologischen Eigenschaften wurde der Hartpaarung aus $Al_2O_3$-Keramik gegenüber der Metall-Metall-Paarung der Vorzug gegeben. Im Zeitraum von 1996–1999 wurden in der Orthopädischen Klinik in Bayreuth 947 HTEPs vom Typ BF implantiert. Davon wurden rund 60% zementfrei, 27% teilzementiert (Hybrid) und 14% totalzementiert. 226× wurden $Al_2O_3$-Gleitpaarungen aus Biolox forte, ausschl. bei zementfreien Hüft-TEPs eingesetzt, anteilmäßig also in rund 24%.

Die Komplikationsrate war ausgesprochen gering, spezifische Keramik-Gleitpaarungsprobleme in Form von evtl. Bruchneigung, Impingements oder erhöhter Luxationsrate traten nicht auf. Die ausgesprochen exzellenten und guten Ergebnisse in über 95% im mittelfristigen Zeitraum bis zu 4 Jahren, lassen u.a. wegen des nachweislich deutlichen Rückganges der Abriebproblematik beste Langzeitergebnisse erwarten.

## ■ Literatur

1. Davidson JA (1993) Characteristics of metal and ceramic total hip bearing surfaces and their effect on long-term ultra high molecular weight polyethylene wear. Clin Orthop Rel Res 294:361–378
2. Fuchs GA (1995) Femurschaftosteolysen als begrenzender Faktor zementfreier Hüftendoprothetik? In: Schmidt M (Hrsg) Die Metallpaarung „Metasul" in der Hüftendoprothetik. Huber, Bern 53–64
3. Fuchs GA, Ren X, Wacker J (1999) First 2–5 years results of single designed cemented and noncemented BF-prosthesis in total hip arthroplasty. Orthop J China 6(9):711–715
4. Griss P, Fuchs GA, Franke P (1994) Die aggressive zystische Granulomatose des Femurschaftes – Polyaethylen-Krankheit als limitierender Faktor der Haltbarkeit zementfreier Hüftendoprothesenschäfte? Osteologie 3:22–32
5. Schultz R, Johnson JH, Kiepura RT, Humphries DA (1987) Corrosion of titanium and titanium alloys. In: Metal Handbook. Corrosion, vol 13, Metals Park, American society for Metals, 669–706
6. Viegas M, Abrantes L, Lecoer J (1990) Metal materials biodegradation. A chronometric study. J Mater Sci Mater Med 1:105
7. Walter A (1992) On the material and tribology of alumina-alumina coupling for hip joint prosthesis. Clin Orthop Rel Res 282:31–46
8. Walter A (1997) Investigation of wear couple Biolox forte/Biolox forte. In: Puhl W (ed) Performance of wear couple Biolox forte in hip arthroplasty. Enke, Stuttgart
9. Weber BG (1992) Metall-Metall-Totalendoprothese des Hüftgelenkes – zurück in die Zukunft? Z Orthop 130:306–309
10. Willert HG, Bertram H, Buchhorn GH (1990) Osteolysis in alloarthroplasty of the hip – The role of UHMW polyethylene wear. Clin Orthop 258:95–107
11. Willert HG, Buchhorn GH, Semlitsch M (1993) Particle disease due to wear of metal alloys – Findings from retrieval studies. In: Morrey B (ed) Biological, material and mechanical considerations of joint replacement: Current concepts and future direction. Raven Press, New York, chapter 11, pp 129–131
12. Willmann G, Kälberer H, Pfaff HG (1996) Keramische Pfanneneinsätze für Hüftendoprothesen. Biomed Technik 41(4):98–105

# 6 Werkstoffkundliche Aspekte zum UHMW-Polyethylen

U. FINK

## ■ Einleitung

Polyethylen wurde erstmals von Charnley 1963 für den Gleitflächenersatz in der Gelenkendoprothetik eingesetzt. Bis heute hat sich dieses Material als Golden Standard in der Prothetik gehalten.

Mit ähnlichen Sätzen fangen viele Publikationen über Polyethylen an und suggerieren damit, dass das Polyethylen für Einkaufstüten, für den chemischen Anlagenbau, für Trinkwasserrohre und für Hüftpfannen und Tibiaplateaus das identische Material ist.

Umsomehr ist der Arzt als Anwender leicht zu verwirren, wenn über bedeutende Unterschiede beim Polyethylen für Implantate gesprochen wird. Daher sollen hier die wichtigsten Kriterien für die Differenzierung verschiedener Polyethylentypen dargestellt, aber auch der Einfluss auf klinisch relevante Gebrauchseigenschaften diskutiert werden.

## ■ Relevante Gebrauchseigenschaften

Bei den klinikrelevanten Gebrauchseigenschaften des Polyethylens ist natürlich die Verschleißbeständigkeit der Gleitkomponenten in den Vordergrund zu stellen. Obwohl derzeit viel über dieses Material publiziert und diskutiert wird, darf man nicht aus dem Auge verlieren, dass die klinischen Daten bereits heute eine gute Erfolgswahrscheinlichkeit dokumentieren. Es gibt eine ganze Reihe von Publikationen, die den Hüftprothesen eine Überlebenswahrscheinlichkeit von 96–98% innerhalb der ersten 10 Jahre nach der Erstimplantation attestieren [1, 2]. Sicher ist die aseptische Spätlockerung, die in einem Zusammenhang mit dem PE-Verschleiß zu bringen ist, für die Mehrzahl dieser 2–4% Versagensfälle verantwortlich, jedoch ist der Gesamterfolg der Implantologie und damit jedes einzelnen Anforderungskriteriums – hier z.B. Verschleißbeständigkeit – zweifelsfrei erbracht und eine Verbesserung der Materialqualität des Polyethylens kann maximal diese 2–4% Versagensfälle reduzieren.

Bei dem Langzeitaspekt, der bei der Bewertung der Verschleißbeständigkeit berücksichtigt werden muss, ist selbst bei einer signifikanten Materialverbesserung erst nach mehreren Jahren klinischem Einsatz mit einem statistisch nachweisbaren Erfolg zu rechnen. Umso mehr rücken die Labortests in den Vordergrund, die das klinische Ergebnis simulieren können. Insbesondere bei den Verschleißprüfungen hat sich in den letzten Jahren eine deutliche Verbesserung des Prüfstandards ergeben. Wurden in Publikationen zum Thema Verschleiß vor drei und mehr Jahren noch zum überwiegenden Teil über Ergebnisse aus Pin-on-Disc-Versuchen berichtet, so werden heute immer mehr Simulatortests herangezogen. In diesen Tests kommen nicht praxisfremde Prüfgeometrien zum Einsatz, sondern tatsächliche Implantatkomponenten, die unter körperähnlichen Bedingungen belastet werden können. Zwar stellt dies eine deutliche Verbesserung in dem Vertrauensniveau auf übertragbare Ergebnisse dar, jedoch sind offensichtlich immer noch erhebliche Defizite in der Versuchsführung vorhanden. Es wird reihenweise von negativen Verschleißkenngrößen berichtet, also Ergebnisse, bei denen jeglicher Verschleiß ausgeschaltet wurde und es sogar zu einer Zunahme des Bauteilgewichtes kam. Zwar mag dies für die vorliegenden Versuchsparameter im Labortest stimmen, ob die Ergebnisse eine klinische Relevanz haben, muss erst noch bewiesen werden.

Ein zweiter Faktor für die klinisch relevanten Gebrauchseigenschaften ist die Bruchanfälligkeit des Polyethylens [3]. Bei Hüftpfannen ist heutzutage diese Problematik sicherlich von untergeordneter Bedeutung, insbesondere wenn die Polyethylenkomponenten in Metallschalen verankert sind. Bei Tibiaplateaus haben Brüche schon eher eine Relevanz, die dann dominant wird, wenn bereits eine Vorschädigung durch Verschleiß aufgetreten ist. Allerdings muss betont werden, dass auch bei Hüftimplantaten das Sicherheitsniveau gegen Polyethylenbrüche nicht sehr groß ist – sie treten auch heute noch vereinzelt auf. Damit muss davor gewarnt werden, Materialveränderungen einzuführen, die die mechanischen Kennzahlen für die Bruchsicherheit (z. B. Kerbschlagzähigkeit) reduzieren.

## ■ Materialcharakterisierung

Als wichtigstes Merkmal für die Materialcharakterisierung ist das Molekulargewicht, d. h. die Länge der Polymerketten zu nennen. Das Molekulargewicht liegt bei den Materialien die in der Orthopädie als Gleitflächenersatz eingesetzt werden zwischen 3 und 5 Millionen. In technischen Anwendungen können auch sehr viel niedrigere Molekulargewichte bis herunter auf 20 000 auftreten. Je niedriger das Molekulargewicht desto geringer sind die Anforderungen die an das Material gestellt werden können. Damit liegen die Qualitäten in der Orthopädie am oberen Ende der Bandbreite der Kettenlängen und werden als ultrahochmolekulares Polyethylen (Ultra high molecular weight Polyethylen = UHMWPE) bezeichnet. Bei der Angabe des Molekulargewichtes muss allerdings auch betont werden, dass eine Hüftpfanne aus einem Verbund von Molekülketten besteht, die nicht alle exakt eine identische Kettenlänge oder entsprechend nicht ein identisches Molekulargewicht haben. Vielmehr handelt es sich um einen Verband unterschiedlicher Molekulargewichte, die um einen Mittelwert von z. B. 3 Millionen liegen. Die Struktur der Moleküle ist bei allen Kettenlängen gleich: es handelt sich um bevorzugt unverzweigte Moleküle. Leider ist es nicht so, dass mit steigendem Molekulargewicht alle Eigenschaften des Polyethylens verbessert werden. So nimmt die Kerbschlagzähigkeit bei einer Steigerung der Molekulargewichte von 3 Millionen auf 5 Millionen um ca. 50% ab. Dies ist der Grund, warum in Europa das Material mit etwas niedrigerem Molekulargewicht bevorzugt wird. Auf dem amerikanischen Markt ist dagegen die Variante mit höherer Kettenlänge vorherrschend.

Die Anordnung dieser linearen Ketten kann unterschiedlich sein. Zum einen können sie statistisch ineinander verknäult sein, was dem amorphen Anteil des Polymers entspricht oder aber in einer geordneten regelmäßigen Struktur orientiert sein. Dieser Anteil des Gesamtvolumens wird als kristalliner Anteil oder Kristallinitätsgrad bezeichnet. Typische Werte für die Kristallinität bei UHMWPE liegen bei 50 bis 55%. Extrem hochkristalline Typen, wie das Hylamer haben sich als nachteilig erwiesen [4, 5].

Nach dieser synthesebedingten Differenzierung folgt ein weiteres, sehr wichtiges Unterscheidungsmerkmal für die Qualität des Materials, die Weiterverarbeitung. Wegen des extrem hohen Molekulargewichtes fällt das UHMWPE bei der Synthese immer in Pulverform an. Dieses Pulver wird anschließend durch unterschiedliche Verfahren entweder zu Halbzeugen (wie Platten oder Stangen) oder sofort zu Fertigteilen (z. B. fertige Tibiaplateaus) kompaktiert. Unabhängig vom Verfahren werden die Pulverpartikel plastifiziert und anschließend unter Druck miteinander verschweißt. Bei den Endprodukten lassen sich somit die Korngrenzen sichtbar machen, die die Größe der ursprünglichen Pulverpartikel widerspiegeln. Keinesfalls dürfen die Partikel komplett aufgeschmolzen werden, da sonst die mechanischen und tribologischen Eigenschaften dramatisch verschlechtert werden. Andererseits muss die Temperatur und der Druck bei der Weiterverarbeitung so gesteuert werden, dass die ursprünglichen Partikeloberflächen flächig miteinander verschweißt werden und nicht Fehlstellen oder sogar Gaseinschlüsse im Material verbleiben.

Beim RAM-Extrudieren, das bevorzugt auf dem amerikanischen Markt eingesetzt wird, erfolgt diese Kompaktierung in einem beheizten Zylinder, durch die reversierende Axialbewegungen des Kolbens. Die abschließende Kompaktierung wird durch die Matrize am Abschluss des Zylinders erreicht. Als Ergebnis erhält man eine Rundstange. Eine weitere Möglichkeit Halbzeuge herzustellen ist das sogenannte Plattenpressen, das in Europa weit verbreitet ist. Dabei wird das Pulver in eine beheizte Form unter Druck zu Platten etwa der Größe 2000×4000×60 mm$^3$ verpresst. Der gesamte Prozess mit Füllen der Form unter Reinraumbedingungen, Aufheizen, Kompaktieren und langsames Abkühlen dauert bei der obigen Plattengröße ca. 3–4 Stunden und ist damit zeit- und kostenintensiver als das RAM-Extrudieren. Auch auf dem amerikanischen Markt beginnt sich die plattengepresste Ware langsam zu etablieren; vermutlich weil auch dort die bessere Homogenität dieser Produkte zwischenzeitlich erkannt wird.

Wird nun das Pulver in eine sehr viel kleinere Form gefüllt, in die die Kontur einer Polyethylenimplantatkomponente eingearbeitet ist, so lässt sich der gleiche Prozess wie beim Plattenpressen wiederholen nur dass als Ergebnis ein fertiges Implantat entsteht. Wie schon beim Plattenpressen erwähnt, ist das Herstellungsverfahren zeitaufwendig. Für eine fertige Komponente dauert der Prozess je nach Wandstärke ca. 30–45 Minuten und kann daher nur bedingt gegen die zerspanende Herstellung aus Platten konkurrieren.

Vor der Weiterverarbeitung des UHMWPE-Pulvers zu Halbzeugen wurde in früheren Jahren meist Calciumstearat-Pulver zugegeben, um die Werkzeuge beim Kompaktieren vor Korrosion zu schützen [6]. Dieser Zuschlagstoff wird bzw. wurde zwar nur in geringen Mengen zugegeben, hat aber auf die Gebrauchseigenschaften der fertigen Bauteile keine positiven sondern eher einer nachteiligen Effekt, sodass das Calciumstearat nicht zugegeben werden sollte. Allerdings findet man heute immer noch vereinzelt calciumstearathaltige Materialien am Markt [7].

Bis zu dieser Stelle hat der Implantathersteller noch keinen eigenen Einfluss auf die Qualität des Materials, es sei denn, durch den Bestelltext bei der Order des Halbzeuges. Hinter dem Begriff Polyethylen stehen also bereits am Anfang der Produktionskette eines Implantates unterschiedliche Materialien die selbstverständlich auch mehr oder weniger unterschiedliche Eigenschaften aufweisen. Diese Produktvielfalt wäre sicher noch größer, wenn verschiedene Rohmaterialhersteller in die Medizintechnik liefern würden. Zur Zeit ist aber nur die Hoechsttochter TICONA mit ihren beiden Werken in Oberhausen (Deutschland) und Bayport Pasadena (USA) bereit UHMWPE-Pulver für den Einsatz in Dauerimplantaten anzubieten. In der Folge werden nun Qualitätskriterien beschrieben, die der Implantathersteller selbst in der Hand hat; die er also während der Produktion des Fertigteiles passiv beeinflusst oder besser aktiv steuert.

Die zerspanende Bearbeitung der fertigen Polyethylenkomponenten aus den Halbzeugen hat den geringsten Effekt auf die Qualität der Produkte, sollte allerdings immer ohne Kühlschmiermittel erfolgen. An diesen Fertigungsschritt schließt sich allerdings wieder ein für die Qualität sehr wichtiger Prozess an: die Verpackung und Sterilisation. In den meisten Fällen wird heute das Polyethylen durch Gammastrahlen sterilisiert. Bei diesem Vorgang laufen mehrere Prozesse ab, die unterschiedlichste Auswirkung auf die Eigenschaften des Materials haben.

In erster Linie dient die Bestrahlung mit energiereicher Strahlung natürlich der Abtötung von Keimen. Dieser Vorgang kann jedoch auch das Polyethylen selbst verändern. Vorrangig können bei der Bestrahlung die Ketten, die ursprünglich ein Molekulargewicht von mindestens 3 Millionen aufwiesen, in ihrer Länge reduziert werden. Dies bewirkt eine Erniedrigung des bewusst hoch gewählten Molekulargewichtes. Zusätzlich entstehen an den Bruchenden sogenannte Radikale die eine hohe Reaktivität haben und durch anschließende chemische Reaktionen – also eine Materialveränderung – abgesättigt werden. Für diese Absättigung gibt es zwei Möglichkeiten: entweder reagieren die Radikale mit Sauerstoff (Oxidation) und führen damit zu einer Alterung des Materials. Dies ist naturgemäß eine unerwünschte Reaktion. Unglücklicherweise entsteht bei dieser Oxidation ein neues Radikal im Polymer, das wiederum auf identische Weise mit Sauerstoff reagieren kann. Es handelt sich also hierbei um eine Kettenreaktion, die zu einer rasch fortschreitenden Alterung des Materials führen kann, wenn nicht die Radikale durch eine Alternative Reaktion abgesättigt wird. Als Maß für den Alterungsgrad kann man die sogenannte Carbonylzahl bestimmen, das ist die Konzentration der C-Atome, an die Sauerstoff gebunden ist. Die Carbonylzahl nimmt also im Laufe dieser Alterung kontinuierlich zu.

Als zweite Alternative können die Radikale mit einer benachbarten Polymerkette reagieren und somit von einem linearen Strukturknäuel zu einem dreidimensionalen vernetzten Gebilde führen. Diese Reaktion ist erwünscht, da die Verschleißeigenschaften dadurch verbessert werden. Bei der Sterilisation der Implantate soll also einerseits die oxidative Schädigung vermieden werden und andererseits die strahleninduzierte Quervernetzung dazu genutzt werden, die Verschleißeigenschaften zu verbessern. Bei den alternativen Sterilisationsverfahren mit EtO und Plasma tritt zwar keine Oxidation aber auch keine Quervernetzung auf. Im Vergleich der Eigenschaften, die sich durch die Sterilisationsverfahren einstellen, wird deutlich, dass der negative Effekt der Oxidation durch den positiven Effekt der Vernetzung überkompensiert wird. Dies gilt besonders dann, wenn durch geeignete Maßnahmen bei der Verpackung (Sauerstoffabschluss) die Oxidation weitestgehend verhindert wird.

In der letzten Zeit ist in die Diskussion um Polyethylen zusätzlich die Vokabel „hochvernetztes PE" ins Spiel gebracht worden. Dabei handelt es sich um ein Material das den bereits beschriebenen Effekt der Strahlenvernetzung nicht als Nebenprodukt der Sterilisation einstellt sondern als eigenständigen Bearbeitungsschritt einführt.

## ■ Experimentelles zum Thema Sterilisation und Alterung

In der weiteren Diskussion um die Qualitätskriterien des UHMWPE muss also insbesondere auf diese oben beschriebene Alterung eingegangen werden.

Wichtig ist die Carbonylzahl – also der Alterungszustand – des Polyethylens von Explantaten (unterschiedliche Hersteller). Diese Carbonylzahl wurde aufgetragen gegenüber der Implantationsdauer der Produkte. Weiterhin wird eine Korrelation zu dem Verschleißzustand der Implantate hergestellt. Als dritte Kenngröße wird in dem Diagramm differenziert, ob die Proben für die Bestimmung der Carbonylzahl aus der tribologisch beanspruchten Gleitfläche oder aus der knochenzugewandten Seite des Implantates entnommen wurde. Im Vergleich zu diesen Carbonylzahlen der Explantate ist zusätzlich der Wert eingetragen, der für PE-Komponenten vor der Implantation gemessen wird. Im ungünstigsten Fall liegen PE-Implantate vor dem Einsatz bereits 5 Jahre am Lager und könnten bereits hier eine oxidative Schädigung durch dieses sog. „shelf life" erfahren. Obwohl mit Sicherheit nur ein sehr kleiner Anteil der Explantate eine Lagerzeit von 5 Jahren vor der Implantation erfahren und damit die o.g. Vorschädigung noch kleiner ist, liegen fast alle Carbonylzahlen dieser Explantate deutlich höher. Dies ist ein Hinweis, dass die Schädigung die die Produkte im menschlichen Körper erfahren erheblich ist, obwohl der Sauerstoff im menschlichen Körper bevorzugt in gebundener Form vorliegt.

Die Streuungen der Messwerte für die Alterung sind so groß, dass keine Korrelation zur Implantationszeit hergestellt werden kann. Allerdings lässt sich eine deutliche Zuordnung zum Verschleißzustand der Implantate herstellen. Ist die Carbonylzahl <1,3 so sind die Produkte eher gering verschlissen, während oberhalb von Werten von 3,0 erhebliche tribologische Schäden feststellbar waren.

Die dritte Beobachtung aus diesem Diagramm ist hoch signifikant: Die Carbonylzahl im Bereich der Gleitfläche ist meist höher als die der knochenzugewandten Seite. Demzufolge wird die Oxidation durch die permanente mechanische Reibbeanspruchung gefördert.

Aus dieser Beobachtung heraus ist es nicht hinreichend, das Verschleißverhalten von UHMWPE-Typen im nicht-gealterten Zustand im Labor zu untersuchen. Die Alterung stellt eine Materialveränderung dar, die aufgrund der klinischen Ergebnisse mit dem überproportionalen Verschleiß korreliert und daher bei jeder Laboruntersuchung zu berücksichtigen ist. Andererseits stellt sich die Frage, wie Entwicklungsaktivitäten auf diesem Gebiet in einem sinnvollen Zeitrahmen zu einem Ergebnis geführt werden können. Dazu ist es notwendig, das Material einer Oxidationsbehandlung zu unterziehen, während der die natürliche Alterung in einem Zeitraffer simuliert wird. Dies lässt sich durch eine Lagerung der Polyethylenkomponenten in reiner Sauerstoffatmosphäre bei 5 bar Druck und einer Temperatur von 70°C erreichen. Es kann dabei nach 15 Tagen der Oxidationszustand erreicht werden, wie nach fünf Jahren Alterung im Lager.

Wie bereits erwähnt, ist die Sterilisation als Ausgangspunkt der Radikalbildung von ausschlaggebender Bedeutung. Dies wird in Abb. 10 deutlich, in dem die künstliche Alterung auf Proben angewendet wurde, die mit unterschiedlichen Sterilisationsparametern behandelt wurden. Es zeigt sich, dass bei einer Strahlendosis von 15 KGy und 25 KGy die Schädigung ähnlich verläuft und als gering einzustufen ist. Ursprünglich hatte der Gesetzgeber über die alten Zulassungsbestimmungen der AMRadV eine Strahlendosis von $25 \pm 10$ KGy für die Strahlensterilisation vorgeschrieben. Auch heute noch sind diese Werte als Standard anzusehen. Wird die Grenze von 35 KGy nur geringfügig überschritten, so kommt es bereits zu einem deutlichen Anstieg der Oxidationsneigung.

Diese Messungen gelten für den Fall, wenn die Produkte vor der Sterilisation unter Stickstoff verpackt werden und somit die Gefahr der Oxidationsschädigung reduziert wird. Verpackt man die PE-Komponenten allerdings an Luft, so kommt es zu einer sprunghaften Steigerung der Oxidationsgeschwindigkeit und damit zu einer raschen Schädigung der Produkte. Dies zeigt, dass ein weiterer Parameter für die Qualität der fertigen PE-Komponenten von grundlegender Bedeutung ist: die Verpackung. Sie muss so ausgewählt sein, dass die Komponenten unter Schutzgas eingebracht sind und dass die Verpackungsmaterialien eine Eindiffusion von Sauerstoff in das Schutzgasvolumen ausschließen, damit keine Sauerstoffanreicherung der Verpackungsatmosphäre bis zum Sterilisationsprozess auftreten kann. Diese Forderung ist nicht trivial, da die meisten peelfähigen Verpackungsmaterialien diese Leistung nicht ausreichend erbringen.

Wenn nun die Radikalbildung bei der Gammasterilisation der Faktor ist, der die Materialveränderung sowohl zur Alterung wie auch zur Quervernetzung bedingt, ist die Kenntnis über die Radikalkonzentration von großem Interesse für einen Entwicklungsprozess. Mit der Elektronenspinresonanzmessung lassen sich diese Werte bestimmen. Pro Gramm des Polyethylens wurden nach der Bestrahlung $5\times10^{17}$ Spins (Radikale) detektiert. Dieser Wert entspricht einer Häufigkeit von einem Radikal auf ca. 40 000 Moleküle Ethylen. Diese Anfangskonzentration fällt nach ca. 100 Stunden um den Faktor 10 ab, so dass danach die Gefahr einer strahleninduzierten Alterung deutlich verringert ist.

## ■ Zusammenfassung

Polyethylen, das in der Medizintechnik für den Gleitflächenersatz für Gelenkprothesen eingesetzt wird, ist ein Material, das zwar in der Internationalen Norm ISO 5834 spezifiziert ist, aber aufgrund unterschiedlicher Verarbeitungsverfahren bereits variierende mechanische und tribologische Eigenschaften aufweisen kann. Durch den Prozess der Gammabestrahlung wird das Material am stärksten verändert. Die dabei erzeugten Radikale können einerseits eine Materialschädigung durch eine Oxidation einleiten, aber auch eine Materialverbesserung durch die Quervernetzung bedingen. Insgesamt muss betont werden, dass die Leistungsfähigkeit des heutigen Standardmaterials an den klinischen Erfolg der aktuellen Implantate gemessen werden kann. Die Überlebensrate von Hüftimplantaten liegt typischerweise im Bereich von 96% nach 10 Jahren, sodass eine Verbesserung der Materialeigenschaften sich bestenfalls auf die bereits geringe Anzahl von Versagensfällen auswirken kann. Das größte Problem beim UHMW-Polyethylen ist in der Alterung des Materials zu sehen. Dieser Faktor wird am ehesten durch die Verarbeitung, die Sterilisation und die dabei gewählte Verpackung beeinflusst.

## ■ Literatur

1. Asmuth T, Bachmann J, Eingartner C, Feldmann C, aus der Fünften K, Holz F, Hübenthal L, Papp J, Quack G, Sauer G (1998) Ergebnisse der zementfrei implantierten BiCONTACT-Schafter-Multicenter-Studie mit 553 Fällen. Aus: Dias BiCONTACT Hüftendoprothesensystem. Thieme Verlag
2. Malcham H, Herberts P, Söderman P, Oden A (1998) Prognosis of Total Hip Replacement – Update and Validation of Result from the Swedish National Hip Arthroplasty Registry
3. Weigman B, Isherwood DP, Swanson SVA (1979) The fracture of ultrahigh molecular weight polyethylene in the human body. J Biomed Mater Res 13:669–672
4. Schmalzried TP, Dorey FJ, Mc Kellop H (1998) The Multifactorial Nature of Polyethylene Wear in ViVo. The Journal of Bone and Joint Surgery Vol 80-A, 8:1234–1243
5. Livingston BJ, Chmell MJ, Spector M, Poss R (1997) Complications of Total Hip Arthroplasty Associated with the Use of an Acetabular Component with a Hylamer Liner. The Journal of Bone and Joint Surgery, Vol 79-A, 10:1529–1538
6. Streicher RM (1986) Ultrahochmolekularer Polyethylen als Werkstoff für Hüftfannen. Der alloplastische Ersatz der Hüftpfanne, Ergebnisse praxisbezogener Grundlagenforschung, 8. Münchner Symposium für experimentelle Orthopädie. Georg Thieme Verlag, Stuttgart
7. The Effects of Calcium Stearate on the Properties of UHMWPE (1996) Proceedings of the 42nd Annual Meeting, Orthopaedic Research Society, February 19–22, Atlanta, Georgia, page 22–24

# 7 Müller-Bogenschaft-Prothese – Langzeitergebnisse mit vollständiger Datenerfassung

D. WESSINGHAGE, E. KISSLINGER

Mit der Einführung seiner zementierten Bogenschaft-Hüftendoprothese Ende der 60er Jahre hat M.E. Müller entscheidend zur weiten Verbreitung des künstlichen Hüftgelenkersatzes mit Totalendoprothesen (TEP) beigetragen [13]. Wie die Prothese von Charnley beruht die Bogenschaft-TEP auf dem low friction-Prinzip: der relativ geringen Reibung zwischen Polyethylenpfanne und artikulierendem Metallkopf des Prothesenschaftes. Diese TEP erfüllte bereits weitgehend die Anforderungen, die sowohl von Seiten des Operateurs, als auch des Patienten an ein künstliches Gelenk gestellt werden. Andererseits hat die Analyse von Fehlschlägen zu Weiterentwicklungen auf dem bewährten Prinzip dieser TEP beigetragen.

Ziel dieser Arbeit war es, unsere Langzeitergebnisse mit der Müller-TEP darzustellen, wobei wir insbesondere auf eine nahezu vollständige Datenerfassung verweisen können.

## ■ Qualitätssicherung in der Endoprothetik

Ein absoluter Qualitätsmaßstab ist nur schwerlich zu definieren. Aus dem Blickwinkel des Patienten ist eine TEP dann optimal und damit von hoher Qualität, wenn sie ihn auf längere Zeit von Schmerzen befreit und ihm eine subjektiv befriedigende Funktion vermittelt. Für den Operateur ist die Prozessqualität, d.h. sind die Abläufe während des stationären Aufenthaltes einschließlich des operativen Vorgehens, (z.B. Art von Zugangswegen, Zementierverfahren, Nachbehandlung) wichtig, dann aber auch insbesondere die Langzeitergebnisse. Dabei sind zusätzlich zur subjektiven Beurteilung durch den Patienten und den nachbehandelnden Arzt auch klinische oder radiologische Kriterien besonders interessant, da sie Aufschluss z.B. über Bewegungsausmaße oder im Röntgenbild über Zementverteilungen, etwaige Saumbildungen oder das Migrationsverhalten der Prothesenanteile und damit das Ergebnis der Operation geben können. Für den Biomechaniker mögen Abriebverhalten diverser Materialkombinationen und biophysikalische Analysen aufgrund oder als Folge der Modellgeometrie im Vordergrund stehen. Aus volkswirtschaftlicher Sicht spielen Aufwendungen für Material und Operation einschließlich der Nachbehandlung sowie die zusätzlichen Kosten, die aufgrund von unvorhergesehenen aber einkalkulierbaren Komplikationen, wie tiefen Infekten und aseptischen Lockerungen mit notwendigen Zweiteingriffen entstehen, in Hinsicht auf die Qualitätssicherung eine wesentliche Rolle.

Erschwerend für eine Beurteilung kommt hinzu, dass die Haltbarkeit einer TEP nicht nur von deren primären Eigenschaften abhängt, wie z.B. Materialkombinationen (Metall-Metall, Metall-Polyethylen, Metall-Keramik, Keramik-Keramik etc.) und Modellgeometrie (sphärische Polyethylenpfannen, Schaftform mit Schenkel-Hals-Winkel), bei zementlosen TEP von Beschichtungen oder vom Press-Fit- bzw. Schraubringprinzip usw., sondern beispielsweise u.a. auch von der Zementiertechnik des Operateurs. Schließlich ist sie auch abhängig von allen individuellen Faktoren der Patienten wie Operationsalter, Geschlecht, Grunderkrankung, anatomische Verhältnisse (Dysplasiehüfte), Osteoporose.

Zu berücksichtigen sind neben den Kosten aber auch alle Fehlschläge, insbesondere wegen Infaktionen und aseptischen Lockerungen, die vornehmlich nach Zeiträumen von mehr als ca. 6 Jahren auftreten, für Patient und Operateur wichtig. Da mit zunehmend verbesserten Modellen und Operationsverfahren (z.B. Zementiertechnik) auch die Fehlschlagsraten immer geringer werden, ist eine äußerst lange Nachbeobachtung relativ großer Patientengruppen erforderlich. Patienten, deren letzte Untersuchung mit noch intakter TEP mehrere Jahre zurückliegt, sind möglicherweise zwischenzeitlich mit lokal unauffälligen Verhältnissen verstorben, sie können weiterhin zufrieden mit der TEP sein, sie können aber auch den Kontakt mit dem Operateur abgebrochen haben, weil sie mit seinem Ergebnis nicht mehr zufrieden sind oder sie wurden anderen Orts einer Revisionsoperation unterzogen. Eine Studie kann aber nur dann valide Ergebnisse liefern, wenn eine möglichst große Gruppe weitgehend vollständig erfasst und die Zahl der „drop outs" bzw. „losses to follow up" äußerst klein ist, wenn sie bei der Analyse berücksichtigt oder aber gesondert dargestellt wird (vergl. Diskussion). In vielen Studien sind die Aussagen letztendlich von fraglichem Wert, weil die drop outs nicht separat beschrieben werden bzw. ihr Anteil relativ hoch ist. Wir bemühen uns dagegen bei allen Langzeituntersuchungen, zum aktuellen Studienzeitpunkt neben den kontinuierlich laufenden regelmäßigen Nachuntersuchungen durch spezielle und intensive Nachforschungen den Rest der zur Untersuchungsgruppe gehörenden Patienten möglichst vollständig zu erfassen und so eine Erfassungsrate von angenähert 100% zu erreichen. Unsere Aussagen sind daher im Gegensatz zu den meisten anderen Publikationen von statistisch abgesichertem Wert und beinhalten nicht vom Zufall abhängige Ergebnisse.

## ■ Eigene Studien

Die Bogenschaft-TEP nach M.E. Müller wurde seit der Eröffnung unseres Operationstraktes 1977 bis zur Freigabe der Bogenschaft-TEP nach Wessinghage seit 1994/5, deren Entwicklung u.a. auf den Fehlschlagsanalysen der

Müller-TEP beruht, nahezu ausschließlich verwendet. Ausnahmen bildeten eine kleinere Anzahl spezieller Tumorprothesen, Femurtotalersatzprothesen oder Langschaftwechselprothesen bzw. ca. 120 zementlos zu implantierenden RM-pressfit-Polyethylenpfannen. Unsere Langzeitergebnisse mit der Müller-TEP beruhen auf bisher 2 abgeschlossenen Studien, deren Aussagen aufgrund der oben beschriebenen nahezu vollständigen Datenerfassung als äußerst valide anzusehen sind.

## ■ Kurzbeschreibung der Studien (Tabellen 1 u. 2)

■ **Studie I:** 544 Müller-TEP bei 464 Patienten wurden zwischen 1977 und 1983 (100% von Patienten und TEP in diesem Zeitraum) implantiert. Der Implantationszeitraum ergibt sich daraus, dass bei einer Beobachtungszeit von 10 bis 16 Jahren eine Mindestbeobachtung von 10 Jahren gewährleistet sein sollte.

■ **Studie II:** 110 TEP, implantiert in den Jahren 1987 und 1988 bei 94 Polyarthritikern (100% von Polyarthritikern sowie deren TEP in diesem Zeitraum). Hierbei handelt sich um eine in die sog. ARO-Multicenterstudie vollständig eingebrachte Patientengruppe, bei der Implantationszeitraum und spezielle Erkrankung vorgegeben waren.

Neben den Ergebnissen kontinuierlich vorgenommener ambulanter oder stationärer Untersuchungen bei allen Wiederaufnahmen wurden bei beiden Studien alle nicht aktuell erfassten und untersuchten Patienten mit einem strukturierten Fragebogen auch mehrfach angeschrieben, bei Verstorbenen Auskünfte von Angehörigen und Hausärzten eingeholt bzw. anfänglich durch die Post als unbekannt gemeldete Patienten durch zeit-, arbeits- und kostenaufwendige Recherchen schließlich bis auf wenige Ausnahmen doch

**Tabelle 1.** Kenndaten der Studien

| Implantationszeitraum | Studie I 1977–1983 | | Studie II 1987–1988 | |
|---|---|---|---|---|
| Patienten | 464 | | 94 | |
| – Frauen | 336 | 72,3% | 73 | 77,7% |
| – Männer | 128 | 27,5% | 21 | 22,3% |
| Implantate | 544 | | 110 | |
| – rechts | 289 | 53,1% | 50 | 45,4% |
| – links | 255 | 46,9% | 60 | 54,6% |
| Indikationen (bzgl. TEP) | | | | |
| – Osteoarthrose u. a. | 337 | 61,9% | 0 | |
| – rheumatische Erkrankungen | 207 | 38,1% | 110 | 100,0% |
| Operationsalter (Jahre) | 61,8 21–84 | | 57,9 23–83 | |

**Tabelle 2.** Kenndaten der Nachuntersuchung

|  | Studie I | | Studie II | |
|---|---|---|---|---|
| Nachuntersuchungsinterall | 10–16 | | 7–9 | |
| Durchschnitt (Jahre) | 11 | | 8 | |
| Patienten | | | | |
| – noch lebend | 278 | 59,9% | 58 | 61,7% |
| – verstorben | 177 | 38,2% | 36 | 38,3% |
| – erfasst | 455 | 98,1% | 94 | 100,0% |
| – nicht erfasst | 9 | 1,9% | 0 | |
| Implantate | | | | |
| – erfasst | 533 | 98,0% | 110 | 100,0% |
| – nicht erfasst | 11 | 2,0% | 0 | |

noch ermittelt. Hierdurch konnten Erfassungsraten von 98 bzw. 100% erreicht werden. Die durchschnittlichen Nachuntersuchungsintervalle betrugen 11 und 8 Jahre (Tabellen 1 u. 2). Alle Patienten mit Problemen wurden zusätzlich ambulant oder stationär einbestellt.

## ■ Ergebnisse

Die Patienten zeigten in beiden Studien eine hohe Akzeptanz zu dem Eingriff und waren in weit mehr als 90% mit dem Ergebnis zufrieden. Dies korreliert insbesondere mit der langanhaltenden Reduktion präoperativ bestehender Schmerzzustände. Auch nach 8–11 Jahren postoperativ bestand noch eine Verbesserung von Alltagsfunktionen und Gehleistung (Tabelle 3).

**Tabelle 3.** Klinische Ergebnisse bei Nachuntersuchung (in Prozent)

|  | Studie I | Studie II |
|---|---|---|
| Schmerzen | | |
| – besser | 87,4 | 90,3 |
| – gleich | 9,5 | 4,2 |
| – schlechter | 3,1 | 5,5 |
| Alltagsfunktionen | | |
| – besser | 89,2 | 67,5 |
| – gleich | 8,0 | 19,4 |
| – schlechter | 2,8 | 13,1 |
| Gehleistung | | |
| – besser | 85,8 | 75,0 |
| – gleich | 11,0 | 5,5 |
| – schlechter | 3,2 | 19,5 |
| (Sehr) zufrieden | 93,9 | 94,5 |
| Weniger, nicht zufrieden | 6,1 | 5,5 |

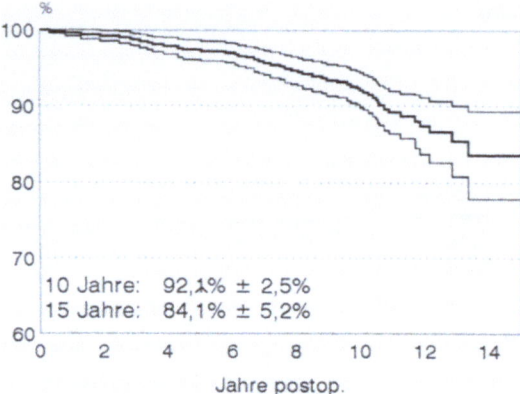

**Abb. 1.** Überlebenskurve nach Kaplan u. Meier der Studie I nach 10 und bis zu 15 Jahren. Fehlschlagsdefinition: durchgeführte oder geplante Revisionen bei aseptischer Lockerung und tiefer Infektion mit 95% Konfidenzintervall

In der Studie II waren diese Alltagsfunktionen in 13,1% nach durchschnittlich 8 Jahren eher schlechter, ebenso die Gehleistung in 19,5%. Hierbei zeigte sich aber, dass dies weniger auf den implantierten TEP allein beruht, sondern die Funktionen durch ein Fortschreiten der rheumatischen Grunderkrankung mit Befall anderer Gelenke (gegenseitige Hüfte, Kniegelenke, Fußbereich), auch dadurch bedingt durch eine Verschlechterung des Allgemeinzustandes zurückzuführen ist. Daher sind auch summarische Scores wie der Harris-Hip-Score nach sehr langen Beobachtungszeiten, insbesondere bei Multimorbiden, nur von bedingtem Wert, da in die Funktionsparameter eben auch Defizite eingehen, die nicht der implantierten TEP anzulasten sind [8]. Bestätigt im Harris-Score wird aber die erhebliche Schmerzreduktion: bei den Nachuntersuchungen in Studie I mit 38,7, in Studie II mit 38,2 von maximal 44 Punkten.

Abb. 1 zeigt die Überlebenskurve nach Kaplan u. Meier für durchgeführte oder geplante Revisionseingriffe bei aseptischer Lockerung und bei tiefem Infekt mit 95% Konfidenzintervall. Die Rate an tiefen Infekten ist trotz der durch Erkrankung und Langzeit-Therapie (Immunsuppressiva, Cytostatica und Cortison) bestehenden Gefährdung äußerst gering, dabei hat sich mit Sicherheit die nahezu ausschließlich in einer laminar-airflow-Reinraumkabine vorgenommenen Implantationen, vorwiegend mit antibiotikahaltigem Knochenzement (Refobacin-Palacos R) und die strikte Einhaltung der klinikeigenen schulmäßigen Operationsausbildung bewährt. Tiefe Infekte mit notwendiger Explantation bzw. zweizeitigem Wechsel traten in der Studie I in 9 (1,7%), in Studie II in 2 (1,8%) der TEP auf. Es wird sich nach inzwischen in der Klinik erfolgter Aufgabe von konsequenter Reinraumbehandlung und Antibiotikaprophylaxe im Zement herausstellen, ob diese niedrigen Infektraten auch weiterhin erreicht werden.

Wir konnten die Erfahrungen anderer Operateure bestätigen, wonach die Schwachstellen zementierter Systeme insbesondere im Pfannenbereich liegen. Revisionen wegen aseptischer Lockerungen betrafen in Studie I ausnahmslos Pfannen (28/544–5,3%), Schaftlockerungen waren nicht aufgetre-

**Tabelle 4.** Ursachen für Revisionseingriffe

| Implantate | Studie I 544 | | Studie II 110 | |
|---|---|---|---|---|
| Aseptische Ursachen | | | | |
| – Pfanne | 28 | | 0 | |
| – Schaft | 0 | | 0 | |
| – Pfanne + Schaft | 0 | | 0 | |
| Summe | 28 | 5,3% | 0 | 0,0% |
| Tiefer Infekt | 9 | 1,7% | 2 | 1,8% |
| Gesamt | 37 | 7,0% | 2 | 1,8% |

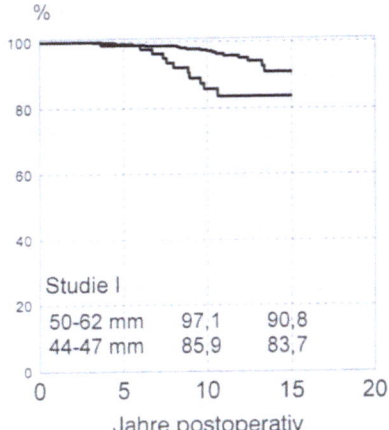

**Abb. 2.** Signifikanter Unterschied (p<0,05) zwischen größeren (50–62 mm) und kleineren (44–47 mm) intakten Pfannen und Versagern nach 10 und bis 15 Jahren (Studie I)

ten; in Studie II beobachteten wir nach durchschnittlich 8 Jahren keine aseptische Lockerung von Pfanne oder/und Schaft (Tabelle 4). Bei den Pfannenlockerungen spielte die Pfannengröße eine wesentliche Rolle. So mussten in Studie I nach 10 Jahren: 2,9%, nach 15 Jahren: 9,2% der Pfannen mit Außendurchmessern von 50–62 mm gewechselt werden. Dagegen betrug die Wechselrate für Pfannen der Größe 44–47 mm in Studie I 14,1%, nach 15 Jahren: 16,3% (Abb. 2). Auch kleinere Pfannen waren mit dem fixierten 32 mm-Kopf der Bogenschaft-TEP kombiniert, sodass die Schädigung vor allem dieser dünnwandigen Pfannen durch die im Verhältnis dazu zu dicken Köpfe anzunehmen ist.

In der Überlebensanalyse nach Kaplan u. Meier konnten wir für Revisionseingriffe wegen aseptischer Lockerung als Endpunkt nach 10 Jahren Überlebensraten von 94,7 (Studie I) bzw. von 100% nach bis zu 9 Jahren (Studie II) nachweisen. Nach bis zu 15 Jahren betrug die Rate immerhin noch 89,5% (I). In Studie I konnten wir keine wesentlichen Unterschiede zwischen Arthrotikern und Polyarthritikern feststellen, jedoch schnitten

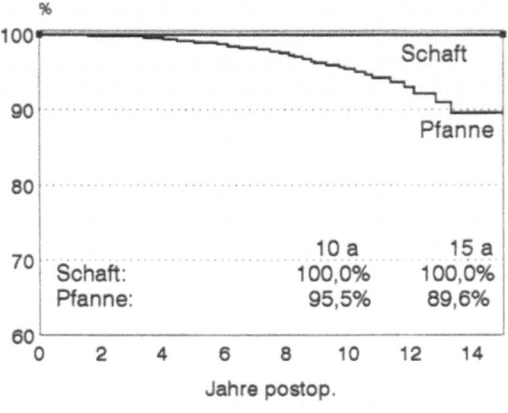

**Abb. 3.** Überlebenskurven der Studie I von Schäften (=100%-Gerade) und Pfannen, nach 10 Jahren 95,5%, nach bis zu 15 Jahren 89,6%. Fehlschlagsdefinition: nur durchgeführte Revisionen bei aseptischer Lockerung (ohne Infektionen)

die jüngeren Rheumatiker günstiger ab, als die Arthrotiker unter 60 Jahren. Diese Gruppe beinhaltet vor allem männliche Patienten mit Hüftkopfnekrose, daneben auch schwere Dysplasiecoxarthrosen, was trotz des jüngeren Alter unter entsprechend schwierigeren Operationsverhältnissen bereits zur Implantation einer TEP zwang. Auch werden diese TEP bei jüngeren, ansonsten aktiven Patienten mit weitgehend funktionsfähigen anderen Gelenken intensiver belastet als bei Rheumatikern, die aufgrund ihrer Erkrankung und des Befalls zahlreicher weiterer Gelenke im allgemeinen reduzierte Belastungen der TEP erwarten lassen. In Studie I zeigten Männer – wenn auch nicht signifikante – so doch geringfügig bessere Überlebensraten als Frauen.

Deutlich zeigte sich die Pfanne als Schwachpunkt des Systems, in Studie I kam es nach 15 Jahren – ohne Lockerung von Schäften – zu einer Versagerrate von 10,4%, nach 10 Jahren von 4,5% für die Pfannen (Abb. 3). Hieraus ergab sich ein wesentlicher Anlass für die Neuentwicklung des Bogenschaft-Systems nach Wessinghage.

## ■ Diskussion

Die zementierte Bogenschaft-TEP nach Müller hat sich ebenso wie die Charnley-TEP langfristig bewährt [2, 3, 10, 12, 16, 20, 22, 23, 29, 30]. Kavanagh et al. [5] berichten über eine Überlebensrate von 84% nach 20 Jahren für die ersten 1969 und 1970 (!) an der Mayo-Klinik implantierten Charnley-TEP. Im schwedischen Endoprothesenregister [12] beträgt die 17-Jahres-Überlebensrate für die Charnley-TEP 86% (n=11860 TEP), für die Müller-Bogenschaft-TEP (n=534) nach 15 Jahren 83,8%. Wir können für diese Bogenschaft-TEP eine noch höhere Überlebensrate von 89,6% nach 15 Jahren unter Berücksichtigung der aseptischen Lockerungen, bei einer optimalen Erfassung von 98,1%, nachweisen (Abb. 4). Dunn u. Hamilton

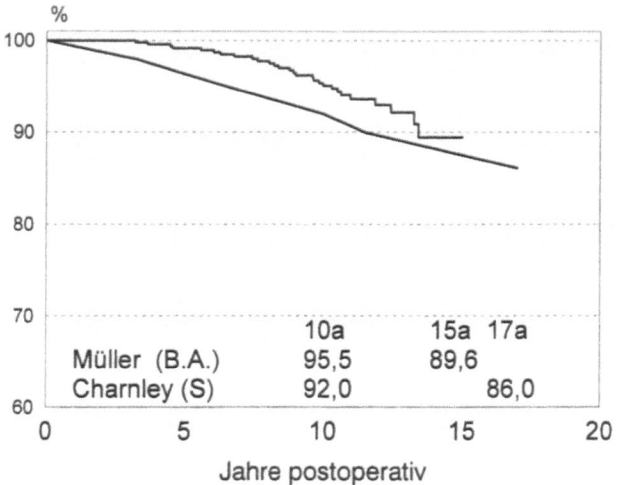

**Abb. 4.** Überlebenskurven der Müller-Bogenschaft-TEP: Studie I Bad Abbach = B.A. (obere Kurve) im Vergleich zur Charnley-TEP: schwedisches Endoprothesenregister = S (untere Kurve) nach 10–15 und nach 10–17 Jahren postop

[1] geben für die MÜLLER-Bogenschaft-TEP 18,5% Lockerungen nach 10–14 Jahren an, Willert [28] 8,8% nach 1–10 Jahren, 22% nach 10 Jahren. Gerade bei Risikogruppen wie Rheumatikern zeigen die zementierten TEP überzeugende Langzeitergebnisse [1, 11, 14, 17, 18, 24, 27]. So konnten wir für Polyarthritiker eine 15-Jahres-Überlebensrate von 86,5% nachweisen (Studie I) und in der Studie II sogar von 100% aller implantierter TEP nach 9 Jahren bei aseptischer Lockerung als Fehlschlagsdefinition. Entgegen weit verbreiteter Meinungen finden sich insgesamt bei jüngeren Patienten sehr gute Ergebnisse [1, 11, 21], auch nach längeren Beobachtungsperioden. So weisen Sochart u. Porter [21] eine Überlebensrate von 86% nach 25 Jahren bei durchschnittlichem Operationsalter von 31 Jahren nach!

Gerade bei diesen Patienten mit zusätzlichen inneren Erkrankungen, bei denen sonst häufiger eine Verwendung zementloser TEP als obligatorisch angesehen wird, versagen diese nicht selten schon frühzeitig [4]. In der multizentrischen ARO-Studie [19] mußten nach 8 Jahren 2,9% der zementfreien Pfannen (63/2180) gewechselt werden, dagegen nur 1,4% der zementierten Pfannen (13/953). Ähnlich zeigten zementfreie Schäfte bei einer Wechselrate von 1,8% (17/962) eine höhere Gefährdung als zementierte Schäfte mit 1% (22/2181).

Es hat sich gezeigt, dass viele dieser Publikationen nur schwer miteinander vergleichbar sind. Oft werden mehrere Prothesentypen bei unterschiedlichen Indikationsstellungen analysiert, oft fehlen auch genauere Angaben über die Zahl erfasster und auch nichterfasster Patienten bzw. Implantate. Dies kann insbesondere bei der Überlebenskurvenanalyse zu optimistischeren Resultaten führen. Wie wir bereits öfters postuliert haben [6, 7, 9], for-

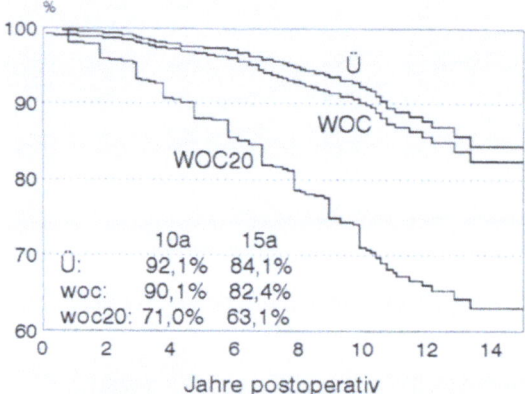

**Abb. 5.** Kaplan-Meyer-Überlebenskurve mit Versagern (Ü) und worst-case-Kurve (WOC) Summe von Versagern und den n = 11 Nichterfassten = NE (Studie I): Ü + 11 NE = WOC.
Bei starker Zunahme der Nichterfassten, z. B. auf 20%: Ü + NE 20% = WOC 20 ergeben sich hinsichtlich der Aussagen erhebliche statistische Unsicherheiten und Ungenauigkeiten. Forderung: Nur weitgehend vollständige Erfassungen mit ihrer Darstellung auf den Überlebenskurven sichern statistisch relevante Ergebnisse!

dert eine exakte Analyse eine möglichst kleine Zahl von „drop outs" das sind die Patienten bzw. Hüften deren letztes Untersuchungsergebnis schon einige Zeit zurückliegt und deren weiterer Verlauf bis zum aktuellen Studienzeitpunkt nicht mehr bekannt ist. Murray et al. [15] konnten zeigen, dass diese drop outs (oder „losses to follow up") meist beim letzten Untersuchungszeitpunkt ein schlechteres Resultat als Vergleichsgruppen aufweisen und daher eine höhere Rate an Fehlschlägen in dieser Gruppe zu erwarten ist, was der Annahme eines gleichen Risikos für die drop outs und der in der Studie Verbleibenden, wie sie für die Kaplan-Meier-Analyse vorausgesetzt werden, widerspricht. Die Qualität der Überlebensanalyse kann abgeschätzt werden, indem diese drop outs als potentielle mit den echten Fehlschlägen summiert in einer worst-case-Kurve eingetragen werden (Abb. 5). Die tatsächliche – jedoch unbekannte – Überlebenskurve verläuft in der Graphik zwischen der Kurve der erfassten Fehlschläge und der worst-case-Kurve. Der Abstand zwischen diesen beiden ist umso geringer, damit die Genauigkeit der Untersuchung umso besser, je höher die Erfassungsrate ist.

Weiterhin sollte gelten das Verhältnis (Kißlinger):

Anzahl der drop outs/Anzahl der Fehlschläge < 1.

Die Anzahl der drop outs sollte also zumindest niedriger als die Anzahl der Fehlschläge sein

Wir haben in unseren Studien immer mit enormem Aufwand versucht, eine nahezu 100%-ige Datenerfassung zu erreichen und somit die Zahl der drop outs niedrig zu halten. Der Quotient beträgt in unserer

- Studie I: 11 drop outs / 37 Fehlschläge = 0,3, sowie in
- Studie II: 0 drop outs / 2 Fehlschläge = 0 (s. Tabellen 2 u. 4),

er liegt somit entsprechend unserer Forderung niedriger als 1.

Aus der Fehlschlagsanalyse ergeben sich aber auch Forderungen und Ansätze zur konsequenten Weiterentwicklung der TEP. Das noch zu häufige Pfannenversagen lässt sich durch die Kombination kleinerer Pfannen mit dickerer Wandung mit kleineren Steckköpfen (28 mm) der Bogenschaftprothese sowie durch die Verbesserung des Abriebverhaltens zwischen beiden durch neue Biomaterialien reduzieren.

## ■ Folgerungen

Wir haben daher ein vollzementierbares Hüft-System mit optimiertem Knochen-Zement-Implantat-Verbund entwickelt, das ab 3/94 (Pfanne) bzw. 5/95 (Bogenschaft) für die allgemeine Implantation freigegeben wurde [25, 26] (Abb. 6). Durch eine spezielle Oberflächengestaltung der Polyethylenpfanne mit ringartigen Hinterschneidungen und von polwärts sich verbreiternden Längsrillen wird bei dem Eindrücken des Knochenzements in die Hohlräume und Spongiosaeröffnungen des Acetabulum aktiv ein besserer Knochen-Zement-Implantat-Verbund erreicht. Der Schaft – in 3 anatomischen Größen – weist einen Eurokonus für Steckköpfe aus verschiedenen Materialien (wie z. B. Aluminiumoxid, Zirkoniumoxid, Keramik, Stahl) mit unterschiedlichen Halslängen auf. Um das Eindringen von Abrieb in die Markhöhle zu vermeiden, besitzt die Prothese einen Kragen, dessen Auflagefläche wulst- und nutartig gestaltet ist. Der unter Kompression eingebrachte Zement verfüllt alle zwischen Knochen und Prothese bestehenden Hohlräume zu einem optimalen Verbund. Die Pfannen besitzen einen Innendurchmesser von 28 und 32 mm. Kleinere aber dickwandigere Pfannen – ab 44 mm Außendurchmesser – lassen sich so mit dem kleineren Steck-

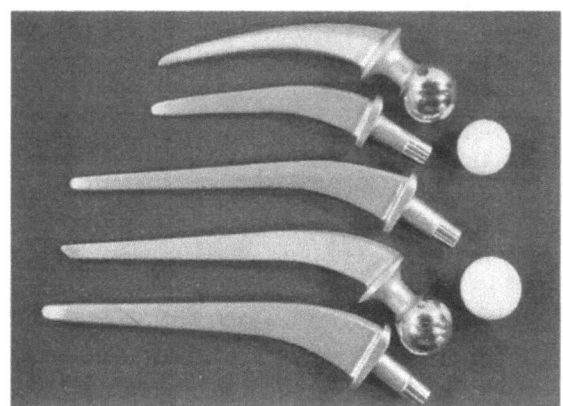

**Abb. 6.** Bogenschaftsysteme nach Müller mit fixen Köpfen und nach Wessinghage mit Steckköpfen

kopf kombinieren. Durch Verminderung des Kaltflusses und des Abriebes lässt sich so die Beeinträchtigung der Pfannen reduzieren. Die Schäfte weisen einen Schaft-Hals-Winkel von 145° auf, wodurch unter Belastung eine direkte Krafteinleitung in das Femur unter weitgehender Vermeidung von Scherkräften erreicht wird. Wir konnten nachweisen, dass hierdurch keine Beeinträchtigung der aktiven Abduktion entsteht. Bis 12/98 wurden 1039 Pfannen und 701 Schäfte bei 927 Patienten implantiert. Bei einer Standzeit von bis zu 5 Jahren beobachteten wir einschließlich der zunehmend durchgeführten Revisionseingriffe nur 6 aseptische Pfannenlockerungen (0,6%) und 10 tiefe Infekte (1,0%). Durch verbesserte Geometrie und Biomaterialien und einen optimierten Knochen-Zement-Implantat-Verbund können wir erwarten, daß die Langzeitergebnisse mit dieser Prothesenentwicklung sich noch weiter gegenüber den Resultaten aus den frühen Jahren der Hüft-Endoprothetik verbessern.

## ■ Zusammenfassung

Die zementierbare Müller-Bogenschaft-Totalendoprothese (TEP) der Hüfte war von 1977 bis zur Einführung der optimierten Bogenschaftprothese nach Wessinghage 1994 Standard-Implantat an unserer Klinik. Das System besteht aus Polyethylenpfannen unterschiedlicher Größe und 5 Schaftgrößen mit fixiertem Kopf (32 mm). Ziel dieser Arbeit war es, Langzeitergebnisse für diverse Patientengruppen und Diagnosen zu untersuchen. Zugrunde liegen 2 Studien mit hoher Erfassungsrate (96–100% !):
- Studie I: 544 TEP implantiert 1977–1983. Beobachtungszeit 11 (10–15) Jahre.
- Studie II (Beitrag zur ARO-Multizenterstudie): 110 TEP in den Jahren 1987/88, Beobachtungszeit 8 (7–9) Jahre.

Eine hohe Akzeptanz der Patienten für den Eingriff von ca. 95% konnte nachgewiesen werden. Auch funktionelle Parameter konnten langanhaltend wesentlich gebessert werden. Häufigste Versagens-Ursache war die aseptische Pfannenlockerung: Pfannenwechsel in Studie I 5,3% (28/544), in Studie II allerdings 0% (0/110). Kleinere Pfannen (44–47 mm) wiesen dabei eine signifikant höhere Versagensrate auf als größere (50–62 mm). Dagegen erwiesen sich die Schäfte als sehr stabil: In beiden Studien wurde keine Schaftlockerung beobachtet. Tiefe Infekte traten nur in 1,7 bzw. 2,4% auf.

In der Überlebensanalyse nach Kaplan u. Meier betrug die Rate für aseptische Wechsel als Endpunkt in Studie I nach 10 Jahren 95,1%, nach 15 Jahren 89,5%, in Studie II 100% nach bis zu 9 Jahren. Rheumatiker wiesen ähnliche Überlebensraten auf.

Folgerungen: Zementierbare TEP zeigen auch bei Problempatienten wie Rheumatikern und jüngeren Patienten gute Langzeitergebnisse auf. In Studien über 10–20 Jahren mit hoher Erfassungsrate von 96–100% zeigte die Schadensanalyse Pfannenlockerungen, insbesondere kleinerer Pfannen, als häufige Versagensursache. Als Konsequenz wurde die Bogenschaft-TEP nach Wessinghage entwickelt und ab 1994 (Pfanne) bzw. 1995 (Schaft) zur Implantation freigegeben. Das System gewährleistet aufgrund einer neuen Pfannengeometrie einen optimierten Knochen-Zement-Implantat-Verbund. Der mit Euro-Konus versehene Schaft (3 Größen) ermöglicht die Kombination mit Steckköpfen verschiedener Größe und aus diversen Materialien. Wir erwarten von dem System daher noch bessere Langzeitresultate.

## ■ Literatur

1. Chmell MJ, Scott RD, Thomas WH, Sledge CD (1997) Total hip arthroplasty with cement for juvenile rheumatoid arthritis. J Bone Joint Surg 79-A:144–1452
2. Dunn AW, Hamilton LR (1986) Müller curved-stem total hip arthroplasty: long term follow-up of of 185 consecutive cases. Southern Med J 79:689–701
3. Gschwend N, Radovanovic-Ivosevic D, Siegrist H (1990) Langzeitergebnisse von Hüfttotalprothesen. In: Debrunner AM (Hrsg): Langzeitresultate in der Orthopädie. Enke, Stuttgart, 170–173
4. Havelin LI, Espehaug B, Vollset SE, Engesaeter LB (1994) Early failures among 14 009 cemented and 1 326 uncemented prostheses for primary coxarthrosis. Acta Orthop Scand 65:1–6
5. Kavanagh BF, Walrichs S, Dewitz M, Berry D, Currier B, Ilstrup D, Coventry MD (1994) Charnley low friction arthroplasty of the hip. Twenty-year results with cement. J Arthroplasty 9:229–234
6. Kißlinger E (1997) Überlebens-Analyse als statistisches Instrument der Evaluation in der Endoprothetik. Orthop Praxis 33:38–42
7. Kißlinger E (1997) Planung und Auswertung von Langzeituntersuchungen. Prakt Orthop 27:139–148
8. Kißlinger E, Stucki L, Wessinghage D (1998) Sind Scores geeignet zur Messung funktioneller Ergebnisse nach Kniegelenk-Schlittenprothesen? Orthop Praxis 34:331–334
9. Kißlinger E (1999) Aussagen mit Power – Statistische Signifikanz und klinische Relevanz. Orthop Praxis 35:55–57
10. Koch P, Müller ME (1990) Langzeitresultate von Hüfttotalprothesen. In: Debrunner AM (Hrsg): Langzeitresultate in der Orthopädie. Enke, Stuttgart, S 166–169
11. Lehtmäki MY, Lehto MUK, Kautiainen H, Savolainen HA, Hämäläinen MMJ (1997) Survivorship of the Charnley total hip arthropalsty in juvenile chronic arthritis. J Bone Joint Surg 79-B:792–795
12. Malchau H, Herberts P (1998) Prognosis of total hip replacement. 63th Ann Meeting AAOS, New Orleans
13. Müller ME (1970) Total hip prostheses. Clin Orthop Rel Res 72:46–68
14. Munzinger U, Drobny T (1997) The ability to walk. Priority in rheumatoid arthritis. In: Baumgartner H, Dvorak J, Grob D, Simmen BR (Hrsg) Rheumatoid Arthritis. Thieme, Stuttgart New York, pp 58–66
15. Murray DW, Britton AR, Bulstrode CJ (1997) Loss to follow-up matters. J Bone Joint Surg 79-B:254–257
16. Neumann L, Fremd KG, Sorenson KH (1994) Long-term results of Charnley total hip replacement. Review of 92 patients at 15 to 20 years. J Bone Joint Surg 76-B:245–251
17. Önsten I, Besjakov J, Carlsson AS (1994) Improved radiographic survival of the Charnley prosthesis in rheumatoid arthritis and osteoarthritis. Results of new versus old operative techniques in 402 hips. J Arthroplasty 9:3–8

18. Poss R, Maloney JP, Ewald EC, Thomas WH, Batte NJ, Hariness C, Sledge CB (1984) Six- to 11-year results of total hip arthroplasty in rheumatoid arthritis. Clin Orthop Rel Res 182:109–118
19. Schüle B, Schroeder-Boersch H, Arnold P, Jani L (1998) Implantatversager nach Hüft-TEP-Implantation. Vergleich bei Patienten mit primärer Koxarthrose, rheumatischer Arthritis und Dysplasiekoxarthrose. Orthopäde 27:341–348
20. Schulte KR, Callaghan JJ, Kelley SS, Johnston RC (1993) The outcome of Charnley total hip arthroplasty with cement after a minimum twenty-year follow-up. The results of one surgeon. J Bone Joint Surg 75-A:961–975
21. Sochart DH, Porter ML (1997) The long-term results of Charnley low-friction arthroplasty in young patients who have congenital dislocation, degenerative osteoarthrosis, or rheumatoid arthritis. J Bone Joint Surg 79-A:1599–1617
22. Sutherland CJ, Wilde AH, Borden LS, Marks KE (1982) A ten-year follow up of of one hundred consecutive Müller curved-stem total hip-replacement arthroplasties. J Bone Joint Surg 64-A:970–982
23. Wessinghage D, Kißlinger E (1995) Halten Hüfttotalendoprothesen bei Coxarthrose 10 Jahre oder länger? Langzeitkontrollen zur Qualitätssicherung und Kostenersparnis. medwelt 46:541–547
24. Wessinghage D, Kißlinger E (1996) Langzeituntersuchungen nach Implantationen von Totalendoprothesen der Hüfte bei entzündlich-rheumatischen Erkrankungen. Akt Rheumatol 21:242–248
25. Wessinghage D, Beck Ch (1997) Die neue Hüftendoprothese „Endoplus" nach Wessinghage mit optimiertem Knochen-Zement-Implantat-Verbund. Praktische Orthopädie 27:29–51
26. Wessinghage D (1996) Implantatversagen. In: Wirth CJ, Kohn D, Siebert WE (Hrsg) Rheumaorthopädie – untere Extremität. Springer, Berlin, S 83–94
27. Wessinghage D, Kißlinger E (1998) Langzeitergebnisse nach zementierten Hüft-Totalendoprothesen bei chronischen Polyarthritiden. Orthopäde 27:381–391
28. Willert HG, Buchhorn U, Zichner L (1980) Clinical experience with Mueller total hip endoprostheses of different design and material. Acta Orthop Traumat Surg 97:197–203
29. Wroblweski BM, Fleming PA, Siney PD (1999) Charnley low-frictional torque arthroplasty of the hip. 20- to 30-year results. J Bone Joint Surg 81-B:427–430
30. Wroblewski BM (1986) 15–21-year results of the Charnley low-friction arthroplasty. Clin Orthop Rel Res 211:30–35

# 8 Verankerungsprinzip des Exeter-Schaftes

M. Horst

Das Exeter-Hüft-System wurde 1970 von Ling [15] am Princess Elizabeth Orthopaedic Hospital in Exeter eingeführt, da die Ergebnisse der zuvor implantierten McKee-Prothese unbefriedigend waren.

In Zusammenarbeit mit Lee von der School of Enginieering an der Universität Exeter war die erste Generation der Exeter-Prothese ein hochglanzpolierter kragenloser Monoblock aus Edelstahl, der sich nach distal keilförmig verjüngte. Die doppelte Keilform lehnte sich an die im Maschinenbau bewährte Konus-Keil-Verbindung an, die Hochglanzpolitur war zu damaliger Zeit üblich für ein feinmechanisch hergestelltes Werkstück und zunächst nicht biomechanisch begründet.

Um eine Trochanter-Osteotomie, wie sie Charnley propagierte, mit ihrer hohen Pseudarthrosenrate zu vermeiden, wurde der hintere Zugang zum Hüftgelenk als Standardzugang gewählt.

Die Prothese wurde mit PMMA-Knochenzement implantiert und über 7 Jahre ausschließlich in Exeter eingesetzt, bis 1978 die erste Verlaufsbeobachtung veröffentlicht wurde [12, 14].

Die radiologische Verlaufsbeobachtung der Implantate, die ein Einsinken in den Zementköcher aufwiesen, und die Austestung der Knochenzementeigenschaften durch Lee [5–11] führten zur Weiterentwicklung des Exetersystems.

Sir John Charnley [1–3] führte den Begriff „bonecement" für Polymethylacrylat ein. Dieser Begriff ist irreführend, da mit Zement ein pulverförmiger gemahlener Baustoff beschrieben wird, der mit Sand, Kies und Wasser gemischt an Luft wie unter Wasser steinhart wird. Knochenzement dagegen verhält sich insbesondere bei Körpertemperatur und unter Belastung wie eine hochvisköse Flüssigkeit. Dies haben Untersuchungen von Lee [7–9] im 4-Punkt-Bending-Test eindrucksvoll verdeutlicht. Unter konstanter 4-Punkt-Belastung verformt sich ein PMMA-Stab bei 37° Celsius in 24 Stunden wesentlich stärker als bei Raumtemperatur von 18° Celsius.

Dies führte schließlich 1986 zum jetzigen Konzept der dritten Generation des Exeter-Schaftes [15], der weiterhin doppelt keilförmig, hochglanzpoliert und aus dem harten Edelstahl „Orthinox" hergestellt wird. Seit 1988 ist das System modular aufgebaut mit Steckköpfen verschiedener Länge und verschiedenen Schaftgrößen.

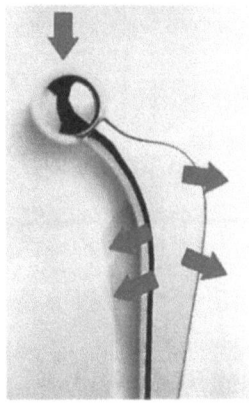

**Abb. 1.** Kraftübertragung über den Exeter-Schaft

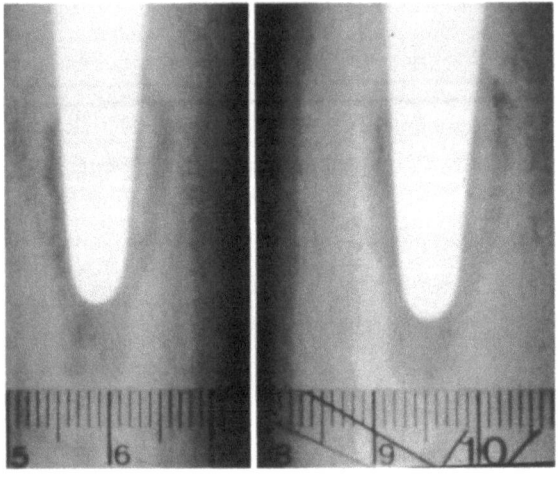

**Abb. 2.** Einsinken des Schaftes in den Zementspacer

Durch die Hochglanzpolitur des Schaftes werden die Scherkräfte an der Implantat-Knochenzement-Grenze gemindert, was ihre Umsetzung in radiäre Kompressionskräfte steigert (Shen [21]). Hierdurch wird auch die Scherkraft an der Grenze des Knochenzementes zum Knochen gemindert (Abb. 1).

Die Voraussetzung ist ein vollständiger Zementmantel und ein Spacer an der Schaftspitze, um ein Einsinken des Schaftes zu ermöglichen (Abb. 2). Das Einsinken des Exeter-Schaftes in den Knochenzementmantel ist daher kein Lockerungszeichen, sondern erwünscht (Ornstein et al. [19]).

In unserer Klinik wurde das Exeter-System erstmals 1995 eingesetzt. Es ist mir daher nicht möglich, Langzeitergebnisse aus der eigenen Klinik zu demonstrieren. Professor Ling überließ mir jedoch die nachfolgenden Fallbeispiele aus der ersten Exeter-Generationsserie:

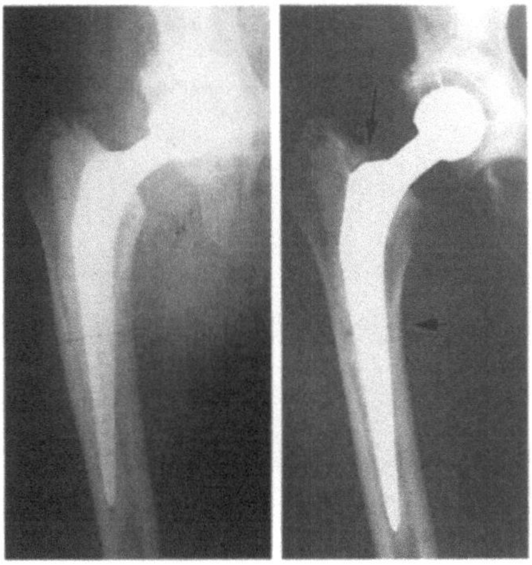

J.T. – weiblich
58 Jahre (1971)

J.T. – weiblich

Post OP    Post OP – 15 M.    Post OP    Post OP – 14 J.

**Abb. 3.** (siehe Text) 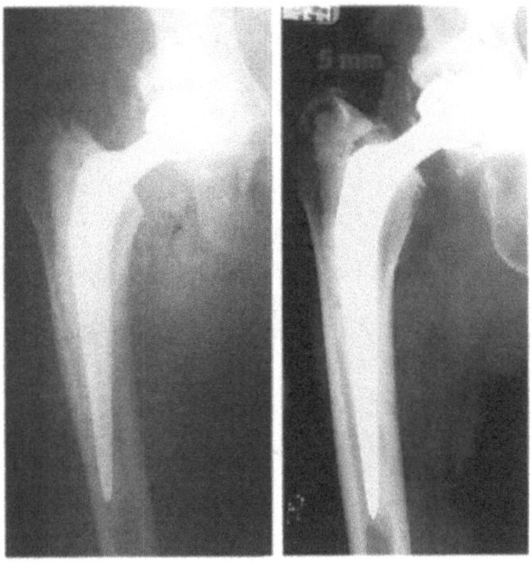        **Abb. 4.** (siehe Text)

- Eine 58-jährige Frau, die 15 Monate nach der Implantation ein Einsinken des Schaftes von 2 mm und eine Zementfraktur zeigte (Abb. 3 u. 4), zeigte bei der Nachuntersuchung 7 bzw. 13 Jahre später eine leichte Zunahme des Einsinkens, aber keine Lysezone oder Zeichen eines Implantatversagens.
- Auch die Nachuntersuchung eines 2 m großen und 110 kg schweren Landwirtes zeigt 10 Jahre nach der Implantation nur 2 mm Einsinkverhalten und einen guten Erhalt des proximalen Femurs ohne Kalkarveränderungen (Abb. 5).
- Die Röntgenaufnahmen eines schwergewichtigen Sicherheitsbeamten (Abb. 6) zeigen 7 Jahre nach dem Eingriff wiederum ein Einsinken von etwa 2 mm. Drei Wochen nach dieser Röntgenaufnahme brach der Hals des Prothesenschaftes, was dem damals verwendeten Edelstahl und der Materialbearbeitung zugeschrieben wird. Im Rahmen der Revisionsoperation mit Wechsel des Schaftes (Abb. 7) wurde eine Knochenbiopsie aus dem Resektionsrand des Schenkelhalses gewonnen und histomorphologisch als normaler Knochen ohne Zeichen einer stress protection gewertet.

7 Monate später (Abb. 8) wurde dieser Patient von einem PKW angefahren. Er erlitt eine Femurschaftfraktur sowie eine Spiralfraktur des Knochenzementmantels. Die Fraktur wurde mit Drahtcerclagen stabilisiert und die Zementmantelfraktur offen reponiert. Auch 5 Jahre später zeigte sich kein Anhalt für eine Osteolyse, obwohl bekannt ist, dass eine ausgedehnte Zementmantelfraktur innerhalb des Femurschaftes besteht.

J.M. – männlich

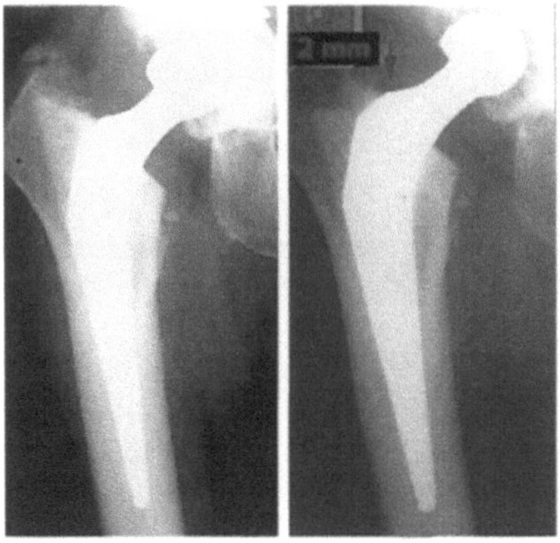

Post OP    Post OP – 10 J.

**Abb. 5.** (siehe Text)

J.R. – männlich

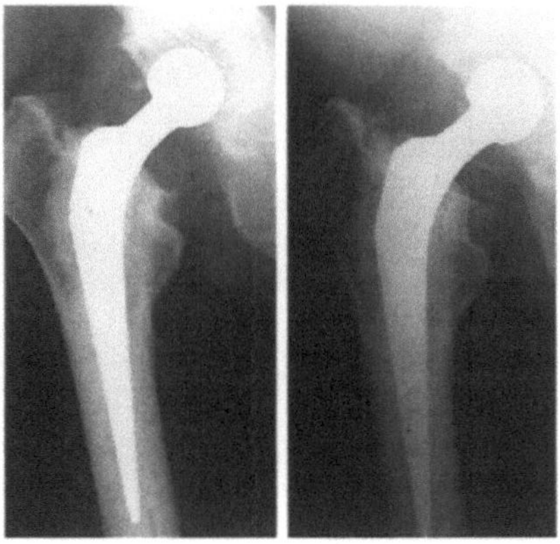

Post OP    Post OP – 7 J.

**Abb. 6.** (siehe Text)

J.R. – männlich

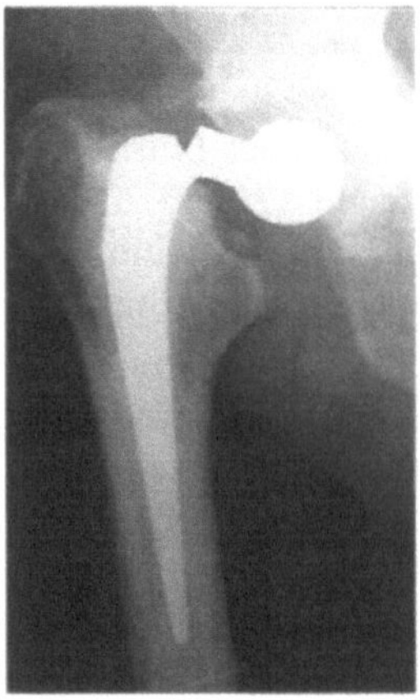

Post Op – 7 J.

**Abb. 7.** (siehe Text)

J.R. – männlich

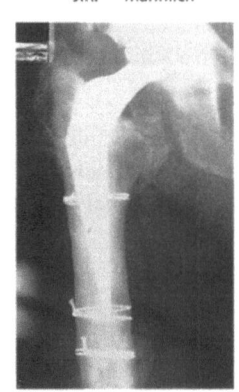

Post OP (No. 3)
12½ J. (5 J.)

**Abb. 8.** (siehe Text)

■ Die letzte Röntgenserie zeigt die Bilder einer Krankenschwester, die 30-jährig eine einsteifende Arthritis beider Hüftgelenke entwickelte. 13 1/2 Jahre nach dem linken Eingriff war die linke Pfanne gelockert und wurde gewechselt. Der Schaft zeigte ein Einsinken von etwa 1 mm, der bei der letzten Röntgenkontrolle *26 Jahre* (Abb. 9) nach dem primären Eingriff unverändert geblieben ist. Die jetzt 56-jährige Patientin hat nach dem Hüftgelenksersatz wieder ihre volle Berufstätigkeit aufgenommen und ist bis heute aktiv (Abb. 10).

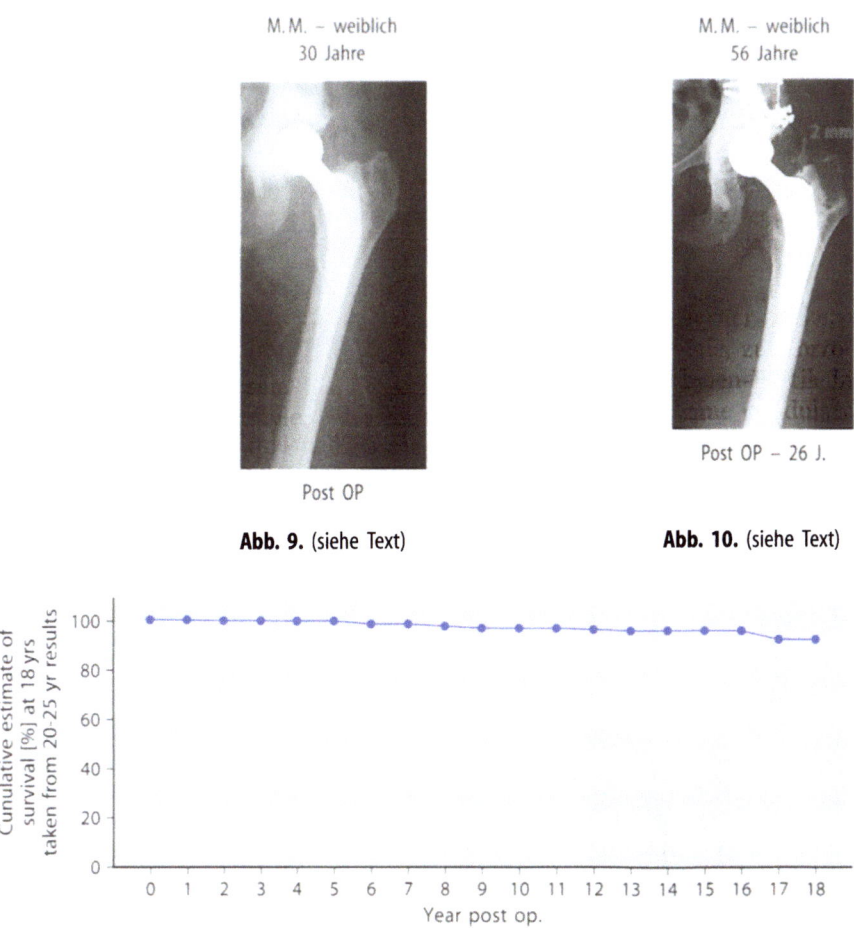

Abb. 9. (siehe Text)

Abb. 10. (siehe Text)

Abb. 11. Überlebenskurve der Exeter-Schäfte (Nachuntersuchung Fowler IL et al.)

Langzeitergebnisse (Abb. 11) wurden 1988 von Fowler und Mitarbeitern [4] veröffentlicht und zeigen eine aseptische Lockerungsrate von 0,5% bei Arthrose-Patienten zwischen dem 13. und 18. Jahr nach der Implantation der Exeter-Hüftendoprothese. Im schwedischen Endoprothesen-Register wurde von Malchau und Herberts [16–18] in 7587 Fällen eine Überlebensrate von 96,5% für den hochglanzpolierten Exeter-Schaft bestimmt (Abb. 12).

An der Orthopädischen Klinik des Evangelischen Krankenhauses BETHESDA zu Duisburg gGmbH wurde nach vorwiegend zementfreier Hüftendoprothesen-Implantation seit 1995 aus Budgetgründen das zementierbare Exetersystem eingeführt. Die dabei gemachten Erfahrungen bestätigen den in der Literatur niedergelegten günstigen Langzeiterfolg. Die Zahl der zumindest 5 Jahre nachverfolgten Patienten ist noch zu gering, um eine statistisch relevante Aussage zu treffen (Abb. 13). Ich muss daher

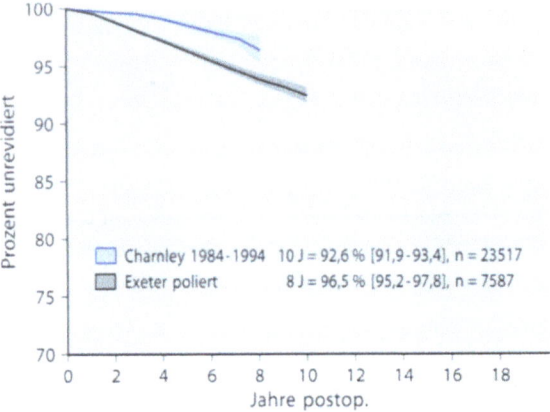

**Abb. 12.** Aseptische Lockerungsrate der Exeter-Schäfte im Vergleich zu den Charnley-Schäften (Schweden-Register 1998)

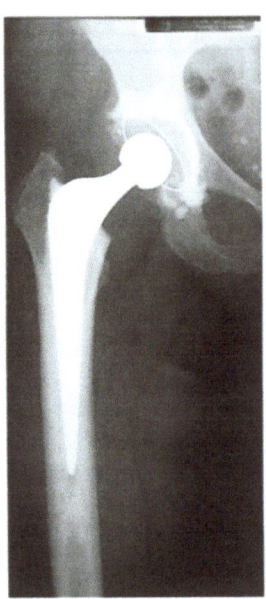

**Abb. 13.** Postoperativer Röntgenstatus 4 Jahre nach Implantation eines Exeter-Hüft-Systems der 3. Generation

auf das Schweden-Register [16–18] und die Angaben aus Exeter selbst [22] verweisen. Wir versuchen in Duisburg, unsere Implantationsergebnisse im Sinne der Qualitätssicherung zu überprüfen. Aus kassenärztlichen Gründen ergeben sich hierbei aber erhebliche Schwierigkeiten.

Die Tatsache, dass in jüngster Zeit zahlreiche Implantathersteller doppelt keilförmige, hochglanzpolierte und kragenlose Hüftendoprothesenschäfte in ihr Programm aufgenommen haben, spricht für die guten Langzeitergebnisse des hochglanzpolierten Exeter-Schaftes seit 1970.

## ■ Literatur

1. Charnley J (1960) Anchorage of the femoral head prosthesis to the shaft of the femur. J Bone Joint Surg (Br) 42-B:28-30
2. Charnley J (1970) Editorial comment. Clin Orthop 72:2
3. Charnley J (1970) Acrylic cement in orthopaedic surgery. Livingstone, Edinburgh
4. Fowler JL, Gie GA, Lee AJ, Ling RS (1988) Experience with the Exeter total hip replacement since 1970. Orthop Clin North Am 19:477-489
5. Lee AJC, Ling RSM, Wrigthon JD (1973) Some properties of polymethylmethacrylate with reference to its use in orthopaedic surgery. Clinical Orthopaedics 95:281
6. Lee AJC, Ling RSM (1975) Further studies of monomer loss by evaporation during the preparation of acrylic cement for use in orthopaedic surgery. Clinical Orthopaedics 106:122
7. Lee AJC, Ling RSM, Vangala SS (1976) Mechanical behaviour of acrylic cement. Lancet ii:1142
8. Lee AJC, Ling RSM, Vangala SS (1976) The mechanical properties of bone cement. J Medical Engineering and Technology 1:137
9. Lee AJC, Ling RSM, Vangala SS (1978) Some clinically relevant variables affecting the mechanical behaviour of bone cement. Archives of Orthopaedic and Traumatic Surgery 92:1
10. Lee AJC, Hooper RM, Ling RSM, Brooks R, Gie GA, Hale D (1993) Fretting as a source of particulate debris in total joint arthroplasty. In: Turner-Smith AR (ed) Micromovement in Orthopaedics. Oxford University Press 82-98
11. Lee AJC, Perkins RD, Ling RSM (1990) Time-dependent properties of polymethylmethacrylate bone cement. In: Older MJO (ed) Implant Bone Interface. Springer, London Berlin Heidelberg New York Paris Tokyo Hong Kong 85-90
12. Ling RSM, Lee AJC, Thornett CEE (1978) The collarless intramedullary stem. J Bone Joint Surg (Br) 60-B:137
13. Ling RSM (1991) Cementing techniques in the femur. Techniques in Orthopaedics. Vol 6, No 3, September
14. Ling RSM (1992) Clinical experience with primary cemented total hip arthroplasty. Chir Organi Mov LXXVII 373-381
15. Ling RSM (1997) The history and development of the Exeter Hip
16. Malchau H, Herberts P, Ahnfelt L, Johnell O (1993) Prognosis of total hip replacement. Results from the national register of revised failures 1979-1990 in Sweden - A ten year follow-up of 92. 675 THR
17. Malchau H, Herberts P (1996) Prognosis of total hip replacement, surgical and cementing technique in THR: a revision-risk study of 134 056 primary operations (in Sweden). 63rd Annual Meeting AAOS
18. Malchau H, Herberts P (1998) Prognosis of total hip replacement. Revision an re-revision rate in THR; a revision risk study of 148 359 primary operations - A report from the Swedish National Hip Arthroplasty Register. Scientific Exhibition, 65th, AAOS meeting, New Orleans, USA
19. Ornstein E, Franzen H, Johnsson R, Löfquist T, Stefánsdottir A, Sundberg M (1997) Does the tapered Exeter stem migrate at the stem-cement interface or/and at the cement-bone interface. Acta Orthop Scand (Suppl 274):68

20. Schulte KR, Callaghan JJ, Kelley SS, Johnston RC (1993) The outcome of Charnley total hip arthroplasty with cement after a minimum twenty year follow-up: the results of one surgeon. J Bone Joint Surg (Am) 75-A:961–975
21. Shen G (1998) Femoral stem fixation. J Bone Joint Surg (Br) 80-B:754–756
22. Timperley AJ, Gie GA, Lee AJC (1993) The femoral component as a taper in cemented total hip arthroplasty. J Bone Joint Surg (Br) 75-B(Suppl)1:33

# 9 Der Lubinus-Schaft

P. Lubinus, W. Klauser

Seit der Einführung der PMMA-Zementverankerung in der Hüftendoprothetik durch Charnley 1960 hat sich dieser Eingriff zu der weltweit erfolgreichsten orthopädischen Operation entwickelt, die in der Hand des Geübten auf Dauer reproduzierbar gute Ergebnisse, verbunden mit einer deutlichen Steigerung der Lebensqualität für den Patienten bewirkt. Der Charnley-Schaft mit „optimaler" Zementiertechnik ist bis heute gültiger Goldstandard für die Hüftchirurgie, an der sich ein jedes Implantat messen lassen muss.

## ■ Beschreibung des Implantates

Der 1982 eingeführte SP2-Schaft ist ein anatomisch geformter, seidenmatter Schaft (ra 6 μ) aus einer Kobalt-Chrom-Molybdän-Legierung mit einem Kragen, der zur Primärversorgung in Längen von 130, 150 und 170 mm zur Verfügung steht. Die Formgebung ist aus der Form des Femurmarkraumes abgeleitet und soll einen allseits geschlossenen Zementmantel mit möglichst gleichmäßiger Zement-Schichtdicke gewährleisten. Zur Anpassung an unterschiedliche Markraumgrößen steht das Implantat in bis zu 6 Schaftstärken zur Verfügung. Zur Anpassung an großrahmige Anatomien steht das Implantat neben der Standardausführung mit 12/14 mm Euro-Konus in bestimmten Formaten auch mit einem um 10 mm verlängerten 12/14 mm Konus zur Verfügung. Zur Abbildung verschiedener Schenkelhalsgeometrien liegt das Implantat in CCD-Winkeln von 135°, 126° und 117° vor, wobei der 135°-Schaft bei höhergradigen Dysplasien zum Einsatz kommt, sodass in unserem Patientengut heute überwiegend der 126° und der 117°-Schaft verwendet wird.

Es ist nicht nur die Qualität des Implantates entscheidend für dessen Standzeit. Lee und Ling [4] beschrieben bereits 1978 die Notwendigkeit, das knöcherne Bett exakt vorzubereiten und empfahlen die Verwendung von Zement, der unter Druck eingeführt wurde. Miller [3] empfahl die Verwendung von niedrig viskösem Zement, um dadurch ein besseres Knochen-Zement-interface zu erhalten. Weitere Verbesserungen in der Zementiertechnik erfolgten nach Untersuchungen durch Harris [8, 9] als auch durch Carlsson und Gentz [1].

Besonders der Arbeitsgruppe um Draenert [2], verdanken wir Erkenntnisse, unter welchen Bedingungen das Versagen des Knochen-Zementverbundes vorzeitig auftritt und wie Fehler, die in der Hand des Chirurgen liegen, vermieden werden können.

Welche Punkte also spielen bei der Verwendung eines zementierten Schaftes eine wesentliche Rolle?
1. Die Integrität des Zementköchers
2. Die Qualität des Knochen-Zement-Interfaces
3. Die mechanische Qualität des Knochenzementes
4. Die Abriebfestigkeit der verwendeten Lagerpaarung
5. Die Qualität der Wiederherstellung der Biomechanik.

**Ad 1: Die Integrität des Zementköchers wird im wesentlichen durch 2 Parameter bestimmt:**
- *Implantatdesign:* Wir verwenden seit 1982 eine Prothese mit anatomisch geformten Schaft; das Schaftformat kann durch 6 Stärken und 3 Längen so gewählt werden, dass der Zementköcher den Schaft in jeder Höhe zirkulär – in sich stabil – umschließt, d.h. ein Kontakt zwischen Metall und Knochen kann sicher vermieden werden.
- Zur *Vermeidung von schwächenden Einschlüssen* von Fett oder Blut im Zement muss der Markraum durch Currettage und eine ausgiebige Lavage gereinigt werden. Die Reinigung des Markraumes von Fett und Blutresten dient dabei zusätzlich der Reduktion des Embolierisikos. Maijkowski [6] wies nach, dass die Verwendung einer Hochdruckjetlavage effektiver ist, um den Knochen zu reinigen, als die Verwendung herkömmlicher Spültechniken allein, da sie ein tieferes Eindringen des Zementes in die belassene Spongiosa, bedingt durch bessere Säuberung ermöglicht.

**Ad 2: Die Qualität des Knochen-Zement-Interfaces:** Die corticalisnahen, stabilen Spongiosabälkchen im intertrochanteren Bereich des Femurs sollten bei der Präparation des Markraumes belassen werden, da hier eine stabile Interdigitation zwischen Zement und Knochen erwünscht ist, wodurch

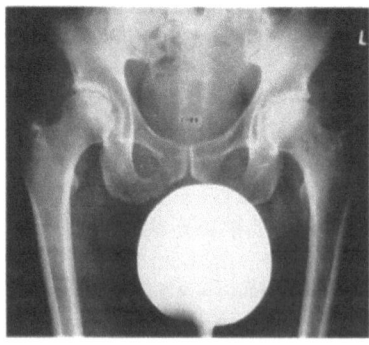

**Abb. 1.** 58 Jahre alter Patient mit Coxarthrose Grad III links

Der Lubinus-Schaft 75

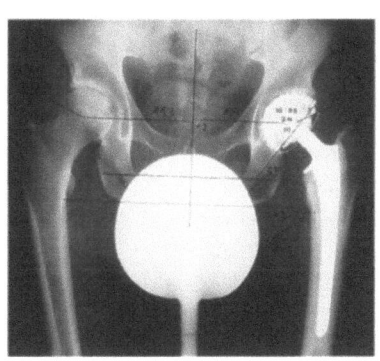

**Abb. 2.** Erhebung des präoperativen Status beim gleichen Patienten mit Darstellung des Muskelhebelarmes sowie der verschiedenen Hüftdrehpunkte

die Scherkräfte zwischen Zement und Knochen reduziert werden sollen. Dies setzt allerdings eine erfolgreiche Zementintrusion in die Spongiosa voraus, was nach Vorbereitung durch Jet-Lavage durch eine intramedulläre Markraumdrainge sowie die getrennte Absaugung des Trochanter major, wie von Draenert beschrieben, erzielt wird.

■ **Ad 3: Die mechanische Qualität des Knochenzementes:** Die Langzeithaltbarkeit des Implantatverbundes wird wesentlich beeinflusst durch die physikochemischen Eigenschaften des Zementes. Diese werden positiv beeinflusst durch eine exakte und standardisierte Zubereitung und Applikation des Zementes, wie von Draenert bereits umrissen:
- Temporäre Herabsetzung der Viskosität durch Kühlung des Zementes sowie der Mischeinrichtung auf +4-6 Grad Celsius. Dies verlängert die Verarbeitungszeit und führt zu reproduzierbaren Aushärtungszeiten.
- Standardisierte Anrührtechnik im Vakuum mit exakter Zeitkontrolle durch Stoppuhr: Nach dem Zusammenbringen der Komponenten und Aufbau des Vakuums folgen 15 Sekunden mit 4-5 Hz Rührgeschwindigkeit, danach 15 Sekunden mit 2 Hz Rührgeschwindigkeit; danach lassen wir den Zement 15 Sekunden unter Vakuum ruhen.

Wir erreichen durch die oben beschriebenen Maßnahmen eine weitgehende Blasenfreiheit des Zementes; er ist in der Anmischphase niedrig viskös, dadurch kommt es zu einer besseren Benetzung der Polymerkügelchen durch das Monomer, im Polymer enthaltene Luft wird durch das Vakuum abgesaugt. Wären der Zement und das Mischgefäß nicht gekühlt, droht unter Vakuum allerdings das Abdampfen erheblicher Mengen des Monomers; der noch flüssige Zement wird nach einer Minute berührungsfrei in die Zementpistole überführt.

4-6 Minuten nach Beginn des Anrührens wird der Zement wiederum berührungsfrei in den inzwischen durch bone-lavage blut- und fettfreien Markraum unter Verwendung einer Silastic-Dichtung eingebracht.

Hierbei achten wir auf das Bestehen eines Vakuums sowohl im intertrochantären Spongiosamassiv als auch am tiefsten Punkt der durch einen Spongiosadübel abgedichteten Markhöhle; die Geschwindigkeit der Ze-

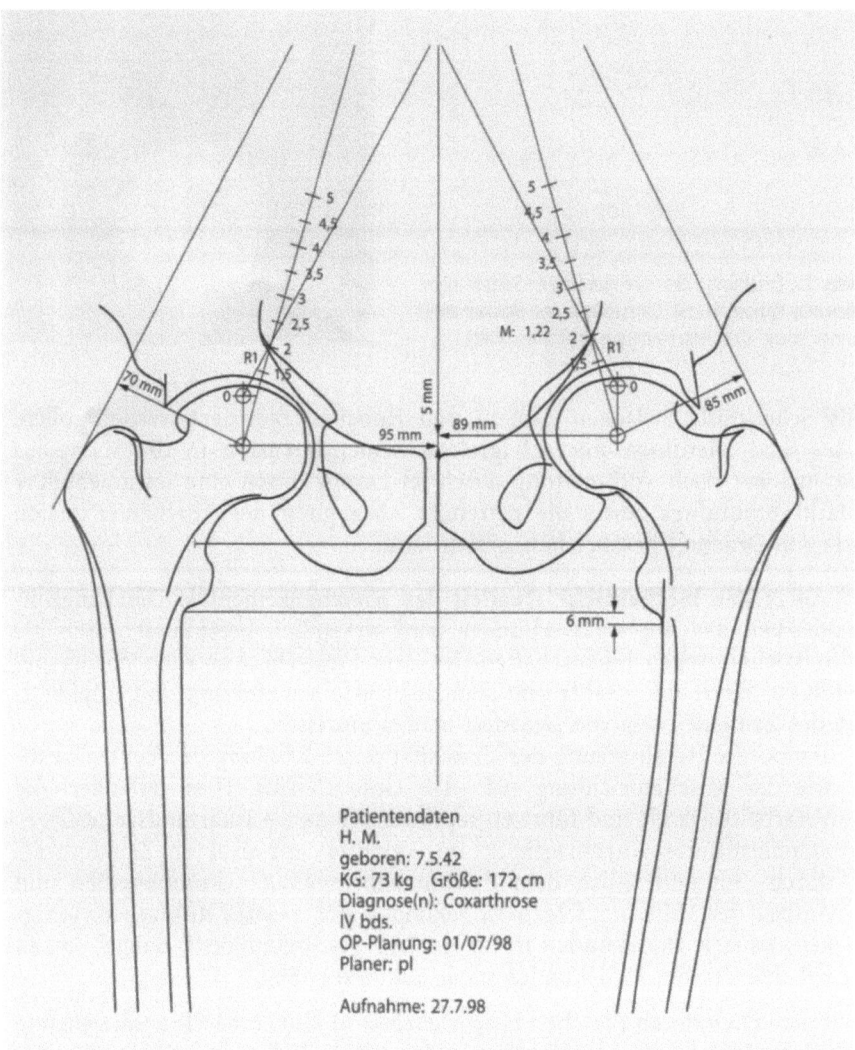

**Abb. 3.** Präoperative Planung mit der zu implantierenden Prothese mit biomechanischer Bemaßung

menteinbringung sollte auf die Förderleistung der Drainagen abgestimmt sein, damit Luft und Blut aus dem Markraum möglichst vollständig entfernt werden.

Auf dem postoperativen Röntgenbild kann man dann die Qualität der Zementierung an Hand folgender Parameter überprüfen:
1. Eine quere untere Begrenzung des Zementköchers mit Intrusion des Zementes in den Spongiosadübel dokumentiert die restlose Füllung des Markraumes.

Der Lubinus-Schaft 77

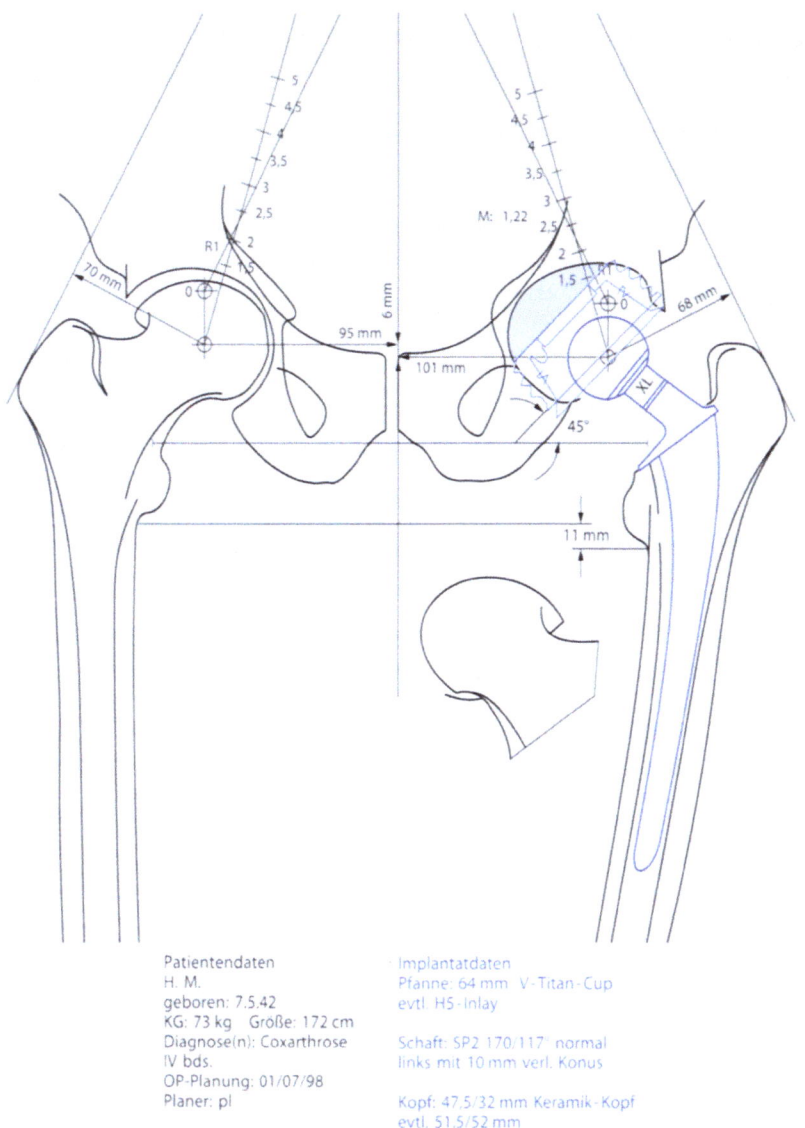

Patientendaten
H. M.
geboren: 7.5.42
KG: 73 kg  Größe: 172 cm
Diagnose(n): Coxarthrose
IV bds.
OP-Planung: 01/07/98
Planer: pl

Aufnahme: 27.7.98

Implantatdaten
Pfanne: 64 mm  V-Titan-Cup
evtl. H5-Inlay

Schaft: SP2 170/117° normal
links mit 10 mm verl. Konus

Kopf: 47,5/32 mm Keramik-Kopf
evtl. 51,5/52 mm

**Abb. 4.** Röntgenbild des gleichen Patienten drei Monate nach Operation mit implantiertem Lubinus-Schaft

2. Die zentrale Lage des Prothesenschaftes in beiden Ebenen garantiert den zirkulären, in sich geschlossenen Zementköcher.
3. Eine konvexe, „unscharfe" Knochen-Zementgrenze im Trochanter major und minor-Bereich sowie bis an die Corticalis reichender Zement im Calcar-Bereich belegen die Zementintrusion und damit die Spongiosaaussteifung.

■ **Ad 4: Die Abriebfestigkeit der verwendeten Lagerpaarung:** Willert [12, 13] hat sich in den 80iger Jahren das Verdienst erworben, den Nachweis des Polyäthylenabriebes als einen wesentlichen limitierenden Faktor bezüglich der Langzeithaltbarkeit der Hüftendoprothetik erbracht zu haben. Die alternativen polyäthylenfreien Lagerpaarungen Metall-Metall und Keramik-Keramik sind zwar schon seit einigen Jahren im klinischen Einsatz, sind aber schon aus Kostengründen noch nicht sehr weit verbreitet, auch sind einige Fragen wie Toxizität des Metallabriebes und die Versagensquote durch Bruch bei der Keramik noch nicht letztendlich geklärt.

Die Verwendung von Keramik-Köpfen in Kombination mit Polyäthylen-Lagern dürfte derzeit einen recht guten Kompromiß zwischen Abriebarmut, Anwenderfreundlichkeit, Kosten und Risiken darstellen.

■ **Ad 5: Die Qualität der Wiederherstellung der Biomechanik:** Das Ziel des endoprothetischen Hüftgelenkersatzes muss die Wiederherstellung des anatomischen Hüftdrehpunktes, sowie der physiologischen Schenkelhalslänge und damit auch der korrekten Trochanterausstellung sein, da ohne die korrekte Positionierung des Trochanters die muskuläre Führung des Hüftgelenkes und damit auch die Lasteinleitung in das Femur gestört ist. Wesentliche Grundlagen für diese Ansicht sind die Arbeiten von Pauwels [10] sowie Legal [11], die die erheblichen Auswirkungen von scheinbar kleinen geometrischen Veränderungen der Biomechanik des Hüftgelenkes auf die resultierende Hüftlast aufgezeigt haben.

Nach Einführung einer konsequenten präoperativen Planung im Jahre 1993 ist es durch Ergänzung des Implantatespektrums um eine Version mit

**Tabelle 1.** Postoperative biomechanische Kennwerte nach primärer Hüftendoprothetik, gemessen gegen eine gesunde kontralaterale Seite (n = 252)

|  | Durchschnittliche Abweichung in Röntgen-Millimetern | Standard Abweichung in Röntgen-Millimetern |
|---|---|---|
| Drehpunkthöhe: | +2,0 mm | 65,1 mm |
| Drehpunktlateralisation | −1,9 mm | 65,6 mm |
| Muskelhebelarm | −0,8 mm | 66,2 mm |
| Beinlänge | +2,8 mm | 65,8 mm |

auf 117° erniedrigtem CCD-Winkel sowie die Einführung von Implantaten mit um 10 mm verlängertem Konus gelungen die Nachbildung einer korrekten (kontralateralen) Biomechanik auf der zu operierenden Seite unter obligater Verwendung von Keramik-Köpfen mit folgenden biomechanischen Kennwerten zu realisieren [5] (s. Tabelle 1).

## ■ Klinische Ergebnisse des SP2-Schaftes

Über Ergebnisse zur Langzeithaltbarkeit des SP2-Schaftes mit der für eine valide Statistik bzw. Signifikanz notwendigen extrem hohen Follow-up-Rate von weit über 95% aus dem eigenen Krankengut verfügen wir trotz intensiver Bemühungen bisher nicht.

In der sogenannten Schweden-Studie [7], der bisher größten nationenweiten Studie bezüglich der Langzeithaltbarkeit von Hüftprothesen-Schäften, hat sich der SP2-Schaft mit 3080 Implantaten aus den Operationsjahrgängen 1979–1987 bei durchschnittlich 15 Jahren postoperativ mit einer Überlebensrate von 90,7% (95%-Konfidenzintervall 88,3–93,3%) bewährt; bei den in den Jahren 1988–1998 mit einem SP2-Schaft versorgten 18824 Patienten lag die Überlebensrate des Implantates nach 10 Jahren bei 96,7% (95%-Konfidenzintervall 95,9–97,5%); Charnley 1988–1998: 21729 Patienten mit einer Überlebensrate nach 10 Jahren von 92,8% (95%-Konfidenzintervall 92,1–93,5%).

## ■ Literatur

1. Carlsson AS, Gentz CF, Linder L (1983) Localized bone resorption in the femur in mechanical failure of cemented total hip arthroplasties. Acta Orthop Scand 54:396–402
2. Draenert K (1981) Histomorphology of the bone-to-cement interface. Remodeling of the cortex and revascularization of the medullary canal in animal experiments. In: The hip. Proceedings of the ninth open scientific meeting of the Hip Society. CV Mosby, St. Louis, pp 71–110
3. Krause WR, Miller J, Ng P (1982) The viscosity of acrylic bone cements. J Biomed Mat Res 16:219–243
4. Lee AJC, Ling RS, Vangal SS (1978) Some clinically relevant variables affecting the mechanical behavior of bone cement. Arch Orthop Traumat Surg 92:1–18
5. Lubinus P (1999) Postoperative Biomechanical Evaluation following CAD – based Preoperative Planning of Total Hip Replacement: Results of a Prospective Study. Presented at the 72nd Meeting of the Japanese Orthopaedic Association, Yokohama
6. Majkowski RS, Miles AW, Bannister GC, Perkins J, Taylor GJS (1993) Bone surface preparation in cemented joint replacement. J Bone Joint Surg 75B:459–463
7. Malchau H, Herberts P, Södermann P, Anders Odén (2000) Diagnosis of Total Hip Replacement. Update and Validation from the Swedish National Hip Arthroplasty Registry 1979–1998. Scientific Exhibition presented at the 67th Annual Meeting of the American Academy of Orthopaedic Surgeons, March 15–19, Orlando, USA

8. Oh I, Carlson CE, Tomford WW, Harris WH (1978) Improved fixation of the femoral component after total hip replacement using a methacrylate intramedullary plug. J Bone Joint Surg 60A:608–613
9. Oh I, Harris WH (1982) A cement fixation system for total hip arthroplasty. Clin Orthop 164:221–229
10. Pauwels F (1976) Biomechanics of the normal and diseased hip. Springer, Berling
11. Tönnies D (1984) Die angeborene Hüftdysplasie und Hüftluxation im Kindes- und Erwachsenenalter. In Zusammenarbeit mit Legal H und Graf R. Springer, Berlin Heidelberg
12. Willert HG, Semlitsch M (1977) Reactions of the articular capsule to wear products of artificial joint prostheses. J Biomed Mater Res 11:157–164
13. Willert HG, Bertram H, Buchhorn GH (1992) Osteolysis in alloarthroplasty of the hip. The role of ultra-high molecular weight polyethylene wear particles. Clin Orthop 258:95–107

# 10 CLS-Multicenterstudie – 11 jährige Erfahrungen

K. BLÄSIUS, U. SCHNEIDER, M. THOMSEN

Neben den bewährten zementierten Endoprothesenmodellen werden von der Industrie Protheseschäfte zur zementfreien Verankerung angeboten. 1989 bei Erscheinen des Endoprothesenatlas-Hüfte waren das etwa ein Dritel aller Modelle. Die Verankerungsprinzipien können als Press-Fit, Form-Fit (z.B. Custom Made) oder Bone-Fit (Bony ingrowth) bezeichnet werden. Wenn auch alle Hersteller alle Prinzipien für nahezu jedes Modell in Anspruch nehmen, so lassen sich doch diese Philosophien der Verankerung im Femur für einzelne Urmodelle klar erkennen und beschreiben.

■ **Press-Fit.** Um Beanspruchungsspitzen im Bereich des Schaftes zu vermeiden, wurden Prothesen entwickelt, bei denen die Krafteinleitung in die dichte Spongiosa der intertrochanteren Region erfolgt. Bei der von uns nachuntersuchten zementfreien Endoprothese vom Typ CLS handelt es sich um eine Geradschaftsprothese, die deshalb in ihrem proximalen Anteil mit Längsrillen versehen ist. Durch diese gezielte Oberflächenvergrößerung in einer physiologisch vorbestimmten Region werden auch Torsions- und Scherkräfte abgefangen und es wird eine primäre Stabilität erreicht. Der konisch zulaufende gerade Schaft ohne Öffnung stellt eine technische Vereinfachung sowohl für die Präparation des Prothesenlagers bei der Implantation, als auch für den Prothesenwechsel dar. Er kann gegebenenfalls ohne iatrogene Substanzdefekte im Prothesenlager des Femur entfernt werden.

■ **Form-Fit.** Ziel dieser Prothesentypen ist es eine möglichst breitflächige Lastübertragung durch formschlüssiges Anliegen des Prothesenschaftes an der inneren Kortikalis zu erreichen. Dadurch sollen die Beanspruchungsspitzen insbesondere an der Spitze des Prothesestieles vermieden werden. Diese können mit einer Kortikalishypertrophie und Schmerzen an der distalen Femurmetaphyse einhergehen. Das extreme Beispiel einer solchen Prothese sind die Custom made Modelle. Bisher noch nicht zufriedenstellend gelöst sind die Ungenauigkeiten beim Einbau und allfällige Femursubstanzdefekte beim Ausbau dieser Stiele (s. Kapitel 20).

■ **Bone-Fit.** Bei diesen Entwicklungen soll es zu einer innigen Verbindung zwischen Knochen und Prothesestiel kommen. Die tragfähige Spongiosa soll in den Schaft einwachsen. Diese „biologische" Verankerung bedarf geöffneter Metallschäfte, da nur so die Spongiosa in den Schaft hineinwachsen kann. Die Beanspruchung des Femur kann je nach Design verschieden sein. Beispiele solcher Schäfte sind die zahlreichen Porous coated Stiele oder als Extremform die Copf-Hotz-Prothese deren Schaft aus einer Art Drahtgeflecht besteht, welches dem Trajektorienverlauf nachempfunden ist. Ungelöst sind die massiven Ausbauprobleme.

Aus dem gesagten ergiebt sich, dass erstere Prothesen primär stabil sind und damit prinzipiell sofort belastbar. Die beiden letzteren Gruppen erreichen erst nach etwa drei Monaten eine Sekundärstabilität und die Patienten bedürfen für diesen Zeitraum Gehhilfen.

Bis zum heutigen Tag existieren kaum Multicenterstudien über die klinischen Ergebnisse zementfreier Hüftendoprothesen. Infolgedessen sind die bekannten Untersuchungsergebnisse zu den verschiedenen Hüftendoprothesen immer durch eine verhältnismäßig geringe Anzahl gekennzeichnet und beeinflusst durch die subjektive Erfahrung der einzelnen Anwender. Die unterschiedlichen Ergebnisse einzelner Kliniken mit demselben Prothesentyp lassen sich dadurch erklären.

Aus diesem Grund haben sich unter Leitung der Autoren mehrere deutsche Kliniken, die den CLS-Schaft verwenden, zusammengeschlossen und diese Follow-up-Studie durchgeführt. Die gleiche Arbeitsgruppe in leicht veränderter Besetzung hat bereits die 8-jährigen Ergebnisse publiziert. Neben der längeren Beobachtungsdauer und der doppelten Fallzahl werden auch die Überlebensratenkurven nach Kaplan-Meyer vorgestellt.

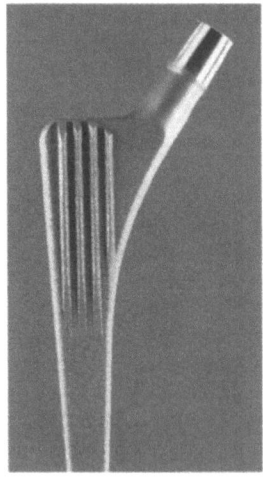

**Abb. 1.** CLS-Schaft zur zementfreien Hüftgelenkimplantation

## ■ Methode (Studiendesign)

Ziel der Untersuchung ist die Erfassung weniger aber wichtiger klinischer Kriterien zur Erfolgsbeurteilung einer Endoprothese. Diese müssen von allen Teilnehmerkliniken leicht nachprüfbar, vergleichbar und vollständig erhebbar sein. Auf eine „Liebe zum Detail" musste bei allem Verständnis wegen der Praktikabilität verzichtet werden. Zur Lösung der Problematik wählten wir das Schema von Merle d'Aubigné. Wir setzten voraus, dass kein verantwortlicher orthopädischer Chirurg einen Patienten mit hoher Punktzahl im Index eine Prothese implantiert. Durch diese glaubhafte Unterstellung erhält die Arbeit einen prospektiven Charakter und bleibt trotzdem für später hinzukommende Teilnehmerkliniken offen.

Zur Datenerfassung wählten wir folgendes Studiendesign: Es wurde ein computerlesbarer Nachuntersuchungsbogen entworfen. Dieser enthält alle patienten- bzw. klinikrelevanten Daten. Eine optimale Datenverarbeitung unter Wahrung des Datenschutzes ist gewährleistet. Im Kopfteil stehen Informationen über die Art der implantierten Pfannenkomponente und die Diagnosen, die zur Operationsindikation führten. Außerdem werden Besonderheiten, die bei Hüftgelenksimplantationen eine Rolle spielen können, erfasst. Der mittlere Teil entspricht dem Merle d'Aubigné-Schema. Der untere Teil des Bogens repräsentiert die wichtigsten radiologischen Erfolgskriterien einschließlich der Einteilung der periartikulären Ossifikationen nach Arcq.

20 Kliniken nahmen an der Multicenterstudie teil (Tabelle 1). Es sind orthopädische, chirurgische und unfallchirurgische Krankenhäuser. Die Autoren übernahmen die Studienleitung.

Ein Assistent jeder Klinik dokumentierte die klinischen Daten bei der letztmaligen postoperativen Untersuchung in diesem Bogen. In die Studie wurden nur solche Prothesen aufgenommen, die länger als 12 Monate implantiert waren.

Bei einem Prothesenwechsel wurde der letzte Befund von der Wechseloperation festgehalten. Die neuimplantierte Prothese wurde mit einem In-

**Tabelle 1.** Teilnehmerkliniken

| | | | |
|---|---|---|---|
| Heidelberg | – Orthopädie | Schwäbisch Hall | – Chirurgie |
| Hildesheim | – Chirurgie | Lahr | – Chirurgie |
| Arnstadt | – Orthopädie | Gießen | – Orthopädie |
| Rothenburg | – Chirurgie | Kempten | – Chirurgie |
| Lehrte | – Chirurgie | Aalen | – Chirurgie |
| FU-Berlin | – Chirurgie | Bayreuth | – Chirurgie |
| FU Berlin | – Orthopädie | Mannheim | – Orthopädie |
| Stolberg bei Aachen | – Orthopädie | Regensburg | – Chirurgie |
| Birkenweider | – Orthopädie | Rummelsberg | – Orthopädie |
| Geislingen | – Chirurgie | Mühlacker | – Chirurgie |

dex versehen unf ggf. bei gleicher neuimplantierter Prothesenart als neue Prothese erfasst.

Bei beidseits operierten Patienten wurden die Hüften unabhängig voneinander dokumentiert. In einer zweiten Phase der Erhebung wurden alle Patienten, deren Merle d'Aubigné-Index $\Leftarrow$ 13 betrug noch einmal nachuntersucht und einer Ursachenanalyse für das schlechte Operationsergebnis („Fehleranalyse") unterzogen. Die Zahl $\Leftarrow$ 13 stellt dabei eine Verschärfung des üblichen Index dar. Normalerweise gilt ein Index von $\Leftarrow$ 12 als schlechtes Ergebnis.

Um die Fehleranalyse der ungünstigen Ergebnisse durchführen zu können, wurde ein zweiter Bogen konzipiert. Die Ursachendokumentation der weniger guten Ergebnisse wurde mit Hilfe des zweiten Bogens in der Studienzentrale ausgewertet. Um individuelle Erklärungen für ein schlechtes Ergebnis zu ermöglichen, wurden die entsprechenden Fälle auf einer Tagung zu der alle Studienteilnehmer eingeladen wurden anhand von Röntgenbildern demonstriert und analysiert.

## ■ Patientengut

Zur Untersuchung gelangten 3863 Hüften. Das Alter der Patienten bei Operation lag zwischen 22 und 90 Jahren. Der Häufigkeitsgipfel lag zwischen dem 5. und 6. Lebensjahrzehnt, 53% der Patienten waren weiblich und 47% männlich. Die durchschnittliche Beobachtungsdauer aller Hüften betrug 3,5 Jahre. Betrachtet man die interessanteren Fälle, bei denen die Prothesen bereits eine Standdauer von 5–11 Jahren aufwiesen getrennt, so ergibt sich eine durchschnittliche Beobachtungszeit von 6,1 Jahren. Wegen der größeren Aussagekraft wird diese Grupe von 916 Hüften getrennt dargestellt (Tabelle 2).

Definitionsgemäß handelte es sich bei den Schaftkomponenten um CLS-Stiele. Die Pfannenkomponenten variierten erheblich (Abb. 2). Die CLS-Spreizpfanne kam sehr viel später als der Schaft auf den Markt und wurde u. a. deshalb nur 332-mal entsprechend 8,6% verwendet. 649-mal war es der sphärische Mecring (16,8%) und am häufigsten der konische Weillring mit 1616 Hüften entsprechend 41,8% (Tabelle 3).

Die häufigste Diagnose, die zu einer CLS-Prothesenimplantation führte, war die Primärarthrose, gefolgt von der Dysplasiecoxarthrose und der idiopathischen Hüftkopfnekrose. Frakturen, rheumatische Hüften und Ankylosen waren seltener. Auch sehr seltene Operationsindikationen wie Hohe Hüftluxationen u. a. kamen vor (Tabelle 4).

## ■ Ergebnisse

Nach dem Merle d'Aubigné-Index werden Schmerz, Beweglichkeit und Gangbild mit jeweils 0–6 Punkten bewertet. 6 Punkte sind optimal. 90,7% von 3863 in dieser Studie nachkontrollierten Hüften erreichten den von

**Tabelle 2.** Nachkontrollgruppen und Zeiträume

Descriptive Statistics

|  | N | Minimum | Maximum | Mean | Std. Deviation |
|---|---|---|---|---|---|
| OP Age | 3863 | 13 | 86 | 58,18 | 9,60 |
| MT | 3863 | 12 | 142 | 42,93 | 23,55 |
| Valid N (listwise) | 3863 | | | | |

Sexus

|  | Frequency | Percent | Valid Percent | Cumulative Percent |
|---|---|---|---|---|
| Valid | | | | |
| – male | 1744 | 45,1 | 45,1 | 45,1 |
| – female | 2119 | 54,9 | 54,9 | 100,0 |
| – Total | 3863 | 100,0 | 100,0 | |
| Total | 3863 | 100,0 | | |

Descriptive Statistics

|  | N | Minimum | Maximum | Mean | Std. Deviation |
|---|---|---|---|---|---|
| OP Age | 916 | 13 | 86 | 57,53 | 8,54 |
| MT | 916 | 60 | 142 | 76,93 | 13,99 |
| Valid N (listwise) | 916 | | | | |

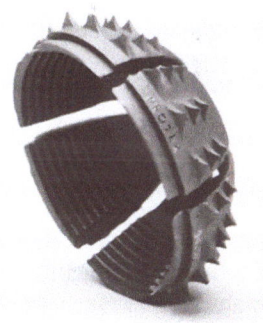

**Abb. 2.** CLS-Spreizpfanne

**Tabelle 3.** Verteilung der verwendeten Acetabulumkomponenten

| Cup | Frequency | Percent | Valid Percent | Cumulative Percent |
|---|---|---|---|---|
| Valid | | | | |
| – CLS | 332 | 8,6 | 8,6 | 8,6 |
| – Mecron | 649 | 16,8 | 16,8 | 25,4 |
| – Weill | 1616 | 41,8 | 41,8 | 67,2 |
| – Others | 1266 | 32,8 | 32,8 | 100,0 |
| – Total | 3863 | 100,0 | 100,0 | |
| Total | 3863 | 100,0 | | |
| Valid | | | | |
| – CLS | 14 | 1,5 | 1,5 | 1,5 |
| – Mecron | 185 | 20,2 | 20,2 | 21,7 |
| – Weill | 439 | 47,9 | 47,9 | 69,7 |
| – Others | 278 | 30,3 | 30,3 | 100,0 |
| – Total | 916 | 100,0 | 100,0 | |
| Total | 916 | 100,0 | | |

**Tabelle 4.** Präoperative Diagnosen

| | Frequency | Percent | Valid Percent | Cumulative Percent |
|---|---|---|---|---|
| Valid | | | | |
| – Arthrosis | 2617 | 67,7 | 67,7 | 67,7 |
| – Dysplasy | 549 | 14,2 | 14,2 | 82,0 |
| – Necrosis | 326 | 8,4 | 8,4 | 90,4 |
| – Fracture | 146 | 3,8 | 3,8 | 94,2 |
| – Rheumatism | 42 | 1,1 | 1,1 | 95,3 |
| – Ankylosis | 20 | 0,5 | 0,5 | 95,8 |
| – Others | 163 | 4,2 | 4,2 | 100,0 |
| – Total | 3863 | 100,0 | 100,0 | |
| Total | 3863 | 100,0 | | |

uns auf 14 Punkte verschärften Index (normal 13). Das sind also die guten und sehr guten Ergebnisse. Nur 9,2% aller Hüften mussten daher eine Fehleranalyse unterzogen werden. Es sind dies befriedigende bis schlechte Resultate.

Betrachtet man das Ergebnis 5–11 Jahre nach der Operation getrennt, so erreichten auch in dieser weit aussagekräftigeren Teilgruppe von n=916 operierter Gelenke nur 11,1% keine 14 Punkte und damit kein sehr gutes oder gutes Ergebnis (Tabelle 6).

**Tabelle 5.** Ergebnis der Studie insgesamt

|  | Frequency | Percent | Valid Percent | Cumulative Percent |
|---|---|---|---|---|
| **Merle d'Aubigne** | | | | |
| Valid | | | | |
| – 4 | 1 | 0,1 | 0,1 | 0,1 |
| – 5 | 4 | 0,4 | 0,4 | 0,5 |
| – 7 | 2 | 0,2 | 0,2 | 0,8 |
| – 8 | 6 | 0,7 | 0,7 | 1,4 |
| – 9 | 8 | 0,9 | 0,9 | 2,3 |
| – 10 | 9 | 1,0 | 1,0 | 3,3 |
| – 11 | 19 | 2,1 | 2,1 | 5,3 |
| – 12 | 15 | 1,6 | 1,6 | 7,0 |
| – 13 | 38 | 4,1 | 4,1 | 11,1 |
| – 14 | 35 | 3,8 | 3,8 | 15,0 |
| – 15 | 64 | 7,0 | 7,0 | 21,9 |
| – 16 | 141 | 15,4 | 15,4 | 37,3 |
| – 17 | 214 | 23,4 | 23,4 | 60,7 |
| – 18 | 360 | 39,3 | 39,3 | 100,0 |
| – Total | 916 | 100,0 | 100,0 | |
| Total | 916 | 100,0 | | |
| **Cup** | | | | |
| Valid | | | | |
| – <40° | 69 | 7,5 | 7,5 | 7,5 |
| – 40–50° | 650 | 71,0. | 71,0 | 78,5 |
| – >50° | 53 | 5,8 | 5,8 | 84,3 |
| – Pos. changed or radiclucency | 144 | 15,7 | 15,7 | 100,0 |
| – Total | 916 | 100,0 | 100,0 | |
| Total | 916 | 100,0 | | |

Warum erreichten 9,2% von 3863 Hüften keine Punkte? Die Fehleranalyse gibt Auskunft. 88-mal war gleichzeitig ein Nachbargelenk erkrankt. Dadurch wurde sowohl das Gangbild als auch, in der Regel wegen Beeinträchtigungen der postoperativen Nachsorge, die Beweglichkeit ungünstig beeinflusst. 29-mal waren die Patienten aus internistischen Gründen nicht voll mobilisiert. Auch neurologische Allgemeinerkrankungen wie z. B. Apoplexie oder itracerebrale Paresen beeinflussten in 20 Fällen das Ergebnis negativ (Tabelle 7).

Wichtiger, weil vom Operateur vielleicht beeinflussbar erscheinen folgende Missschläge: 14 Spätinfekte traten auf. 12 bleibende Femoralisschäden wurden gemeldet. Außerdem eine Ischiadicusläsion. Einmal war eine Luxation aufgetreten.

Eine mit bloßem Auge sichtbare Schaftsinterung im Röntgenbild wurde 9-mal mit einem schlechten Index in Verbindung gebracht. Immerhin 64 Hüften wiesen einen periartikulären Ossifikationsgrad 2 nach Arcq auf,

**Tabelle 6.** Ergebnis nach 5–11 Jahren

|  | Frequency | Percent | Valid Percent | Cumulative Percent |
|---|---|---|---|---|
| **Stem** | | | | |
| Valid | | | | |
| – varic | 120 | 13,1 | 13,1 | 13,1 |
| – Pos. middle | 613 | 66,9 | 66,9 | 80,0 |
| – varic | 40 | 4,4 | 4,4 | 84,4 |
| – sintering or osteolysis | 143 | 15,6 | 15,6 | 100,0 |
| – Total | 916 | 100,0 | 100,0 | |
| Total | 916 | 100,0 | | |
| **Periarticular ossifications** | | | | |
| Valid | | | | |
| – none | 488 | 53,3 | 53,3 | 53,3 |
| – I | 297 | 32,4 | 32,4 | 85,7 |
| – II | 109 | 11,9 | 11,9 | 97,6 |
| – III | 22 | 2,4 | 2,4 | 100,0 |
| – Total | 916 | 100,0 | 100,0 | |
| Total | 916 | 100,0 | | |

welcher per definitionem mit einer schmerzhaften Bewegungseinschränkung einhergeht. Viermal war es zu einer traumatischen Schaftlockerung, z. B. bei Femurfraktur gekommen (Tabelle 8).

In 2,6% von n = 3863 Hüften waren Lockerungen aufgetreten. Diese führten auch zum Prothesenwechsel. In 46 Fällen entsprechend 1,2% war die Acetabulumkomponente betroffen. 27-mal waren Pfanne und CLS-Schaft gelockert, entsprechend 0,7%. Nur 15-mal trat eine isolierte Schaftlockerung auf, das sind 0,4%. 2-mal wurde ein Keramikkopfdefekt beobachtet (0,05%).

Die Überlebenskurven (Abb. 3 u. 4), die einen Ausblick auf die zu erwartende Standdauer geben sollen, zeigen sowohl für den Schaft als auch für alle Komponenten bis zum achten postoperativen Jahr hervorragende Resultate. Danach werden die derzeitigen Aussagen wegen der geringen Erhebungszahl und dem großen Vertrauensbereich unsicher.

## ■ Diskussion

Der zementlos zu implantierende CLS-Schaft gehört in die Gruppe der Press-Fit-Prothesen. Durch gezielte Oberflächenvergrößerung in physiologisch vorbestimmter Region, soll die Fähigkeit der Spongiosa des intertrochantären Bereiches auf Druck und Zug zu reagieren ausgenutzt werden. Die Spongiosa soll die Prothese durch Verdichtung aktiv halten und eine

**Tabelle 7.** Ursachen für Misserfolge

|  | Frequency | Percent | Valid Percent | Cumulative Percent |
|---|---|---|---|---|
| **Cup** | | | | |
| Valid | | | | |
| – < 40 degree | 312 | 8,1 | 8,1 | 8,1 |
| – 40–50 degree | 2970 | 76,9 | 76,9 | 85,0 |
| – > 50 degree | 282 | 7,3 | 7,3 | 92,3 |
| – Pos. changed or radyclucency | 299 | 7,7 | 7,7 | 100,0 |
| – Total | 3863 | 100,0 | 100,0 | |
| Total | 3863 | 100,0 | | |
| **Stem** | | | | |
| Valid | | | | |
| – varic | 457 | 11,8 | 11,8 | 11,8 |
| – media | 2875 | 74,4 | 74,4 | 86,3 |
| – valgic | 123 | 3,2 | 3,2 | 89,4 |
| – sinterung set down and/or radiculcency | 408 | 10,6 | 10,6 | 100,0 |
| – Total | 3863 | 100,0 | 100,0 | |
| Total | 3863 | 100,0 | | |
| **Verkalkung** | | | | |
| Valid | | | | |
| – none | 1955 | 50,6 | 50,6 | 50,6 |
| – I | 1448 | 37,5 | 37,5 | 88,1 |
| – II | 396 | 10,3 | 10,3 | 98,3 |
| – III | 64 | 1,7 | 1,7 | 100,0 |
| – Total | 3863 | 100,0 | 100,0 | |
| Total | 3863 | 100,0 | | |

**Tabelle 8.** Lockerungsraten

|  | Frequency | Percent | Valid Percent | Cumulative Percent |
|---|---|---|---|---|
| Valid | | | | |
| – o.k. | 3761 | 97,4 | 97,4 | 97,4 |
| – Assumed Cup losening | 12 | 0,3 | 0,3 | 97,7 |
| – Cup | 46 | 1,2 | 1,2 | 98,9 |
| – Cup & Stem | 27 | 0,7 | 0,7 | 99,6 |
| – Stem | 15 | 0,4 | 0,4 | 99,9 |
| – Broken head | 2 | 0,1 | 0,1 | 100,0 |
| – Total | 3863 | 100,0 | 100,0 | |
| Total | 3863 | 100,0 | | |

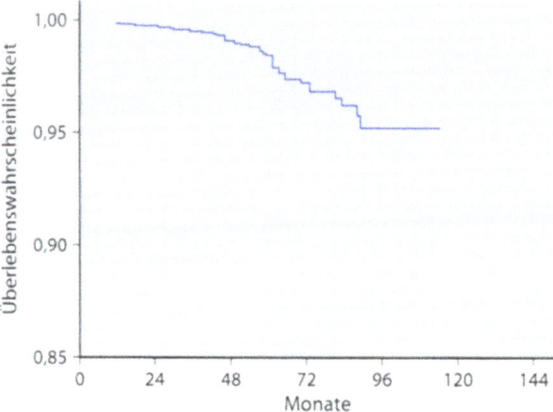

**Abb. 3.** Überlebenskurve CLS-Schaft

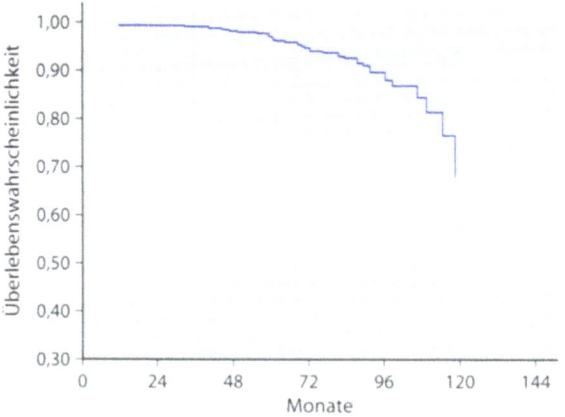

**Abb. 4.** Überlebenskurve kompletter Systeme mit CLS-Schaft

proximale Krafteinleitung bewirken. Dadurch sollen Beanspruchungsspitzen vermieden werden, welche häufig mit Schmerzen einhergehen. Viele Teilnehmerkliniken haben zuvor schlechte Erfahrungen mit Prothesen anderer Verankerungsphilosophie gemacht.

Im Beobachtungszeitraum von 1–11 Jahren ist das Ergebnis mit ca. 90% sehr guten und guten Resultaten sehr ermutigend. Die Überlebenskurven zeigen für die ersten 8 Jahre eine den zementierten Prothesenstielen vergleichbare bzw. überlegene Erfolgsrate. Längerfristige Untersuchungen müssen, wenn die Prothese lange genug auf dem Markt ist, noch erbracht werden. Das geringfügig schlechtere Gesamtergebnis der Gruppe der 5–11 Jahre implantierten Stiele beruht auf der deutlich geringeren Fallzahl die auch den Vertrauensbereich der Überlebenskurven über 8 Jahre hinaus einschränkt. Außerdem muss die Lernkurve der Operateure beachtet werden.

Auffallend viele nicht zufriedenstellende Ergebnisse sind auf Faktoren zurückzuführen, die nichts über die Prothese oder die Operation selbst aussagen. So kann bei einer internistischen oder neurologischen Allgemeinerkrankung das Operationsresultat für Patient und Operateur den Umständen entsprechend hervorragend sein, trotzdem verhindert das Studiendesign und der verschärfte Index eine bessere Eingruppierung. Dieser Nachteil des Studienaufbaus wurde in Kauf genommen, um keine unklaren Positivaussagen zu ermöglichen, andernfalls wäre es möglich gewesen, gute Resultate zu berichten, weil der Patient schmerzfrei und beweglich ist, obwohl er nicht Laufen kann.

Der Aufbau der Studie bedingt auch, dass Frühinfekte und Luxationen im ersten Jahr nicht erfasst werden. Dies erscheint verantwortbar, da diese Ereignisse nichts über den Prothesentyp aussagen. Dieser ist aber Gegenstand der Untersuchungen. Spätinfekte und Luxationen waren extrem selten.

Auffallend ist die Zurückhaltung der Teilnehmer bei der Indikation Rheumahüfte. Der Grund liegt sicher in der gelenknahen Osteoporose. Viele betrachten die Spongiosaqualität nicht für ausreichend, obwohl es inzwischen vergleichende Berichte über gute Ergebnisse zementfrei implantierter Prothesen bei Rheumatikern gibt.

Auffallend gering ist die Rate der Prothesenlockerungen. Nur 100 von 3863 Prothesen waren eindeutig locker, das sind 2,3%. In nur 42 Fällen entsprechend 1,1% war der Stiel ausgelockert. Dieser ist der eigentliche Gegenstand der Untersuchung. Eine isolierte Schaftlockerung wurde sogar nur 16-mal entsprechend 0,4% beobachtet. Davon traten 4 im Rahmen eines Traumas z.B. in Kombination mit einer Femurfraktur auf.

Häufiger als Schaftlockerungen waren Auslockerungen der Pfannenkomponenten. Mit 1,7% der Fälle. Vielleicht wird hier die Beobachtung einzelner Autoren bestätigt, die die Probleme der zementfreien Prothetik in erster Linie in einem vorzeitigen Lösen der Schraubringe sehen.

Verwunderung lösen die beiden Keramikkopfdefekte aus. Durch Umstellen des Konus von 14/16 auf 12/14 sind hier Fehlermöglichkeiten von der Industrie vorgegeben, die eine hohe Aufmerksamkeit von Operateur und OP-Personal erfordern. Auch die Lagerhaltung für eventuelle Wechseloperationen einschließlich der Dokumentation der verwendeten Größen ist vermeidbar aufwendig. Es empfiehlt sich, wenn die Konusgröße nicht bekannt ist, in jedem Fall einen Blick in den Endoprothesenatlas zu tun, um anhand der Jahreszahl der Implantation den vermuteten Konus zu klären und im Zweifelsfall bei isoliertem Pfannenwechsel Köpfe aller Halslängen für beide Koni vorrätig zu halten.

## ■ Resümee

Zusammenfassend kann festgestellt werden, dass das Prinzip der proximalen spongiösen Verankerung von Prothesenstielen sich über einen Zeitraum von 1–11 Jahren in der Hand zahlreicher Operateure bewährt. Weitere Verbesserungen sind in erster Linie durch modifizierte Pfannenkomponenten zu erwarten. In wie weit die Rate der periartikulären Verkalkungen weiter zu senken ist, bleibt zukünftiger Forschung überlassen.

## ■ Literatur

1. Arcq M (1973) Die paraartikulare Ossifikation - eine Komplikation der Totalendoprothese des Hüftgelenkes. Arch orthop Unfall-Chirurg, Band 77:108–131
2. Bläsius K, Schneider E (1989) Endoprothesenatlas Hüfte. Thieme, Stuttgart New York
3. Bläsius K, Cotta H, Schneider U, Thomsen M (1993) CLS-Multicenter-Studie - 8-jährige Erfahrungen. Z Orthop 131:547–552
4. Bläsius K, Schneider U, Durchene W, Cotta H (1994) Die Wertigkeit der zementfreien Hüftendoprothetik bei Erkrankungen des rheumatischen Formenkreises. Orthopädische Praxis Heft 10:640–646
5. Brujin J D et al (1995) Failure of the Mecring screw acetabular component in total hip arthroplasty. J Bone J Surg 77(A):760–766
6. Havelin L et al (1994) Early failures among 14009 cemented and 1326 uncemented protheses for primary coxarthrosis. Acta orthop Scand 65(1):1–6

# 11 Konische Schaftverankerung bei zementfreien Hüftendoprothesen

H. Wagner, M. Wagner

## ■ Einleitung

Bei zementfreien Femurprothesen spielen neben der Material- und Oberflächenbeschaffenheit insbesondere die Formgebung eine entscheidende Rolle. Die Formgebung bestimmt die Art der Krafteinleitung in den Knochen, die für die strukturelle Anpassung und Erhaltung der Knochenstruktur und die Dauerhaftigkeit der Prothese entscheidend ist.

An einen zementfreien Prothesenschaft sind folgende Erwartungen zu richten:
- die Implantationstechnik soll technisch einfach sein und den Knochen nicht gefährden,
- die Implantation muss zu einer hohen mechanischen Primärstabilität führen, damit der Patient sofort mobilisiert werden kann und die Osseointegration ungestört verläuft. Besonders wichtig ist die Rotationsstabilität.
- Die Formgebung des Implantates muss eine proximale Stressprotektion vermeiden, damit es im proximalen Anteil des Prothesenlagers nicht zum Knochenabbau kommt.
- Das Implantatmaterial muss eine Osseointegration erlauben, die zur biologischen Sekundärstabilität führt, ohne die eine zuverlässige Dauerimplantation nicht möglich ist. Nach dem heutigen Kenntnisstand findet eine Osseointegration nur auf grobgestrahlten Titanoberflächen statt. Bei grobstrukturierten Oberfächen anderer Metall-Legierungen kann es zu einem „Einwachsen" oder „Anwachsen" von Knochengewebe in die Oberflächenstruktur kommen, was die Verankerung und die Haltbarkeit des Implantates ebenfalls verbessert, mit einer Osseointegration jedoch nicht verglichen werden kann, bei der sich neugebildetes Knochengewebe unmittelbar an der Metalloberfläche anlagert, ohne eine dazwischen liegende Bindegewebsschicht [1, 12].

## ■ Prinzip der konischen Schaftverankerung

Die Form des natürlichen Femurs hat sich im Laufe vieler Jahre in Anpassung an die jeweilige anatomische Konstitution und an die einwirkende mechanische Beanspruchung entwickelt. Die Morphologie des Femurs ist also gewissermaßen ein Monument für die eingeleiteten mechanischen Kräfte in der Vergangenheit. Daher gleicht auch kein Femur dem anderen, weil auch zwischen den Individuen eine große Variabilität der biomechanischen Verhältnisse besteht. Folglich ist mit einem standardisierten unzementierten Implantat grundsätzlich auch nur eine partielle Anpassung an den jeweiligen natürlichen Knochen möglich.

Nach der Implantation einer Femurprothese verändern sich die biomechanischen Verhältnisse im proximalen Femursegment ganz entscheidend. Die vorher in ein Knochenrohr, vorwiegend an der Oberfläche, eingeleiteten mechanischen Kräfte werden nun über ein zapfenförmiges Implantat auf die Innenwand der Markhöhle übertragen. Dabei kann das Implantat lediglich Druck- und Biegekräfte, kaum jedoch Zugkräfte an der (lateralen) Zugseite des Knochens aufnehmen, zumindest vor einer festen Osseointegration.

Unter diesen Belastungsbedingungen stellt sich daher die Frage, ob das Femur nach der Prothesenimplantation überhaupt noch die gleiche Knochenstruktur benötigt, wie davor. Dies ist sicher nicht der Fall, weil auch die Belastungsverhältnisse sich geändert haben. Dies geht nicht nur aus der theoretischen biomechanischen Erkenntnis hervor, sondern auch aus der röntgenologischen Verlaufsbeobachtung über längere Zeit. Bei klinisch und röntgenologisch idealen Protheseneinpflanzungen ist im Laufe der Jahre *immer* eine Anpassung der Knochenmorphologie an das Implantat nachzuweisen.

Soll daher bei einer zementfreien Implantation die Prothese an die vorgegebene Form des Knochens angepasst werden, oder ist es günstiger, eine Implantationsform zu wählen, die nach einer Zurichtung der Markhöhle dem Knochen die günstigsten strukturellen Anpassungsbedingungen anbietet?

Die Antwort ist plausibel: Da die ursprünglichen morphologischen Verhältnisse am Knochen ohnehin nicht aufrechterhalten werden können, sollte man mit der Formgebung des Implantates Bedingungen schaffen, die dem Knochen die günstigste Möglichkeit geben, direkt auf den Dauerzustand der strukturellen Anpassung zuzusteuern.

Wie werden diese optimalen Bedingungen definiert? Eine unzementierte Femurprothese sollte folgende Anforderungen erfüllen: Die Prothese muss schon während der Operation eine hohe Primärstabilität mit hoher Rotationsstabilität und einen großen Flächenkontakt zwischen Implantat und Knochen erzielen. Außerdem müssen scharfe, schneidende Instrumente zur Verfügung stehen, die schonend eine formschlüssige Präparation des Prothesenlagers im Knochen erlauben. Die konische Schaftverankerung erfüllt diese Bedingungen in sehr eindrucksvoller Weise und hat sich bei der Konus- und Femurrevisionsprothese bei der Primärimplantation und bei Prothesenwechseln bewährt (Abb. 1 und 2).

Bei diesem Verankerungsprinzip wird der konische Prothesenschaft in die konisch aufgefräste Markhöhle eingetrieben und findet hier bei einem großen, kontinuierlichen flächenhaften Kontakt eine sehr feste Veranke-

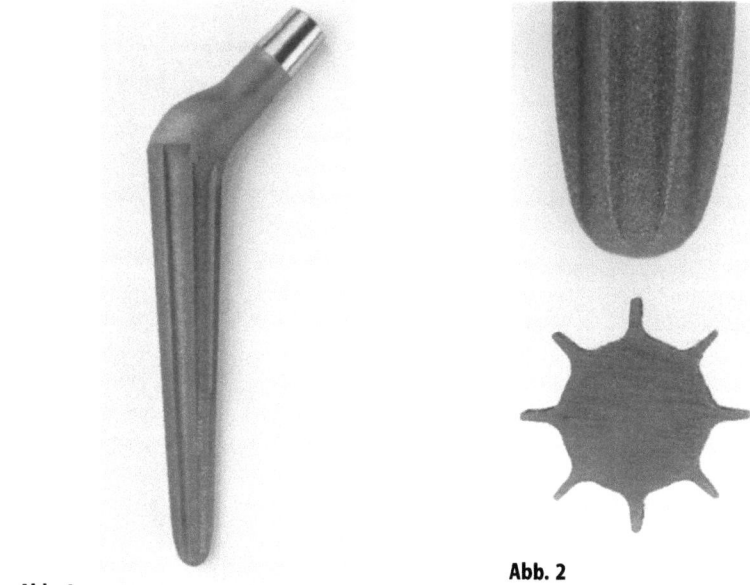

**Abb. 1**

**Abb. 2**

**Abb. 1.** Konusprothese. Das Titanimplantat hat einen konischen Schaft mit einem Konuswinkel von 5°. Auf der ganzen Zirkumferenz des Prothesenschaftes sind 8 scharfe Längsrippen regelmäßig verteilt

**Abb. 2.** Die 8 längsverlaufenden Rippen sind auf dem Umfang des Prothesenschaftes regelmäßig angeordnet. Bei der Implantation schneiden sich die scharfen Rippen in den Knochen ein und ergeben u.a. eine hohe Rotationsstabilität. Für die Osseointegration ist die Titanoberfläche grobgestrahlt

rung, wie sie ähnlich im Maschinenbau bei konischen Steckverbindungen seit langem bekannt ist. Die Vorbereitung des Knochenlagers erfolgt mit scharfen konischen Reibahlen ebenso einfach wie präzise, sodass der konische Prothesenschaft einen schlüssigen Kontakt mit dem Knochen findet [10, 11]. Bei der konischen Verankerung entsteht zwischen dem Implantat und dem Knochenlager ein hoher Pressdruck, der sich kontinuierlich über die ganze Kontaktstrecke ausdehnt. Dies ergibt eine hohe Primärstabilität bei optimaler Ausnutzung der Materialfestigkeit der Knochensubstanz.

Der Konuswinkel der Prothesenschäfte zielt auf eine Anpassung an die natürliche Morphologie des Femurs ab. Damit wird auch angestrebt, für die Zurichtung des konischen Prothesenlagers möglichst wenig Knochensubstanz ausfräsen zu müssen. Bei der Konusprothese, die im proximalen Femursegment eingesetzt wird, hat sich der Konuswinkel von 5° als guter Kompromiss bewährt. Für Femora, die sich proximal trompetenförmig erweitern, ist die Konusprothese ungeeignet, weil der konische Schaft nur im distalen Drittel eine ausreichende Verankerung erfahren würde. Bei der Femurrevisionsprothese, die länger ist und im mehr zylindrischen diaphysären Teil des Femurs verankert wird, beträgt der Konuswinkel 2°.

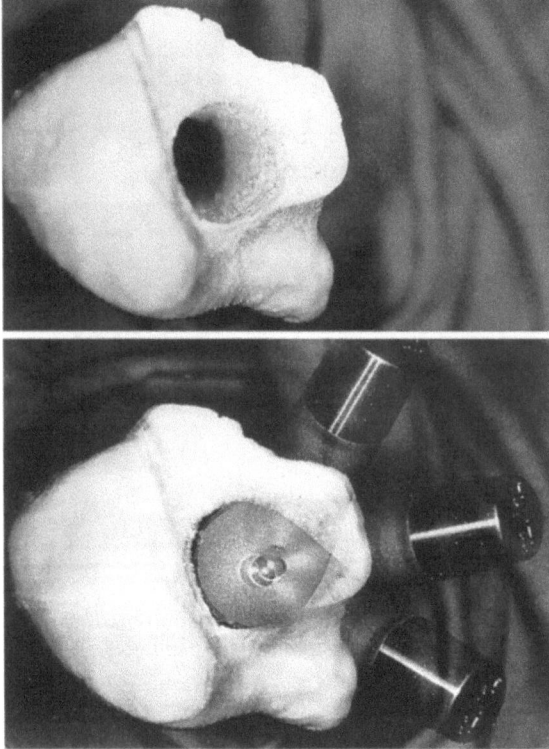

**Abb. 3.** Fotomontage: Durch den runden Schaft besteht bei der Implantation eine freie Rotationsmöglichkeit für die Einstellung des Anteversionswinkels

Das Knochenlager bei der konischen Schaftverankerung ist rund. Daher kann die Prothese bei der Implantation beliebig rotieren, d.h. der Anteversionswinkel ohne knöchernes Hindernis eingestellt werden (Abb. 3).

Bei einem kontinuierlichen flächenhaften Kontakt zwischen dem konischen Prothesenschaft und dem konischen Knochenlager kann von einer gleichmäßigen Krafteinleitung je Flächeneinheit ausgegangen werden. Bei der konischen Konfiguration des Prothesenschaftes nimmt die Oberfläche je Längeneinheit mit dem Durchmesser zu, d.h. im proximalen Schaftanteil ist bei größerem Durchmesser die Oberfläche des Implantates je Längeneinheit größer als im distalen Schaftanteil. Dadurch führt der konische Prothesenschaft schon aus geometrischen Gründen zu einer proximal betonten Krafteinleitung (Abb. 4). Entsprechend zeigen röntgenologische Verlaufsbeobachtungen bei der konischen Schaftverankerung eine strukturelle Ausrichtung der Knochentrabekel in die Richtung der eingeleiteten mechanischen Kräfte und nicht die nachteilige Knochenatrophie durch Stressprotektion, die sonst bei grobstrukturierten zementfreien Prothesenschäften anderer Konfiguration häufig zu beobachten ist (Abb. 5).

Die konischen Prothesenschäfte tragen, gleichmäßig auf den Umfang verteilt, 8 längsverlaufende scharfe Rippen, die sich bei der Implantation in

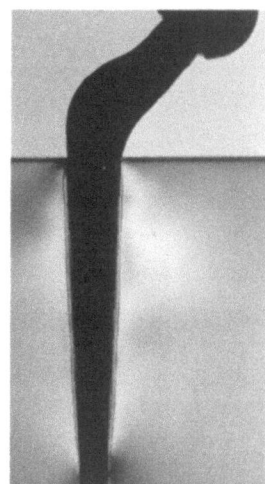

**Abb. 4.** Das fotoelastische Modell zeigt einen kontinuierlichen Kontakt und eine kontinuierliche Krafteinleitung in der konischen Verankerung

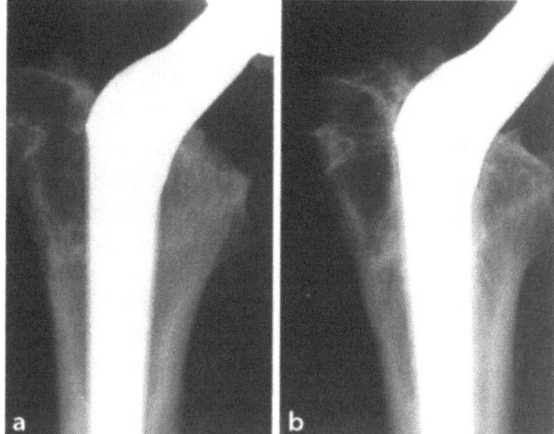

**Abb. 5.** Die biomechanisch günstige Krafteinleitung bei der konischen Verankerung erleichtert und beschleunigt die strukturelle Anpassung des Knochens an die neue mechanische Situation: **a** 2 Wochen nach der Implantation zeigt die Röntgenaufnahme die ursprüngliche Knochenstruktur, **b** nach 3 Jahren sind neue Trabekel der Spongiosa in der Richtung der mechanischen Kraftlinien aufgebaut. Wegen der proximalen Krafteinleitung ist eine proximale Knochenatrophie nicht eingetreten

die Kortikalis etwas einschneiden und dadurch zu einer sehr hohen Rotationsstabilität führen. Dies ist wohl auch die Erklärung dafür, dass sowohl bei der Konusprothese als auch bei der Femurrevisionsprothese Oberschenkelschmerzen praktisch nicht vorkommen (Abb. 2).

Die Prothesen sind aus einer gewebefreundlichen Titan-Aluminium-Niob-Legierung hergestellt und haben rauhe grobgestrahlte Oberflächen, die eine unerlässliche Voraussetzung für die Osseointegration sind, d.h. für

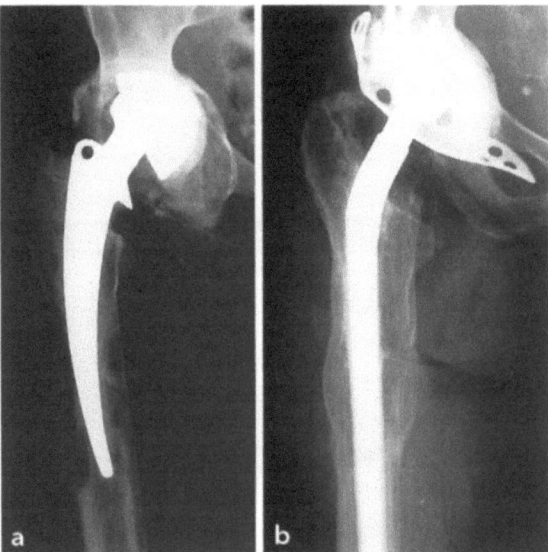

**Abb. 6.** Röntgenbeispiel eine Revisionsprothese mit lebhafter Knochenbildung: **a** Prothesenlockerung an der rechten Hüfte bei 67-jähriger Frau mit erheblicher Knochenresorption. **b** 3 Jahre nach dem Prothesenwechsel ist durch lebhafte Knochenbildung der Defekt im alten Prothesenlager wieder aufgefüllt

die Anlagerung neugebildeter Knochensubstanz direkt auf der Metalloberfläche, ohne eine bindegewebige Zwischenschicht. Histologische Untersuchungen von Schenk und Wehrli [7] haben außerdem gezeigt, dass die Anlagerung der neuen Knochensubstanz nicht in Vertiefungen des Implantates stattfindet, sondern zuerst und vornehmlich an den Erhabenheiten, sodass auch diesbezüglich die scharfen Längsrippen am Prothesenschaft vorteilhaft sind.

Die Titanlegierung hat auch eine geringere Steifigkeit als andere Legierungen, die für Endoprothesen verwendet werden. Die daraus resultierende größere Belastungsverformung kommt vorallem bei den langschäftigen Revisionsprothesen zur Geltung und spielt offensichtlich eine biomechanische Rolle bei der eindrucksvollen Knochenregeneration im proximalen Femursegment nach Prothesenwechseln bei großem Knochenverlust [6, 9] (Abb. 6).

Ein wichtiges Detail bei der konischen Schaftverankerung ist die Herstellung einer ausreichenden Primärstabilität beim Eintreiben in die Markhöhle. Die Prothese wird über das Einschlaginstrument mit dem Hammer in das Femur eingetrieben. Dabei wird das Eindringen der Prothese sorgfältig beobachtet: mit jedem Hammerschlag dringt die Prothese etwas weiter in die Markhöhle ein, bis bei Fortsetzung der Hammerschläge gleicher Intensität eine Bewegung der Prothese nicht mehr stattfindet. An dieser Stelle wechselt auch der Klopfschall.

# Präoperative Planung

Die konische Schaftverankerung erfordert eine sorgfältige präoperative Planung, insbesondere zur Bestimmung des geeigneten Schaftdurchmessers. Wird nämlich eine Prothese mit einem zu dünnen Schaftdurchmesser verwendet, so wird das Implantat in der konisch aufgefrästen Markhöhle nachsinken. Das Nachsinken der Prothese ist die Folge zu dünner Schäfte!

Die Grundlage der präoperativen Planung sind Röntgenaufnahmen mit einem definierten Vergrößerungsmaßstab. Die Planungsschablonen (Abb. 7) sind auf einen Vergrößerungsmaßstab von 1,15:1 abgestimmt, den man bei dem üblichen Röhrenabstand (Focus–Filmebene) von 115 cm erhält. Bei korpulenten Patienten kann der Abstand zwischen dem Knochen und der Filmebene größer sein und dadurch einen größeren Vergrößerungsmaßstab ergeben. Hier kann man einen Referenzkörper bekannter Länge auf Höhe des Knochens auf die Haut kleben und aus der projizierten Länge auf dem Röntgenfilm den Vergrößerungsmaßstab berechnen.

Im Prinzip ist die präoperative Planung sehr einfach: Mit der Planungsschablone wird auf dem Original-Röntgenbild die geeignete Prothesengröße ausgewählt.

Bei der Revisionsprothese muss der Schaft bis 10 cm (minimal 7 cm) distal vom Knochendefekt der gelockerten Prothese schlüssig in die Markhöhle passen, wobei für die Längenkontrolle die Referenzlinie für den

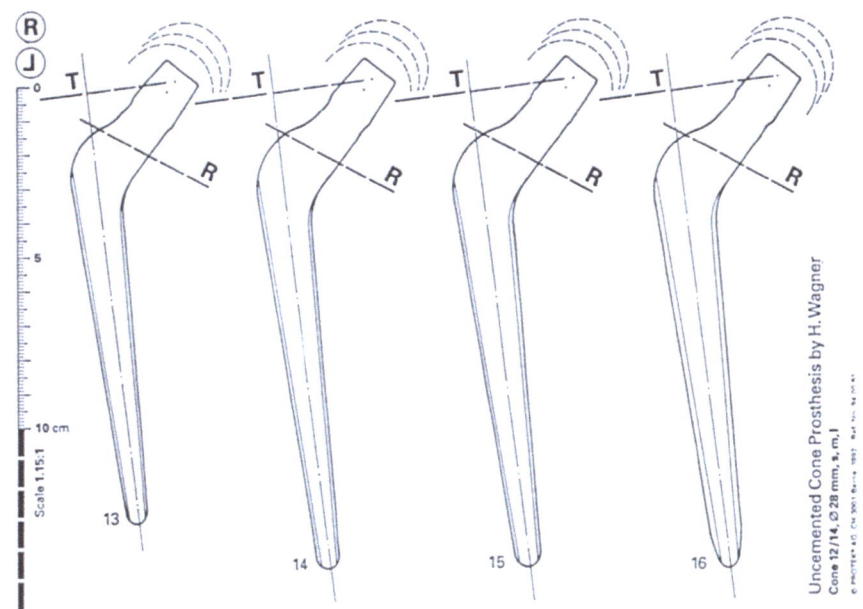

**Abb. 7.** Planungsschablone für die Konusprothese mit einem Vergrößerungsmaßstab von 1,15:1

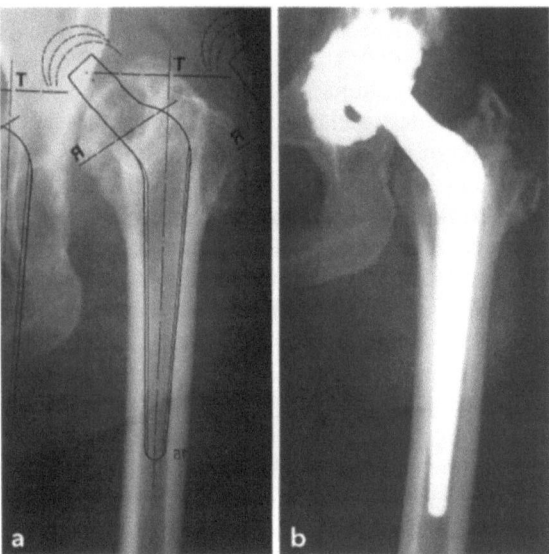

**Abb. 8.** Planungsbeispiel: Linke Hüfte mit schwerer Luxationsarthrose bei 39-jähriger Frau. **a** Die auf die Röntgenaufnahme aufgelegte Planungsschablone zeigt einen schlüssigen Kontakt des Prothesenschaftes im mittleren Drittel mit der Kortikalis bei Überlappung der Konturen des Prothesenschaftes und des Knochens auf beiden Seiten von 1 mm. Die Spitze des Prothesenschaftes hat keinen Knochenkontakt. **b** 6,5 Jahre nach der Implantation besteht eine ideale Osseointegration der Prothese ohne proximale Stress-Protektion. Im Bereich der Schaftspitze findet sich eine leichte Knochenanlagerung, entsprechend der hier eingeleiteten relativ geringen mechanischen Kraft

Kopfmittelpunkt die Spitze des Trochanter major tangieren muss. Bei einer beabsichtigten Beinverlängerung oder -verkürzung verläuft die Referenzlinie entsprechend höher oder tiefer. Wegen des relativ langen Schaftes der Revisionsprothese muss die Planungsschablone mit der ausgewählten Prothese auch auf die seitliche Röntgenaufnahme des Femur aufgelegt werden, um zu prüfen, ob der gerade Schaft der Prothese sich in der Antekurvation des Femur einfügen lässt. Die sogenannte physiologische Antekurvation des Femur muss geprüft werden, weil sie eine große Schwankungsbreite aufweist. Damit kann bereits bei der präoperativen Planung eine besonders starke Antekurvation erkannt werden, die eine Begradigung am transfemoralen Zugang erfordert.

Bei der Konusprothese muss mit der Planungsschablone (Abb. 8) insbesondere geprüft werden, ob das vorliegende Femur für die Implantation dieses Prothesentyps überhaupt geeignet ist: Die Konusprothese ist für die mehr zylindrische Konfiguration des proximalen Femursegmentes konzipiert und bei der trompetenförmig nach proximal sich erweiternden Markhöhle nicht indiziert. Bei der Prüfung mit der Planungsschablone soll daher das mittlere Drittel des Prothesenschaftes mit der Kortikalis einen innigen Kontakt haben und die Spitze des Prothesenschaftes soll auf den distalen 3–4 cm einen kleinen Spielraum zur Kortikalis aufweisen, damit es

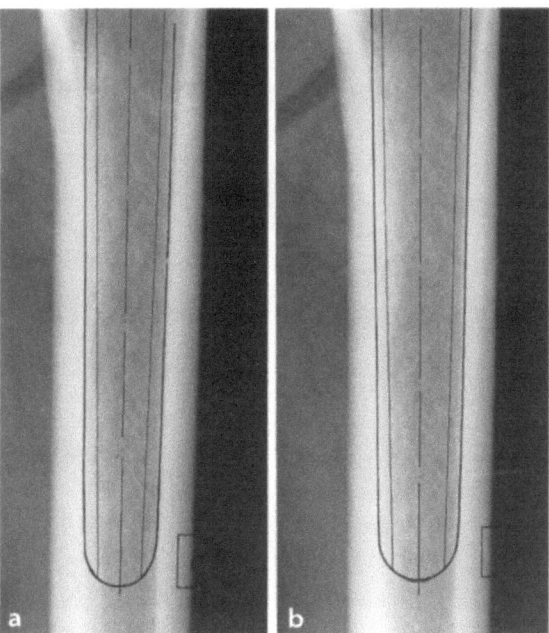

**Abb. 9.** Präoperative Planung bei der konischen Schaftverankerung. Bei der Wahl des korrekten Schaftdurchmessers muss die Kontur des Prothesenschaftes die Kontur der Kortikalis auf beiden Seiten um 1 mm überlappen (siehe Text). **a** Die Konturen von Prothesenschaft und Kortikalis haben nur einen schlüssigen Kontakt. Dieser Schaftdurchmesser ist zu klein und kann zum Nachsinken der Prothese führen. **b** Die Konturen von Prothesenschaft und Kortikalis überlappen sich auf beiden Seiten um etwa 1 mm, dieser Schaftdurchmesser ist korrekt

nicht zu einer distalen Verklemmung mit distaler Krafteinleitung kommt (Abb. 6).

Bei beiden Prothesen ist es entscheidend, den richtigen Schaftdurchmesser auszuwählen. Dabei muss man berücksichtigen, dass bei der Präparation der Markhöhle mit den konischen Reibahlen etwas Knochensubstanz abgetragen wird und die scharfen Längsrippen des Prothesenschaftes etwas in den Knochen eindringen. Erfahrungsgemäß wird diese Differenz ausgeglichen, wenn die Kontur des Prothesenschaftes auf der Planungsschablone die Kontur der Kortikalis auf beiden Seiten um 1 mm überlappt. Wird hingegen ein zu dünner Schaft ausgewählt, so wird dieser schon bei der Implantation oder später nachsinken (Abb. 9).

## ■ Ergebnisse

Klinisch-röntgenologische Erfahrungen mit der konischen Schaftverankerung reichen jetzt mit der Revisionsprothese 13 Jahre und mit der Konusprothese 9 Jahre zurück.

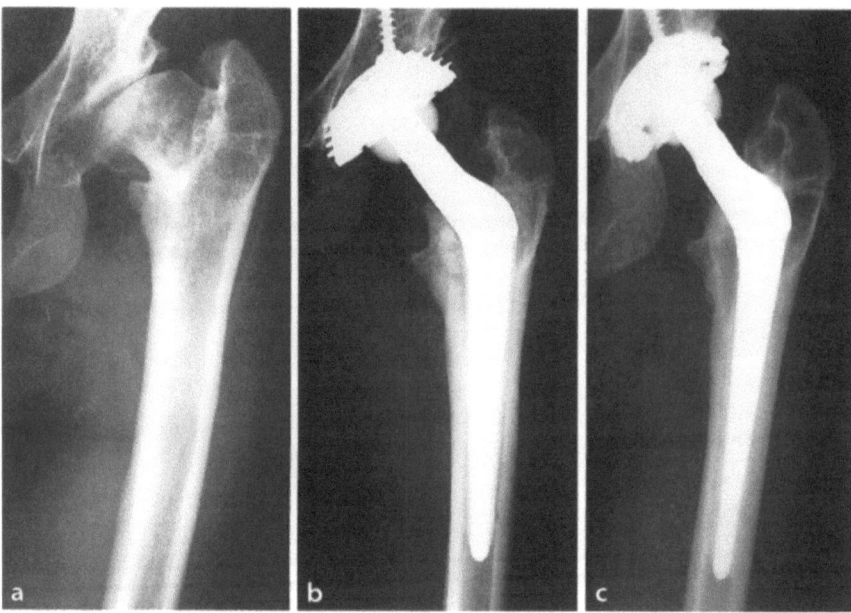

**Abb. 10.** Versorgungsbeispiel einer Konusprothese. **a** Schmerzhafte Dysplasiearthrose der linken Hüfte bei 33-jähriger Frau. **b** 3 Wochen nach der Prothesenversorgung findet sich eine ideale Implantation mit schlüssigem Kontakt des Prothesenschaftes im mittleren Drittel mit der Kortikalis bei freier Schaftspitze. **c** 7 Jahre nach der Implantation ideale Osseointegration der Prothese. Im Bereich der Schaftspitze ist eine neue Knochenanlagerung zu erkennen, die der hier eingeleiteten mechanischen Kraft entspricht

Die Ergebnisse der Revisionsprothese sind von uns und anderen schon wiederholt vorgestellt und publiziert worden [2-6, 8, 9, 13]. Auffallend war bei allen Autoren die lebhafte Knochenbildung im alten Prothesenlager, die den Knochendefekt, der durch die Prothesenlockerung eingetreten ist, relativ schnell wieder ersetzt. Außerdem werden wegen der hohen Rotationsstabilität des Prothesenschaftes die sonst als so unangenehm beschriebenen Oberschenkelschmerzen nicht beobachtet (Abb. 10 und 11).

Nachfolgend werden nun die Ergebnisse einer geschlossenen Serie der ersten 100 Konusprothesen dargelegt, die vor 8-9 Jahren operiert wurden (Tabelle 1).

Die klinischen und röntgenologischen Ergebnisse sind durchgehend sehr zufriedenstellend, wobei die schnelle schmerzfreie Mobilisation hervorzuheben ist. Oberschenkelschmerzen wurden von keinem einzigen Patienten angegeben. In dieser Serie waren 84 weibliche und 16 männliche Patienten. Das Zahlenverhältnis reflektiert, dass die Konusprothese vorwiegend bei dysplastischen Hüften eingesetzt wurde, die beim weiblichen Geschlecht wesentlich häufiger sind.

3 Patienten standen für die Nachuntersuchung nicht zur Verfügung. Von den 97 übrigen hatten 92 keine Beschwerden, auch nicht bei stärkerer

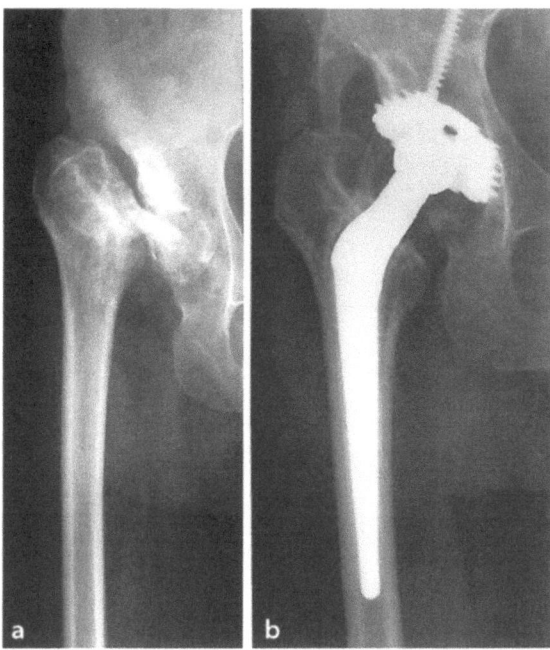

**Abb. 11.** Versorgungsbeispiel einer Konusprothese. **a** Instabile Luxationsarthrose der rechten Hüfte nach konservativer Luxationsbehandlung im frühkindlichen Alter bei jetzt 39-jährigem Mann. **b** 6 Jahre nach der Prothesenversorgung ideale Osseointegration

**Tabelle 1.** Geschlossene Serie der ersten 100 implantierten Konusprothesen

| Konusprothese | |
|---|---|
| – 1991–1994 | n = 635 |
| – 15.4.91–12.8.92 | n = 100 |
| – weiblich | 84 |
| – männlich | 16 |
| Alter | |
| – jüngster Patient | 18 Jahre |
| – ältester Patient | 79 Jahre |
| – Durchschnitt | 51 Jahre |
| Keine Daten | 3 |

körperlicher Beanspruchung. 5 Patienten gaben, auch nur bei eindringlicher Befragung, geringe Beschwerden auf langen Gehstrecken an, waren jedoch wegen der wesentlichen Verbesserung des präoperativen Zustandes zufrieden (Tabelle 2). Bei diesen Patienten waren vor der Prothesenimplantation wiederholt Eingriffe an der Hüfte durchgeführt worden, die eine Vernarbung an den Weichteilen hinterlassen haben.

**Tabelle 2.** Schmerzentwicklung

| 15.4.91–12.8.92 | n = 97 |
|---|---|
| Starke Schmerzen | 0 |
| Leichte Schmerzen | 5 |
| auf langen Gehstrecken | 5 |
| Keine Schmerzen | 92 |

**Tabelle 3.** Komplikationen

| 15.4.91–12.8.92 | | n = 97 |
|---|---|---|
| Lähmung (partiell, reversibel) | | 3 |
| N. femoralis | | 1 |
| N. peronaeus | | 2 |
| Fibröse Versteifung | | 1 |
| Spätinfektion (Entfernung der Prothese) | | 1 |
| Nachsinken (2 mm) mit nachfolgender Osseointegration | | 1 |
| Distale Verankerung mit proximalem Saum | | 11 |
| Hämatom (aspiriert) | | 4 |
| Hämatom (revidiert) | | 0 |
| Ektope Ossifikation | | 6 |
| Brooker 1 | 2 | |
| Brooker 2 | 1 | |
| Brooker 3 | 3 | |

Bei diesen ersten 100 Konusprothesen bestand noch keine ausreichende Erfahrung über die optimale Verankerung des Prothesenschaftes: bei 21 der 97 Hüften zeigte der Prothesenschaft lediglich in der distalen Hälfte einen festen Kortikaliskontakt und eine feste Verklemmung der Schaftspitze in der Kortikalis (Tabelle 3). Innerhalb von 3 Monaten entwickelte sich bei 11 dieser 21 Fälle im proximalen Drittel des Prothesenschaftes ein schmaler Bewegungssaum zwischen der Prothese und der Kortikalis. Trotzdem auch diese Patienten beschwerdefrei sind, zeigt der Bewegungssaum, dass bei einer zu weit distalen Schaftverankerung die Prothese im Knochen schwingen kann, was vermieden werden muss. Im Laufe der Zeit kann sich dieser Bewegungssaum zwar allmählich mit Knochensubstanz auffüllen, zumindest theoretisch besteht jedoch das Risiko der Ermüdungsfraktur des Prothesenschaftes. Bei späteren Operationen haben wir daher die zu weit distale Verankerung peinlich vermieden und uns an die Regeln gehalten, die oben bei der präoperativen Planung angegeben sind: der Prothesenschaft muss im *mittleren Drittel* einen engen Kontakt zur Kortikalis haben und die Schaftspitze soll auf einer Länge von 3–4 cm keinen Kontakt zur Kortikalis haben.

Komplikationen bei der Konusprothese waren selten. Die einzige schwere Komplikation in dieser Serie war eine Spätinfektion 3 Jahre postoperativ, die die Prothesenentfernung erforderlich machte. Ob die sehr ungünstigen Weichteilverhältnisse in diesem Fall zu der Spätinfektion beigetragen haben, ist retrospektiv schwer zu beurteilen (Tabelle 3).

Ein Nachsinken der Prothese war kein geläufiges Problem und ist bei einem Konuswinkel von 5° auch nicht zu erwarten. Nur einmal ist bei einem schwergewichtigen Patienten die Prothese um 2 mm nachgesunken, hat dann aber im konischen Knochenlager festen Halt gefunden und zu einer Osseointegration geführt. Auch während der folgenden 8 Jahre ist diese Prothese nicht weiter eingesunken.

Bei 3 Hüften ist eine reversible Teilparese eingetreten, einmal am N. femoralis, zweimal am N. fibularis. Nach 6 Monaten waren die Paresen wieder abgeklungen. Bei einer Hüfte, die präoperativ narbig wackelsteif war, ist eine erneute narbige Teilversteifung eingetreten, wegen der ungünstigen Weichteilverhältnisse wurde auf eine Narbenrevision verzichtet.

4-mal musste ein postoperatives Hämatom punktiert werden. Bei 6 Hüften ist eine heterotope Ossifikation aufgetreten, davon 3-mal Stadium Brooker 3 (Tabelle 3).

## ■ Zusammenfassung

Bei der Implantation von Femurprothesen muss, vorallem bei der zementfreien Verankerung, die Form des proximalen Femursegmentes berücksichtigt werden. Für die nach proximal breit ausladende „trompetenförmige" Morphologie stehen zahlreiche Femurprothesen zur Verfügung. Oft hat das Femur jedoch eine schlanke, mehr zylindrische Konfiguration, wie sie häufig bei der Dysplasie des Hüftgelenkes, aber auch als Variante der anatomischen Konstitution oder als ethnische Variante anzutreffen ist. Hier sind konventionelle Femurprothesen mit einem proximal querovalen oder rechteckigen Querschnitt oft nur mangelhaft zu plazieren, weil sie den engen Knochen sprengen können. Auch eine pathologische Anteversion kann oft nicht ausreichend korrigiert werden. Die Konusprothese ist dieser Morphologie gut angepasst, wenn die präoperative Planung einen guten Kontakt der Kortikalis mit dem mittleren Drittel des Prothesenschaftes zeigt. Die konische Verankerung des konischen Schaftes in der konisch gefrästen Markhöhle führt zu einer großen Primärstabilität, die die wichtigste Voraussetzung für eine Osseointegration des grobgestrahlten Titanimplantates darstellt. Die scharfen Längsrippen am Prothesenschaft, die sich etwas in den Knochen einschneiden, führen zu einer großen Rotationsstabilität, die die Erklärung dafür ist, dass Oberschenkelschmerzen bei der Konusprothese unbekannt sind.

In der Erfahrung von 13 Jahren bei 370 Revisionsprothesen und von 9 Jahren bei 635 Konusprothesen hat sich die konische Schaftverankerung bewährt und hat zu sehr zufriedenstellenden klinischen und röntgenologischen Ergebnissen geführt. Die Operationstechnik ist relativ einfach, Komplikationen sind sehr selten. Besonders eindrucksvoll ist die subjektive Zufriedenheit der Patienten. Voraussetzung für den Erfolg ist die korrekte präoperative Planung, die sicherstellt, dass bei der Konusprothese die Morphologie des ausgewählten Femur einen Kontakt zwischen der Kortikalis und dem mittleren Drittel des Prothesenschaftes gewährleistet. Bei der Revisionsprothese ist vorallem die Wahl des korrekten Schaftdurchmessers und der richtigen Verankerungstiefe des Prothesenschaftes die Grundlage eines guten Ergebnisses.

# ■ Literatur

1. Buser D, Schenk RK, Steinemann S, Fiorellini JP, Fox CH, Stich H (1991) Influence of surface characteristics on bone integration of titanium implants. A histomorphometric study in miniature pigs. L Biomed Mater Res 25:889–902
2. Castelli CC, D'Angelo F, Molina M, Ferrario A, Cherubino P (1999) Radiographic evaluation of the „conus" uncemented stem. Hip International 9:133–138
3. Grünig R, Morscher E, Ochsner PE (1997) Three- to 7-year results with the uncemented SL femoral revision prosthesis. Arch Orthop Trauma Surg 116:187–197
4. Hartwig C-H, Böhm P, Czech U, Reize P, Küsswetter W (1996) The Wagner revision stem in alloarthroplasty of the hip. Arch Orthop Trauma Surg 115:5–9
5. Karnezis IA, Dretakis KE, Chesser TJS, Lee MB, Learmonth ID (1999) The Wagner uncemented long-stemmed revision prosthesis: medium-term results for proximal femoral osteolysis. Hip International 9:25–30
6. Kolstad K, Adalberth G, Mallmin H, Milbrink J, Sahlstedt B (1996) The Wagner revision stem for severe osteolysis. Acta Orthop Scand 67:541–544
7. Schenk RK, Wehrli U (1989) Zur Reaktion des Knochens auf eine zementfreie SL-Femurrevisionsprothese. Orthopäde 18:454–462
8. Stoffelen DVC, Broos PLO (1995) The use of the Wagner revision prosthesis in complex (post) traumatic conditions of the hip. Acta Orthop Belg 61:135–139
9. Wagner H (1989) Revisionsprothese für das Hüftgelenk. Orthopäde 18:438–453
10. Wagner H, Wagner M (1995) Konische Schaftverankerung zementfreier Hüftprothesen – Primärimplantation und Prothesenwechsel. Endoprothetik, Morscher EW (ed): Springer, Berlin Heidelberg, S 278–288
11. Wagner H, Wagner M (2000) Cone prosthesis for the hip joint. Arch Orthop Trauma Surg 120:88–95
12. Wong M, Witschger P, Eulenberger J, Schenk R, Hunziker E (1994) Effect of surface roughness and material composition on osseointegration of implant materials in trabecular bone. Orthop Res Soc 40:598
13. Zimmer-Amrhein S, Voigt C, Enes-Gaiao F, Rahmanzadeh R (1996) Der Einsatz des Wagner-Revisionsschaftes zur primären prothetischen Versorgung per- und subtrochantärer Trümmerfrakturen des alten Menschen. Akt Traumatol 26:84–87

# 12 Die CHENDO-Femurprothese – Trabekulär orientiertes Endoprothesensystem

U. Holz, F. Copf

Anders als die zahlreichen Variationen der Prothesenschäfte – Thompson, Moore, Charnley und viele Designvariationen der letzten vier Jahrzehnte –, die mehr oder minder die technische „Stiel in Rohr"-Verankerung verfolgen, versucht die CHENDO-Prothese die gelenknahen Spongiosastrukturen für die Verankerung zu nutzen.

Dieses Verankerungsprinzip basiert auf den Erkenntnissen, dass sich das Stützgewebe als Regelkreis mechanischer Reize differenziert. Diese mechanischen Stimuli sind definiert als Spannung, Deformation und Verzerrungsgeschwindigkeit. Eine dauerhafte Prothesenverankerung in einem solchen Stützgewebe wird dann möglich sein, wenn es gelingt, das Fließgleichgewicht des Knochens in seiner globalen Entropie so weit wie möglich zu erhalten. Nachdem im gelenknahen Knochen vorwiegend die Spongiosa für den Krafttransfer verantwortlich ist, liegt es nahe, diese Knochenstruktur zu erhalten und die Konstruktion der Prothese so gut wie möglich der Anatomie anzupassen. Leichtbaukonstruktionen haben unsere Prothesenentwicklung genauso stark beeinflusst wie anatomische Studien des „hydrodynamischen Spongiosasystems" und mathematische Lösungen zur Erfassung des Fließgleichgewichtes des Knochens in seiner funktionellen Anpassung [1–6, 8, 9, 11]. Die Entwicklung der CHENDO-Prothese hat unter Beachtung biologischer Prinzipien und und technischer Anpassung lange gedauert und wurde – ob ihrer von der gewohnten „Normalität" abweichenden Form – skeptisch beobachtet.

## ■ Konstruktionsmerkmale

Die offene Form der trabekulär orientierten Endoprothese zielt darauf ab, die Knochenstrukturen im proximalen Femur so weit wie möglich zu erhalten. Die Resektionsebene am Schenkelhals verläuft horizontal und wird so weit wie möglich nach kranial verlagert, so dass der gesamte Calcar femoris erhalten bleibt. Die Endoprothese liegt mit einer stabilen Tragplatte auf dieser Resektionsebene. Von der Tragplatte ragt eine der anatomischen Form des koxalen Femurs angepasste, dreidimensionale, großflächige Gerüstkonstruktion in den proximalen Femur hinein. Ringbunde an den Pfeilern und Querträgern der Prothese dienen der Übertragung von Druck-

*und* Zugspannungen. Verstrebungen in den Trochanter major hinein ermöglichen das Auffangen der Zugkräfte am Hüftgelenk und tragen zur Rotationsstabilisierung der Prothese bei.

Diese Prothese trägt der multidirektionalen Krafteinwirkung voll und ganz Rechnung. Der von der Tragplatte nach kranial ragende Konus zum Aufstecken des künstlichen Hüftkopfes weist in der jetzigen Titankonstruktion einen Valguswinkel zur Schaftachse von 127° auf und war bei dem seither verwendeten, gegossenen Modell aus einer Kobalt-Chrom-Molybdän-Legierung steiler.

Die Prothese steht in sechs verschiedenen Größen, jeweils für links und rechts zur Verfügung. Die Größen werden nach räumlicher Ausdehnung angegeben. Das verdrängte bzw. erhaltene Spongiosavolumen wird für jede Größe berechnet.

### Maße und Daten im Spongiosaraum

| Prothesengröße | CH Ti 30 | CH Ti 40 | CH Ti 50 | CH Ti 60 | CH Ti 70 | CH Ti 80 |
|---|---|---|---|---|---|---|
| Metalloberfläche | 6700 mm$^2$ | 8235 mm$^2$ | 8740 mm$^2$ | 10000 mm$^2$ | 11190 mm$^2$ | 12265 mm$^2$ |
| Metallvolumen | 8,6 ml | 10,6 ml | 12,5 ml | 15,1 ml | 17,7 ml | 20,4 ml |
| Spongiosavolumen | 9,4 m | 12,7 ml | 14,7 ml | 17,4 ml | 20,0 ml | 22,5 ml |
| Anteil Spongiosa | 52,2% | 54,5% | 54,0% | 53,5% | 53,1% | 52,4% |
| Schaftlänge | 69 mm | 76 mm | 83 mm | 87 mm | 92 mm | 97 mm |

## ■ Ergebnisse

Zwischen 1987 und 1999 wurden 658 CHENDO-Endoprothesen (Pfanne und Femurkomponente) implantiert. Trabekulär orientierte Pfannenimplantate werden seit 1982 verwendet. Von 676 CHENDO-Pfannen sind 320 als Revisionspfanne eingesetzt worden [10].

In der jetzigen Arbeit sollen nur die längerfristigen Ergebnisse (8–13 Jahre) von 359 CHENDO-Femurendoprothesen vorgestellt werden (Abb. 1 a–d, Abb. 2).

**Abb. 1. a** Arthrose mit ausgeprägter Synovitis bei einer 57jährigen Patientin; **b** Implantation der trabekulär orientierten Endoprothese mit Trochanterosteotomie. Die Tragplatte der Endoprothese liegt nur zum Teil dem Knochen auf; **c** Neustrukturierung des Knochens im Verankerungslager der Endoprothese. Jetzt Auflage der Tragplatte; **d** 10 Jahre nach der Implantation ist die Knochenstruktur am koxalen Femurende gleichmäßig. Die Prothese ist solide integriert und am Calcar femoris kam es sogar zum Aufbau einer knöchernen Abstützung. Die Spongiosastruktur um und innerhalb der Prothese ist erhalten

# Die CHENDO-Femurprothese – Trabekulär orientiertes Endoprothesensystem

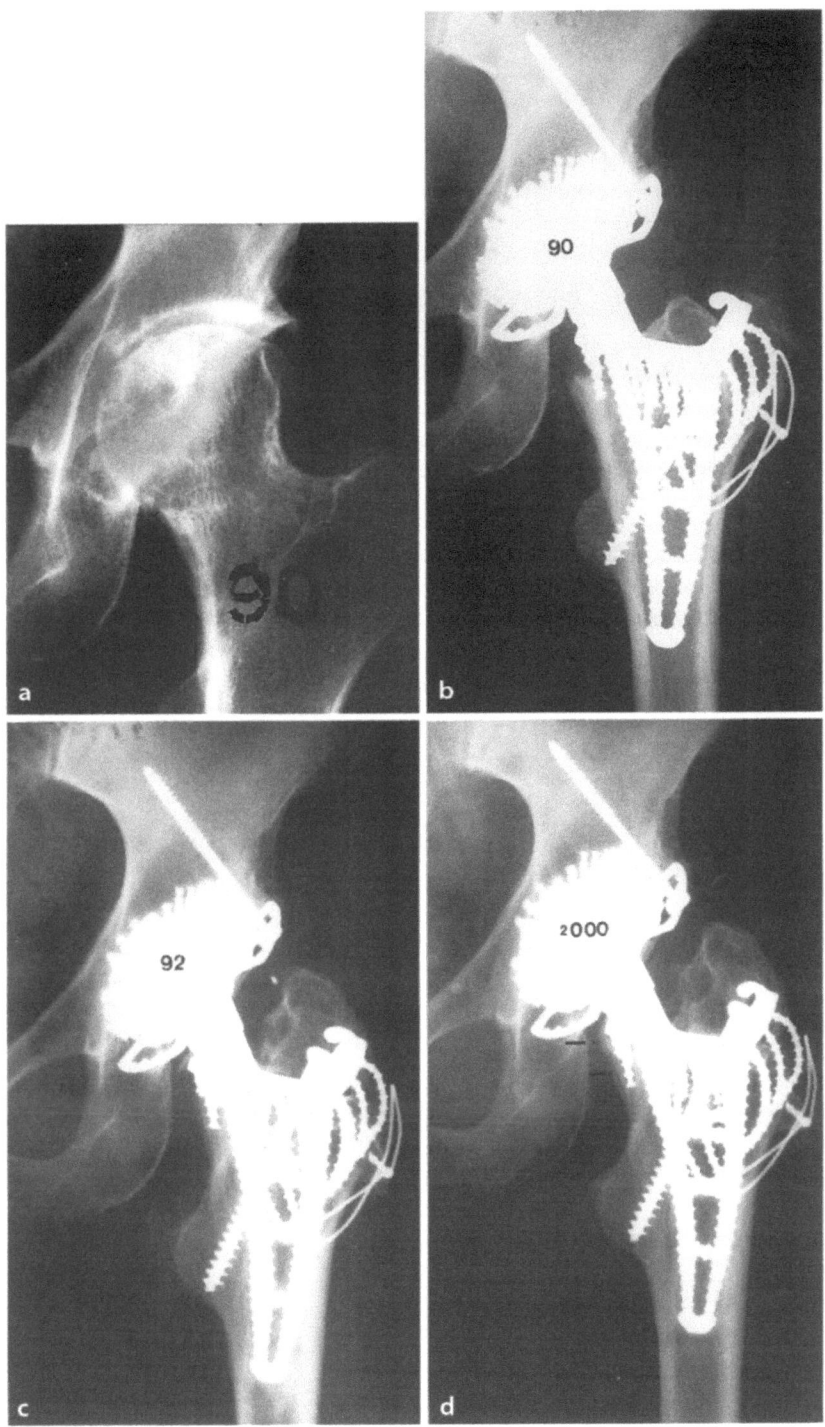

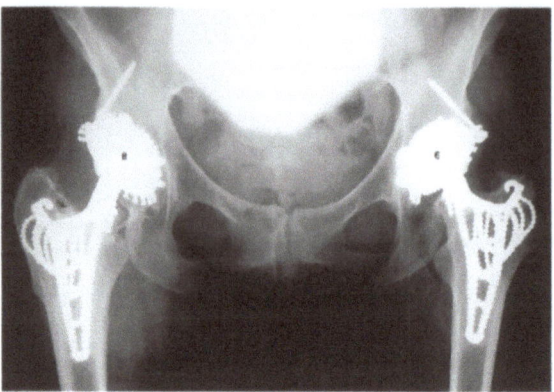

**Abb. 2.** 6 und 8 Jahre nach Implantation der trabekulär orientierten Endoprothese ist die Knochendichte und Spongiosastruktur am koxalen Femurende regelrecht. Auf der rechten Seite (8 Jahre) ging der Endoprothesenoperation 10 Jahre zuvor eine Valgisationsosteotomie voraus

Die Indikation zur Operation waren idiopathische Arthrosen, Hüftdysplasien, Femurkopfnekrosen, posttraumatische Arthrosen, gelockerte Endoprothesen, Coxitis, Morbus Perthes und andere.

### CHENDO Femur- und Pfannenimplantate 8–13 Jahresergebnisse

| Indikationen | n = 359 |
| --- | --- |
| Idiopathische Arthrosen | 217 |
| Hüftdysplasien | 47 |
| Hüftkopfnekrosen | 43 |
| Posttraumatische Arthrosen | 19 |
| Gelockerte Hüftendoprothese | 10 |
| Coxitis | 8 |
| M. Perthes | 4 |
| Andere Vorerkrankungen | 4 |

Die anfänglich bestehenden technischen Schwierigkeiten bei der Implantation reflektieren die intraoperativen Schaftfrakturen und Trochanterpseudarthrosen. Es wurden außerdem 4 Frühinfekte innerhalb von 12 Monaten und 32 periartikuläre Ossifikationen vom Schweregrad III nach Arcq beobachtet.

### Frühkomplikationen der Femurkomponente (n = 359)

| | |
| --- | --- |
| Intraoperative Schaftfrakturen | 27 |
| Trochanterpseudarthrosen | 22 |
| Luxationen | 15 |
| Infekte (< 12 Monate) | 4 |
| PAO Stadium III nach Arcq | 32 |

Im gesamten Beobachtungszeitrum kam es in diesem Kollektiv zu 26 Schaftlockerungen, davon 12mal mit Metallbruch und zu einem Spätinfekt.

**Spätkomplikationen der Femurkomponente**

| | |
|---|---|
| Schaftlockerungen | 26 |
| davon Materialbruch | 12 |
| Spätinfekt (> 12 Monate ) | 1 |

## ■ Schlussfolgerungen

Mit diesen längerfristigen Ergebnissen ist der Beweis erbracht, dass die Verankerung einer Endoprothese in der Substantia spongiosa erfolgreich ist. Die große Verankerungsoberfläche des Implantates und die Erhaltung spongiöser Räume und Funktionen ermöglicht offensichtlich den Bestand des Fließgleichgewichtes zwischen Knochenab und Anbau. Im Gegensatz zu stielverankerten Endoprothesen nimmt die Knochendichte im koxalen Femurabschnitt nicht ab [7].

Wie andere zementfreie Endoprothesen benötigt auch die trabekulär orientierte Endoprothese eine feste primäre Verankerung. Nur über eine feste primäre Verankerung gelingt der Wiedereinbau der temporär entnommenen Spongiosa.

Wie bei anderen zementfreien Prothesen ist die Primärverankerung nur qualitativ, nicht aber quantitativ zu erfassen. Feste Primärverankerung und Pressfit sind unscharfe Begriffe, die im Einzelfall nie gemessen werden. Bei zu festem Einschlagen der Prothese können die unphysiologischen Radiärkräfte so groß werden, dass es zur Fissur oder Fraktur kommt. Es ist auch davon auszugehen, dass die primäre Verklemmung oder der Pressfit nur von relativ kurzer Dauer ist. Die Grenzschicht zwischen Implantat und Knochen wird auf lange Sicht von der biologischen Seite, d.h. von der funktionellen Anpassung des Knochens bestimmt. Die Qualität des Knochens und die Materialeigenschaften und Materialformen der Implantate modulieren diesen Anpassungsprozess und damit auch die Grenzschichtreaktionen. Vor diesem biologischen Hintergrund macht es wenig Sinn, die zementfreie Prothesenverankerung vorwiegend von der technischen Passgenauigkeit der Formung des Knochens und des Implantates abhängig zu machen, sondern es ist vielmehr geboten, den Spielraum der biologischen Funktionen und Strukturen zu erhalten und die technische Konstruktion der Biologie unterzuordnen (Bionik).

## ■ Literatur

1. Copf F, Czarnetzki A, Lierse W (1990) Substrukturen in der Substantia spongiosa des Caput femoris und des Talus. Acta anat 138:297-301
2. Copf F, Holz U (1994) Knochen als dynamisches Prinzip. Georg Thieme Verlag
3. Faust G (1999) Bone remodelling: An approach of phase Transition in saturated porous solids. Europaean Conference on Computational Mechanics, Munich
4. Holz U, Copf F (1990) The trabecular prosthesis 1983-1990. In: Coombs R, Gristina A, Hungerdord D (eds) Joint replacement. State of the art. Orthotext, London
5. Holz U, Copf, F, Thielemann F (1991) Die Implantation der trabekulär orientierten Hüfttotalendoprothese. Operat Orthop Traumatolol 3:1-16
6. Holz U, Copf F, Faust G, Lierse W (1997) Hüftprothesenimplantation unter Berücksichtigung neuer Strukturen im Skelettsystem. Hefte zu „Der Unfallchirurg", Heft 261, Springer
7. Kühnle UH (1997) Adaptation des Knochengewebes an das trabekulär orientierte Prothesensystem. Bestimmung der osteoblastisch-osteoklastischen Aktivität des proximalen Femur bei implantierter Hüfttotalendoprothese. Inaugural-Dissertation zur Erlangung des Doktorgrades der Medizin, Universität Tübingen
8. Pauwels F (1969) Eine neue Theorie über den Einfluss mechanischer Reize auf die Differenzierung der Stützgewebe. X. Beitrag zur funktionellen Anatomie und kausalen Morphologie des Stützapparates. Z Anat Entwickl.-Gesch 121:478-515
9. Tobin WJ (1955) The internal architecture of the femur and its clinical significance. The upper end. J Bone Jt Surg 37-A(1):57-72
10. Wirtz CCh, Thielemann F, Holz U (1997) Zementfreie Revisionsarthroplastik der Hüftpfanne - Mittelfristige Ergebnisse mit dem trabekulär orientierten Pfannenimplantat. Z Orthop 135:301-309
11. Wolff J (1982) Das Gesetz der Transformation des Knochens. Hirschwald, Berlin

# 13 Bionik als Grundlage eines trabekulär orientierten Endoprothesensystems

F. COPF, U. HOLZ

In der vorliegenden Arbeit konnten Bestandteile eines Subsystems der hydrodynamisch wirksamen Bau-Elemente des menschlichen Skeletts dargestellt werden. Diese Abgrenzung zu Bio-Membranen als Tensulae bezeichneten Strukturen fanden sich in funktionell deutlich unterschiedlich belasteten Skelettelementen. Zur Untersuchung an regulären Knochen wurden Präparate aus dem coxalen Ende des Femurs entnommen. Des Weiteren wurden Präparate einer ausgebauten, knöchernen, festverankerten CHENDO zementfreien Hüftprothese (ausgebaut wegen Allergie) im Hinblick auf das Vorhandensein von Tensulae betrachtet. Darüber hinaus wurden sehr interessante Knochenstrukturen unterhalb der Platte und um die Säulen gefunden. Es konnten in allen untersuchten knöchernen Geweben Tensulae nachgewiesen werden. Auf Grund der erkennbaren morphologischen Bauprinzipien, teilweise Kompartimentierung des interspongiösen Raumes, Oberflächenvergrößerung und Elastizität sowie Fenestrierung, lässt sich die Bedeutung dieser in einer Stoßdämpferfunktion sehen. Es liegt nahe, dass die Tensulae in ihrer Gesamtheit durch ihre biomechanischen Eigenschaften in der Lage sein könnten, Druckkräfte, die ein knöchernes Gewebe durchlaufen, in ihrer Stärke zu reduzieren. Diese Befunde erlauben die Behauptung, dass es sich um ein bionisches Prothesensystem handelt, welches in vollem Umfang die Re-Oszifizierung des Spongiosaraumes erlaubt, selbstverständlich adaptiert auf neue biomechanische Situationen im Spongiosaraum nach Implantation der Prothese.

Es ist interessant, dass sich nach der Implantation der Prothese im Spongiosaraum der Knochen, bzw. die trabekuläre Form nicht den bekannten Gesetzen, welche Pauwels im Jahr 1960 in Form einer doppelten Reaktion des Knochengewebes auf einwirkende Druck-, Zug- und Schub-Spannungen beschrieben hat, beugt. Durch Untersuchungen im Knochenlabor der Orthopädischen Klinik Tübingen konnten bei der ausgebauten trabekulär orientierten Endoprothese, welche drei Jahre im Körper saß, radiologisch vollständig unauffällig war, aber dem Patienten ständigen Schmerz verursachte, andere Kompensationswege gezeigt werden.

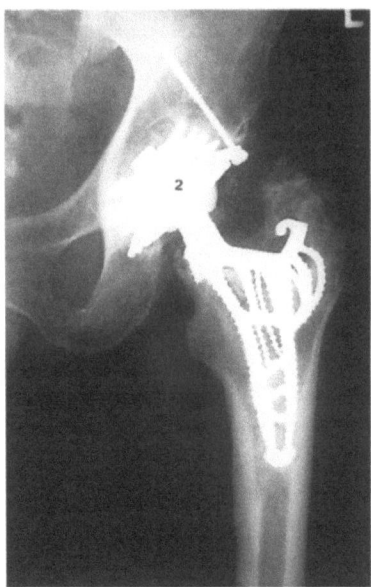

**Abb. 1**

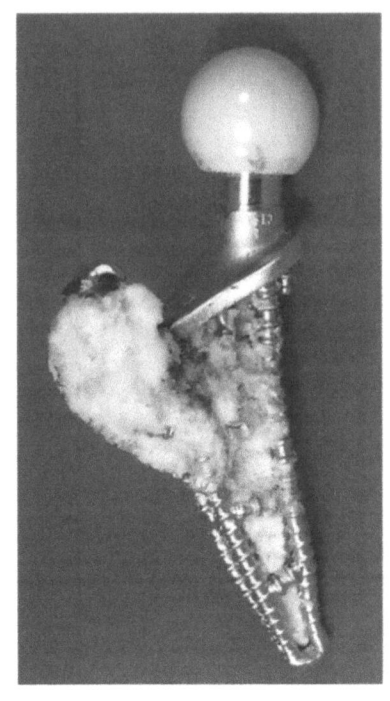

**Abb. 2**

**Abb. 1.** Linksseitige CHENDO-Endoprothese im Körper 2 Jahre. Es sind sichtbare Knochenverdichtungen unter der Platte, um die Säulen, sowie trabekuläre Struktur zwischen den eben beschriebenen Verdichtungen. Diese Zonen zeigten keine Krafteinwirkungsausrichtungen. Unter der Platte, sowie um die Säulen findet sich eine Struktur, welche der kalzifizierten Zone ähnlich ist. Es ist eine poröse Struktur, dicht, mit vielen Kanälen, in welchen die kleinen Tensulae gefunden werden. Diese Struktur wurde gefunden in der kalzifizierten Zone als Nachfolge enchondralen Knorpels. Die wenige Struktur zwischen den Säulen, bzw. diesen porösen dichten Strukturen, zeigt aber eine Struktur, welche im normalen proximalen Femur als Ward'sches Dreieck bezeichnet wird und im Scan-Mikroskop als chaotische Strukturform sich darstellt. Nach dem Knochenumbaumodel von Faust (Univ. Stuttgart 1999) wird dieser Knochen als ein Zweiphasen-Material beschrieben (S = Solid, F = Fluid), der theoretische Hintergrund ist die Theorie der porösen Medien, der Knochenumbau wird als Phasenübergang modelliert. Die mechanischen Reize und die Umbaugesetze sind das Resultat theoretischer Herleitungen und keine Postulate

**Abb. 2.** Ausgebaute Prothese voll mit Spongiosa, ausgefüllt mit eindeutig sichtbaren Verdichtungen unterhalb der Platte und um die Säulen. Zwischen den Säulen und dem Knochen findet sich kein weiches Gewebe

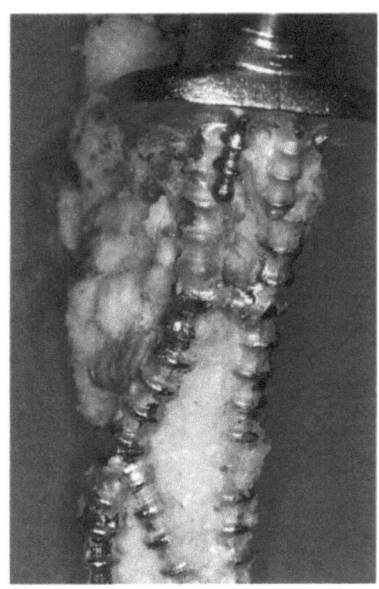

**Abb. 3.** Das gleiche explantierte Implantat aus anderer Sicht

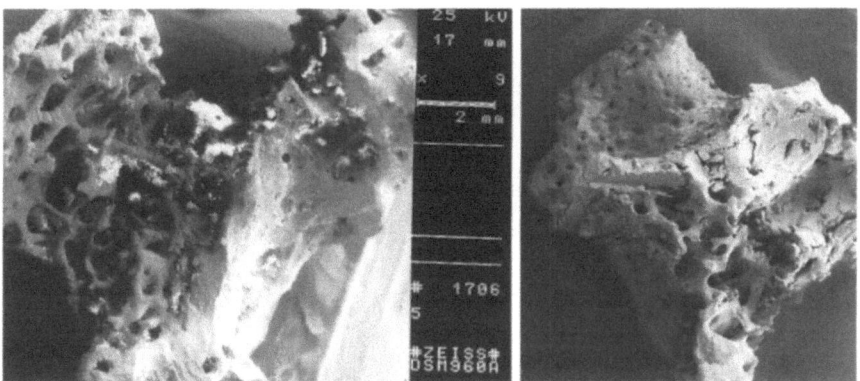

**Abb. 4.** Abgenommener, poröser, dichter Strukturteil unterhalb der Platte und der Säule im Scan-Mikroskop. Hier finden sich multiple Kanalöffnungen in dieser dichten Struktur. In diesen Kanälen der dichten porösen Struktur finden sich multiple Membranen, so genannte kleine Tensulae als Reste von Chondrozyten. Zwischen zwei dichten Säumen unterhalb der Platte und der Säulen findet sich trabekuläre Struktur, welche der Form des Ward'schen Dreiecks ähnelt. Wir nennen diese Struktur chaotische Form

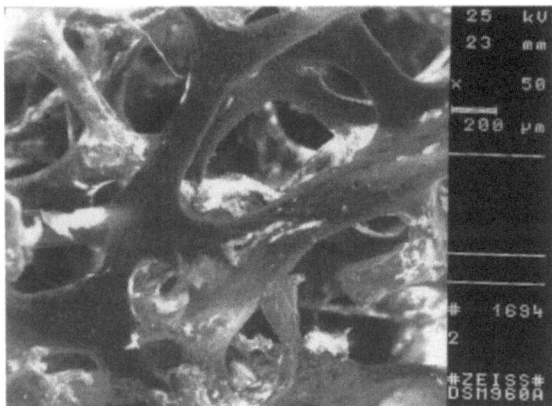
**Abb. 5.** Detailaufnahme der chaotischen Struktur

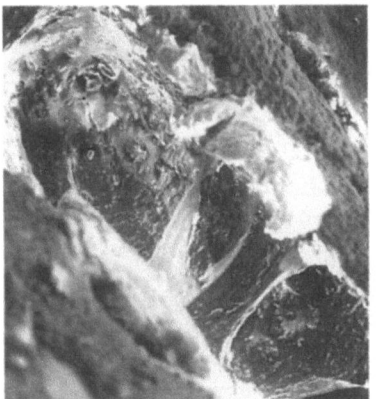

**Abb. 6**

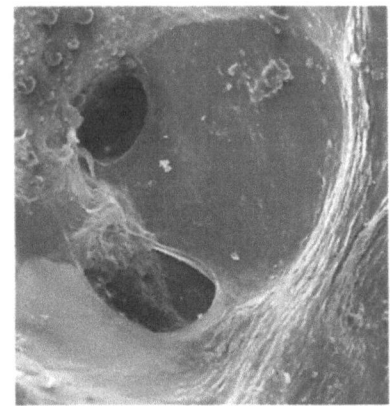

**Abb. 7**

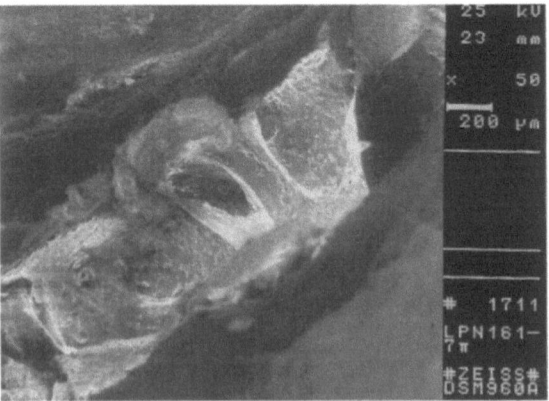

**Abb. 8**

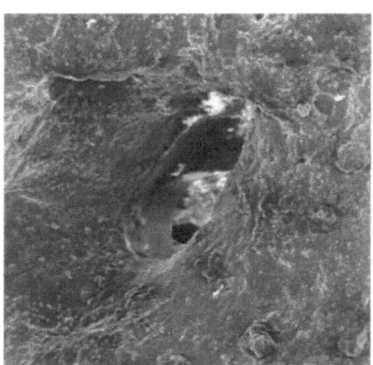

Abb. 9

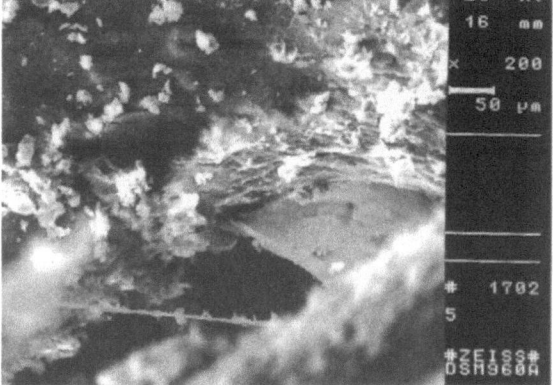

**Abb. 9, 10.** Große Tensulae im Ward'schen Dreieck, bzw. in der chaotischen Struktur

Es ist erfreulich, dass die Substantia spongiosa fähig ist, das Implantat zu tragen. 1987 wurde bei der ersten Vorstellung dieses Systems beim Bio-Colloquium in Köln der Prothese prophezeit, dass man sie in zirka drei Monaten mit zwei Fingern entfernen wird. Entgegen dieser Behauptung wird heute das Prothesensystem als nicht ausbaufähig bezeichnet.

Das bedeutet mit anderen Worten, in diesem System hat sich die Mechanik mit der Biologie arrangiert. Die Mechanik zerstört nicht die Biologie, wie sie das bei den klassischen Prothesen macht. Die Biologie kann sich neben dieser mechanischen Entwicklung in einer neuen, bis jetzt nicht bekannten Form, in voller Funktion der Tragbarkeit der Prothese behaupten: Das nennt man Bionik.

◄─────────────────────────────────

**Abb. 6, 7, 8.** Kanäle mit Membranen, bzw. kleinen Tensulae, welche man im enchondralen Knorpel als Reste von Chondrozyten beim heranwachsenden Skelett im enchondralen Knorpelbereich gefunden hat. Dieser Fund spricht dafür, dass sich unterhalb der Platte und im Bereich der Säulen der dichte Saum aus enchondralem Knorpel entwickelte. Wir haben bereits 1991 in der „Aktuellen Chirurgie" die Existenz des enchondralen Knorpels unterhalb der Platte der CHENDO-Prothese veröffentlicht (Copf et al.). Hier wiederholen sich die Bilder

# 14 Cl. ESKA-Stiele/Endoprothesen

P. DUFEK

1983 haben Henßge, Hanslik und Grundei einen neuartigen zementlosen Stiel der Hüftendoprothese vorgestellt und in die klinische Anwendung gebracht. Er war an den proximalen Femur anatomisch angepasst und hat eine offenzellige Flächenstruktur, sog. Metallspongiosastruktur. Der Stiel ist aus einer Kobaltbasislegierung als Einzelstück gegossen, die offenzellige makroporöse Struktur hat ein miteinander kommunizierendes Hohlraumsystem und einen homogenen Kern.

Die Poren sind zwischen 0,8–2,5 mm groß, die tiefe Struktur beträgt 3 mm, das Porenvolumen beträgt 60%.

Die primäre Stabilität ist durch die rauhe Oberfläche des Stieles gewährleistet, es kommt zur sekundären (biologischen) Fixation durch Knocheneinwuchs in die Oberflächenstruktur.

Die mittel- und langfristigen Ergebnisse wurden klinisch und radiologisch in verschiedenen Kliniken systematisch prospektiv und retrospektiv studiert, über die biologische Fixation wurden durch histologische Untersuchungen der Implantate Erkenntnisse gewonnen.

Die klinischen Studien mit mittel- und langfristigen Ergebnissen sind einheitlich mit dem Harris-Hip-Score begutachtet.

Plötz berichtet im Jahre 1992 über 90% gute Ergebnisse, Sprick im Jahre 1993 über 94% gute Ergebnisse, Sielewicz & Scholz im Jahre 1997 über 79% gute Ergebnisse, aber auch über einen 6%igen Revisionsanteil.

Die Arbeitsgruppen aus Japan und den Niederlanden berichten im Jahre 1997 über 91% gute Ergebnisse. Die publizierte Studie von Decking aus dem Jahre 1999 berichtet über 91% guter Ergebnisse.

In den Arbeiten wurden auch über Oberschenkelschmerzen bei 4–9% der Patienten berichtet.

Die durchschnittliche Überlebensrate der Endoprothese nach 10 Jahren beträgt nach Angaben von Scholz aus dem Jahre 1998 89%.

Die radiologischen Untersuchungen sind von großer Wichtigkeit aus Sicht des unterschiedlichen Elastizitätsmoduls der Endoprothese und der Fixation der Prothese in dem Knochenlager. Im Laufe der Jahre wurde festgestellt, dass es in der Umgebung der distalen Hälfte der Endoprothese zu einer hyperreaktiven Reaktion des Knochenlagers kommt, im proximalen Femur kommt es dann zu einer Knochenresorption.

Die histologische- und REM-Untersuchung der Implantate hat gezeigt, dass es spätestens 3 Monate nach der Endoprothesenimplantation zu einem knöchernen Verbund zwischen dem Knochenlager und der Prothese durch den dreidimensionalen Knocheneinwuchs in das Hohlraumsystem der MS-Oberfläche kommt. Eingewachsenes Knochengewebe und die metallische Oberfläche sind dann zwei verbundene Systeme im Sinne des mechanischen Interlocking.

Die histologische- und REM-Mikroskopie hat neben dem Knochengewebe auch angewachsenes Bindegewebe gezeigt.

Dieser dreidimensionale Einwuchs des Knochen- und Bindegewebes verhindert dann eine Lockerung der Prothese durch späteren Polyaethylenabrieb. Dies muss man als großen Vorteil dieser Prothese ansehen.

Diese Oberflächenstruktur bietet eine gewisse Gefahr im Übergang zum Kern dieses Stieles, im distalen Bereich ist der homogene Kern der Prothese dünner, sodass Prothesenbrüche möglich sind.

Dieser technische Schwachpunkt wurde von der Firma ESKA (Grundei) durch die Einführung einer neuen Verfahrensweise zur Herstellung der neuen Coralloforteestruktur (Metallspongiosa II) behoben. Die Struktur wird aus Einzelelementen (Tripoden) aufgebaut, die entsprechende Bauteilgröße wird unter der vorliegenden Knochenstruktur in der Größe vorgegeben. Diese Struktur bietet dreidimensionale Freiräume, sodass ein optimaler Um- und Durchbau ossärer Strukturen gefördert wird.

Die Form des Endoprothesenstiels wurde geändert, anatomisch bis gerade; die Oberfläche wurde nach Wunsch der Anwender als Rucksack-, Pinguin- oder 2/3-G2-Stiel geliefert.

Die prospektiven Studien von diesem Implantat sind selten, die letzte Studie ist von Kühner aus dem Jahre 1999 mit fast bis zu 16% Patienten mit Teillockerungen oder Lockerungen, deswegen wurde die Tripo mit HA beschichtet.

In unserer Klinik haben wir in den Jahren 1996–1998 Erfahrung mit 1200 Endoprothesenstielen des Typs G2-ESKA gemacht.

## ■ Erfahrungen und Beobachtungen

Die Endoprothesen wurden postop. 3 Wochen nicht belastet; anschließend volle Belastung. Radiologisch haben wir ein interessantes Phänomen festgestellt: Zwischen dem 3. und 9. Monat postop. kommt es beim ursprünglich guten Sitz des Implantates zu einer Varuskippung und anschließend zwangsläufig zur Revisionsoperation.

Ein weiteres Phänomen, das wir beobachtet haben, liegt zwischen dem 6. und 12. postop. Monat: Es treten Oberschenkelschmerzen bei unveränderter Stielposition ohne Lockerungszeichen der Prothese auf.

Therapie: Bestrahlung oder Wechsel der Endoprothese. Decking schlägt eine Cortikalisdekompression durch Einbohrung vor.

Verkippungen des Stieles haben wir bei 3% aller Fälle beobachtet, über Oberschenkelschmerzen klagten 10% der Patienten.

Bei den Revisionsoperationen haben wir knöchern gut integrierte Stiele gefunden, welche morphologisch untersucht wurden. Die Untersuchungen wurden durchgeführt um zu zeigen, wie die Grenzschicht zwischen Implantat und Knochen bei radiologisch gut integriertem Hüftschaft und klinisch persistierenden Oberschenkelschmerzen gestaltet ist.

Die histologische Untersuchung explantierter Endoprothesenstiele allein ist für Summationseffekte nicht ausreichend.

Das Raster-Elektronenmikroskop bietet die Möglichkeit der räumlichen Darstellung infolge seiner hohen Tiefenschärfe, sodass die Grenzschicht zwischen Implantaten und Knochen grundsätzlich dreidimensional untersucht werden kann. Es besteht dabei die Möglichkeit, qualitative Aussagen über das Einwuchsverhalten des Knochens zu machen. Interessant ist auch die quantitative Beurteilung der knöchernen Integration dieser Implantate. Hierzu dient die sog. „Back-Scattered-Elektromikroskopie" (BSE). Mit Hilfe der BSE kann der Mineralgehalt bzw. der Mineralisationsgrad des Knochengewebes anhand von Grauwertstufen beurteilt werden. Dabei ist es möglich, im Gegensatz zur weitverbreiteten Microradiographie, Projektions- und Summationseffekte auszuschalten. Dadurch sind quantitative Aussagen bezüglich der Osteointegration von Metallimplantaten möglich.

Die Implantate werden horizontal druchtrennt, die einzelnen Implantatscheiben werden in PMMA eingebettet, poliert und weiterhin mit REM und Gold bedampft und präpariert. Der „Back-Scattered-Elektrondetektor" wird mit verschiedenen Standards genau definierter Proben kalibriert, sodass Rückschlüsse aus unterschiedlichen Grauwertstufen auf den Mineralgehalt der untersuchenden Proben gezogen werden können. Mit Hilfe des Bildanalysesystems (ASES 300) können die Proben quantitativ untersucht und statistisch ausgewertet werden.

Es wurden 2 Regionen (proximal und distal im Bereich der strukturierten Oberflächen) des explantierten ESKA-Stieles Metallspongiosa II mit Hilfe der BSE (20fache Vergrößerung) untersucht. Die gesamte Zirkumferenz wurde in 15 Segmente unterteilt. In jedem Segment wurde die Osteointegration (direkter Knochen-Metallkontakt, Oberflächenprozent) und der prozentuale Anteil des knöchernen Einwachsens (Volumenprozent) in das zur Verfügung stehende Volumen der makroporösen Oberfläche bestimmt.

## ■ Ergebnis

Ein knöchernes Einwachsen in das Volumen der Oberflächenstruktur der Metallspongiosa-II konnte durchschnittlich in 24±14% (1–48%) in beiden Regionen über den gesamten Umfang der Prothese nachgewiesen werden.

Hierbei waren über die gesamte Zirkumferenz knöcherne Strukturen der Metallspongiosa vorhanden.

Teilweise konnte sehr geringes knöchernes Einwachsen in die offenzellige Struktur beobachtet werden, die Poren werden durch knöcherne Strukturen überbrückt, ohne in die Tiefe der Oberflächenstruktur einzuwachsen.

Es konnten keine statistischen Unterschiede bezüglich des knöchernen Einwachsens zwischen den beiden Regionen des Implantates festgestellt werden.

Bezüglich der Osteointegration war bei beiden Regionen ein durchschnittlicher Kontakt „Knochen-Implantat" von weniger als 2% der gesamten Oberfläche der Metallspongiosa nachzuweisen. Hierbei konnte beobachtet werden, dass es auch bei eingewachsenen Knochen in die offenzellige Struktur eher zur Überschneidung kommt, als dass es zur Osteointegration mit direktem knöchernen Kontakt zum Implantat kommt.

Dies kann bei voller Belastung eine Mikrobewegung in beiden Systemen verursachen.

Der Oberschenkelschmerz bei diesem Endoprothesentyp kann durch das unterschiedliche Elastizitätsmodul zwischen dem Endoprothesenstiel und der knöchernen Struktur verursacht werden; weiterhin durch Mikrobewegungen des Endoprothesenstieles und des eingewachsenen Gewebes mit entsprechendem Remodeling der Cortikalis und durch periostale Reizungen.

Weitere mikromorphologische Beobachtungen des eingewachsenen Knochengewebes und der Reaktion des Knochenlagers sind notwendig.

## ∎ Zusammenfassung

Die ESKA-Endoprothese mit Metallspongiosastruktur I hat sich gut bewährt.

Die Prothesenstiele mit der Metallspongiosa-II-Struktur (Coralloforte) sind durchschnittliche Implantate mit der Notwendigkeit zu Verbesserungen.

Die Frage bleibt offen, ob eine offenzellige Struktur dieser Größe notwendig ist.

# 15 Die Druckscheibenprothese – Frühergebnisse bei Patienten mit Arthritis

B. FINK, J. M. STRAUSS, W. RÜTHER

## ■ Einleitung

Die Druckscheibenprothese stellt ein Hüftendoprothesenkonzept dar, bei dem die Prothese im metaphysären Bereich des Femurs zementlos fixiert wird (Bereiter 1991, Huggler et al. 1980). Hierdurch bleibt der diaphysäre Femurknochen unberührt. Deshalb wird dieser Prothesentyp von einigen Arbeitsgruppen bei Patienten unterhalb des sechzigsten Lebensjahres gegenüber den Stielprothesen bevorzugt. Der Vorteil der Druckscheibenprothese kommt bei dem Prothesenwechsel zu tragen, den Patienten dieses Alters mit sehr großer Wahrscheinlichkeit im späteren Leben benötigen werden, in dem der ungerührte diaphysäre Knochen für die Fixation der neuen Prothese in ungeminderter Qualität verwendet werden kann (Huggler et al. 1993, Bereiter et al. 1991, Menge 1997).

Das Prinzip der Druckscheibenprothese besteht darin, dass die aus dem Hüftgelenk resultierenden Kräfte über eine Druckscheibe direkt auf den Schenkelhals und vor allem auf den cortikalen Knochen des Kalkars übertragen werden (Huggler 1980, 1993, Bereiter 1991). Diese Kraftübertragung kommt nach den biomechanischen Untersuchungen von Jacob et al. (1980, 1997) und Bereiter et al. (1997) der physiologischen (ohne Endoprothese) am nächsten. Nach radiologischen Untersuchungen von Bereiter et al. (1997) und histologischen Untersuchungen von Bereiter et al. (1997) und Schenk et al. (1997) zeigt sich eine gute knöcherne Inkorporation der Druckscheibenprothese, was auf die knöcherne Adaptation an die lokale Kraftübertragung nach dem Wolfschen Gesetz (1892) zurückgeführt wird (Bereiter et al. 1997, Jacob et al. 1997).

Der erste Prototyp dieser Prothese wurde 1978 im Kantonsspital Chur (Schweiz) eingesetzt. Inzwischen existiert die dritte Generation, wobei Materialänderungen von Cobaltchrom hin zu Titan sowie kleine Designänderungen durchgeführt wurden, ohne das Prinzip der Druckscheibenprothese zu verändern (Jacob 1997). Die Langzeitergebnisse der ersten Generation (1980–1987) zeigen eine Überlebensrate nach 10 Jahren von 79% Huggler et al. (1993) und Menge (1997) fand eine Lockerungsrate bei 116 Prothesen der zweiten (1988–1991) und hauptsächlich dritten Generation (seit 1992) von 2,6% in einer Nachuntersuchungszeit von 3 Jahren.

Die knöcherne Inkorporation der Druckscheibenprothese bzw. die knöcherne Adapation auf die lokale Kraftübertragung im Kalkarbereich dürfte auf eine normale Knochenqualität mit ungestörter Reaktionsfähigkeit des Knochens auf die Krafteinleitung angewiesen sein. Nun sind jedoch Bedingungen denkbar, bei denen diese lokale Knochenreaktion beeinträchtigt sein könnte. Hier wären Polyarthritiden wie zum Beispiel die rheumatoide Arthritis zu nennen. Bei der rheumatoiden Arthritis wird durch die lokal entzündlichen Prozesse, die zunehmende Immobilisierung sowie durch die Steroidmedikation Knochen mit vermindertem trabekulärem Knochenvolumen (Rico et al.) und verminderter Druckresistenz (Yang et al.) beobachtet. Akesson et al. (1994) fanden darüber hinaus bei Knochenbiopsien am Actabulum für den Patienten mir rheumatoider Arthritis ein erhöhtes bone turnover mit einem größeren Anteil an unmineralisiertem Knochen.

Da Patienten mit Polyarthritiden sehr häufig in jüngeren Jahren bereits von Hüftgelenkdestruktionen betroffen sind, scheint die Druckscheibenprothese aufgrund ihrer knochensparenden Fixationstechnik bei diesen Patienten sehr geeignet. Andererseits ist das Verhalten des Knochens unter der Druckscheibe aufgrund der oben genannten Überlegungen unklar. Da die knöcherne Inkorporation der Druckscheibenprothese für eine lange Standzeit notwendig ist, sind Untersuchungen dieser Prothese bei Patientengruppen mit möglicherweise gestörter lokaler Knochenreaktion essentiell. Bei diesen Patientengruppen sind schon kurz- und mittelfristige Nachuntersuchungsergebnisse sehr wichtig.

Ziel einer prospektiven Studie war es daher, die kurz- und mittelfristigen Ergebnisse der Druckscheibenprothese bei Patienten mit Polyarthritis zu untersuchen. Die Ergebnisse dieser Studie wurden bereits publiziert (Fink et al. 2000) und sind Grundlage dieses Buchbeitrages. Bisher existieren hierzu keinerlei Untersuchungen. Der Anteil der Patienten mit rheumatoider Arthritis bei Huggler et al. (1993) betrug lediglich 1%.

## ■ Material und Methoden

Bei 42 Patienten mit einer Polyarthritis (32 Frauen und 10 Männer) wurden 47 Druckscheibenendoprothesen der dritten Generation implantiert. Hierbei litten 29 Patienten an einer rheumatoiden Arthritis (RA), 6 Patienten an einer juvenilen chronischen Arthritis (JCA) (Abb. 1 und 2) und 7 Patienten an einer seronegativen Spondarthritis (SPA) (hierunter 3 mit Morbus Bechterew). Das Durchschnittsalter der Patienten betrug zum Operationszeitpunkt 40,8 ± 10,7 Jahre. Bei der Pfannenkomponente handelte es sich 22-mal um eine Press-fit-Pfanne (7-mal Harris-Galante-Pfanne, Firma Zimmer, USA, 7-mal Plasma-Cup, Firma Aesculap, Tuttlingen, Deutschland und 6-mal Alphanorm-Pfanne, Firma Alphanorm, Quierschied) und 25-mal um eine Schraubpfanne (Link-V-Pfanne, Firma Link, Norderstedt).

Im Rahmen einer prospektiven Studie wurden die Patienten präoperativ, 3 und 6 Monate postoperativ sowie am Ende jeden Jahres klinisch und

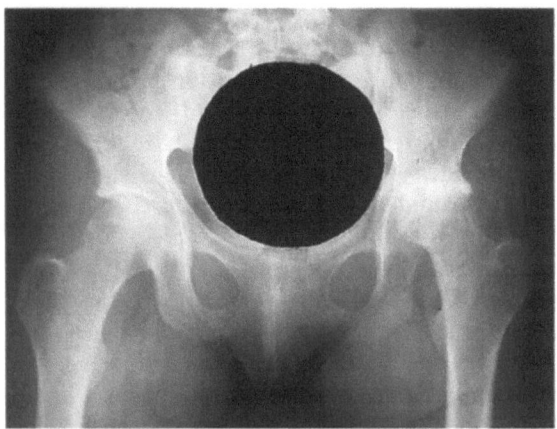

**Abb. 1.** Präoperatives Beckenübersichtsröntgen bei rechtsseitiger Coxitis eines 29-jährigen Patienten mit juveniler chronischer Arthritis

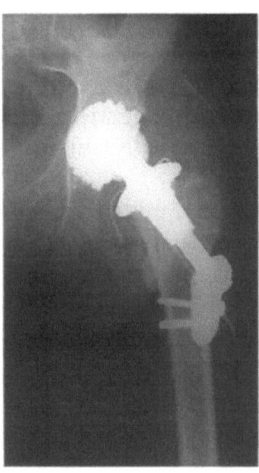

**Abb. 2.** Postoperatives Röntgenbild 1 Jahr nach linksseitiger Implantation einer Druckscheibenendoprothese und Schraubpfanne

radiologisch untersucht. Der durchschnittliche Nachuntersuchungszeitraum betrug 26,1 ± 10,7 Monate und die minimalen Follow-up-Zeiten lagen für 17 Prothesen bei einem Jahr, für 15 Hüften bei 2 Jahren, für 11 Gelenke bei 3 Jahren und für 4 Hüften bei 4 Jahren. Die klinischen Befunde wurden nach dem Harris-Hip-Score bewertet und bei den röntgenologischen Untersuchungen wurde auf Saumbildungen in den in Abbildung 3 angezeigten Zonen sowie auf eventuelle Änderungen des Femurschaft-Prothesenwinkels geachtet. Bei 8 Patienten (8 Prothesen) ware bei der Nachuntersuchung die Fragen telefonisch erhoben worden, die Untersuchungen von einem heimatnahen, niedergelassenen Orthopäden durchgeführt worden und von diesem Röntgenbilder angefertigt worden. Diese wurden uns zur Auswertung zugeschickt.

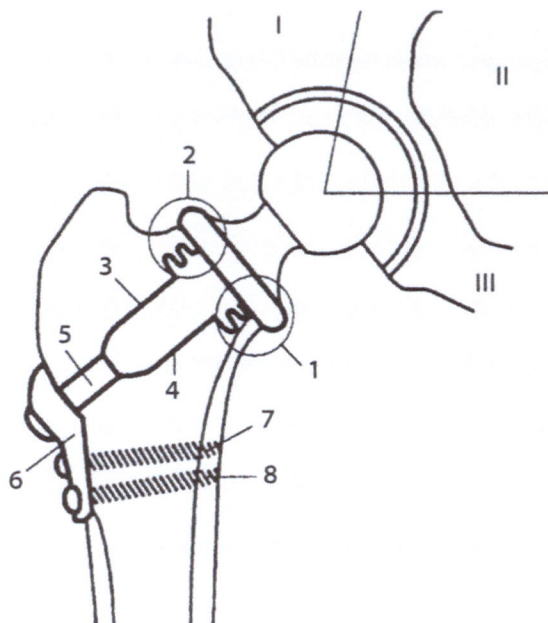

**Abb. 3.** Röntgenzonen der Druckscheibenprothese

# ■ Ergebnisse

Die Druckscheibenprothesen waren durchschnittlich in einem Winkel zur Schaftachse von 134,5 ± 3,8 Grad implantiert worden. Hierdurch war es durchschnittlich zu einer Winkeländerung zu dem präoperativen CCD-Winkel von 4,1 ± 2,7 Grad gekommen.

Der Harris-Hip-Score stieg von präoperativ durchschnittlich 42,4 Punkten auf 78,8 Punkte postoperativ. Bis zum Ende des ersten Jahres kam es zu einer weiteren kontinuierlichen Steigerung auf 86,8 Punkte durchschnittlich. Hiernach blieb er annähernd auf dem gleichen Niveau und betrug am Ende des zweiten postoperativen Jahres durchschnittlich 85,4 Punkte (Tabelle 1).

In 5 Fällen (10,6%) musste die Druckscheibenprothese ausgebaut werden, 3-mal (6,4%) aufgrund einer aseptischen Lockerung und 2-mal (4,2%) aufgrund eines bakteriellen Spätinfektes. Bei den Fällen der aseptischen

**Tabelle 1.** Harris-Hip-Score präoperativ und an den verschiedenen Nachuntersuchungszeitpunkten

|  | Präoperativ | 3 Monate | 6 Monate | 12 Monate | 24 Monate |
| --- | --- | --- | --- | --- | --- |
| HHS Schmerz | 11,0 ± 2,5 | 38,5 ± 5,2 | 40,0 ± 5,8 | 42,1 ± 6,7 | 40,8 ± 5,7 |
| HHS Funktion | 21,3 ± 8,5 | 32,2 ± 5,1 | 34,0 ± 6,1 | 36,0 ± 7,7 | 35,7 ± 7,7 |
| HHS ROM | 3,0 ± 0,9 | 4,3 ± 0,4 | 4,5 ± 0,4 | 4,7 ± 0,5 | 4,6 ± 0,4 |
| HHS total | 42,4 ± 6,5 | 78,8 ± 10,3 | 82,3 ± 9,8 | 86,8 ± 10,1 | 85,4 ± 9,1 |

**Tabelle 2.** Beschreibung der 5 Fälle mit Ausbau der Druckscheibenprothese und der 2 Fälle mit radiologisch lockeren Druckscheibenprothesen

| Fall | Diagnose | Alter | Zeit postop. | Ursache | Pfanne | OP Pfanne | Wechsel |
|---|---|---|---|---|---|---|---|
| 1 | RA | 42 Jahre | 23 Monate | asept. Lock. | Alphanorm | Wechsel | SP II, Link-V |
| 2 | RA | 48 Jahre | 26 Monate | asept. Lock. | Alphanorm | fest | SP II |
| 3 | SPA | 31 Jahre | 22 Monate | asept. Lock. | Alphanorm | fest | Rippe |
| 4 | SPA | 37 Jahre | 19 Monate | bakt. Infekt | Link-V | Ausbau | steht an |
| 5 | JCA | 19 Jahre | 19 Monate | bakt. Infekt | Link-V | Ausbau | steht an |
| 6 | RA | 45 Jahre | 26 Monate | rad. locker | Alphanorm | rad. locker | steht an |
| 7 | RA | 43 Jahre | 20 Monate | rad. locker | Link-V | fest | steht an |

**Tabelle 3.** Lokalisation der Säume und Saumbreiten der 6 Druckscheibenprothesen mit radiologischen Saumbildungen

| Zonen | 1 mm | 2mm | >2 mm |
|---|---|---|---|
| Zone 1 |  | 2 | 3 |
| Zone 2 |  | 2 | 2 |
| Zone 3 | 2 |  |  |
| Zone 6 |  |  | 1 |

Druckscheibenprothesenlockerung wurde einmal auf eine zementlose Stielprothese (Rippenprothese, Firma Link, Norderstedt, Deutschland) und zweimal auf eine zementierte Stielprothese (SP II-Schaft, Firma Link, Norderstedt, Deutschland) gewechselt. Zusätzlich musste einmal eine Alphanorm-Pfanne aufgrund einer aseptischen Lockerung ausgewechselt werden. Diese 5 Fälle werden in Tabelle 2 näher beschrieben.

Bei einem 49-jährigen Patienten mit Rheumatoider Arthritis kam es 4 Monate nach der Implantation zu einer spontanen Fraktur des Femurs unterhalb der Laschenspitze der Druckscheibenprothese ohne Trauma. Diese Fraktur konnte mit einer extralangen Lasche osteosynthetisiert werden, sodass die Druckscheibenprothese in situ verbleiben konnte. Somit mussten bisher 6 Druckscheiben (12,6%) revidiert werden.

Bei 6 Prothesen waren radiologische Säume zu beobachten. Hierbei handelte es sich um 4 Patienten mit rheumatoider Arthritis, einem Patienten mit juveniler chronischer Arthritis und einer Patientin mit Morbus Bechterew. Die radiologischen Säume waren 5-mal in Zone 1, 4-mal in Zone 2, 2-mal in Zone 3 und einmal in Zone 6 zu beobachten. Die Lokalisationen und die Größe der Säume bei den jeweils zuletzt erstellten Röntgenaufnahmen sind Tabelle 3 zu entnehmen. Keiner dieser Patienten beklagte zum Zeitpunkt der letzten Untersuchung Schmerzen im Hüftgelenksbereich. Aufgrund der Ausdehnung und einer Progredienz der Säume mussten 2

Druckscheibenprothesen als radiologisch sicher locker eingestuft werden. Diese sind in Tabelle 2 als Fall 6 und 7 aufgeführt. In beiden Fällen ist eine operative Revision der Druckscheibenprothese vorgesehen. Zählt man diese beiden Druckscheibenprothesen ebenfalls als Versager so ist die Gesamtversagerquote der Druckscheibenprothese bisher 7 von 47 Prothesen, das heißt 14,8%.

## ■ Diskussion

In der vorliegenden Studie wurde für die Druckscheibenprothesen bei Polyarthritis-Patienten ein Anstieg des Harris-Hip-Scores von präoperativ durchschnittlich 42 Punkte auf 86 Punkten 1 Jahr und 85 Punkten 2 Jahre postoperativ erzielt. Diese postoperative Verbesserung der Funktion und der Beschwerden ist mit den Ergebnissen von Huggler et al. (1993) vergleichbar. Sie fanden bei ihrem Patientengut, das zu 82% aus Patienten mit primärer und sekundärer Coxathrose und zu 16% aus Patienten mit Hüftkopfnekrose bestand, eine postoperative Steigerung des Harris-Hip-Scores auf durchschnittlich 83 Punkte. Die klinischen Ergebnisse der vorliegenden Studie sind ebenso mit denen zementloser Stielendprothesen vergleichbar, die in den letzten Jahren zunehmend bei Patienten mit Polyarthritis propagiert werden (Kumar u. Swann 1998, Effenberger et al. 1998, Haber u. Goodmann 1998, Lukoschek et al. 1998). So beobachteten Effenberger et al. (1998) einen durchschnittlichen Score-Wert von 72 Punkten 4,5 Jahre nach Implantation einer zementlosen Stielendoprothese bei RA-Patienten. Haber und Goodman (1998) beschrieben für diesen Prothesentyp bei JCA-Patienten eine Steigerung des Harris-Hip-Scores von präoperativ durchschnittlich 42 Punkte auf 78 Punkte 53 Monate postoperativ und Kumar und Swann (1998) von präoperativ 21 auf 84 Punkte nach durchschnittlich 4,5 Jahren postoperativ.

Entgegen den vergleichbaren klinischen Ergebnissen der vorliegenden und der Studie von Huggler et al. (1993) (bei hauptsächlich Coxathrosepatienten) divergieren die Versagerraten der Druckscheibenprothese zwischen den beiden Grunderkrankungen Coxarthrose und Polyarthritis deutlich. So berechneten Huggler et al. (1993) eine 10-Jahres-Überlebensquote von 79% und Menge (1997) gab für sein Patientengut mit meist Coxarthrosefällen eine Versagerrate von 2,6% nach einem Follow-up von 3 Jahren an. Im Gegensatz hierzu beträgt in dieser Studie die Gesamtversagerrate der Druckscheibenprothese bei Polyarthritispatienten 14,8% nach einem durchschnittlichen Nachuntersuchungszeitraum von 26,1 Monaten.

Interessant ist, dass in der vorliegenden Studie alle Fälle der Lockerung relativ früh nach der Operation, innerhalb der ersten zwei Jahre auftraten. Alle wiesen eine Resorption des Knochens unterhalb der Druckscheibe (in Zone 1 und 2) auf, sodass bei diesen Versager-Fällen eine abnormale Reaktion des unter der Druckscheibe befindenden Knochens auf die Krafteinleitung zugrunde liegen könnte. Eine Abhängigkeit der Versager-Fälle von dem Winkel der Druckscheibenprothese zu dem Femurschaft bzw. von der Winkeldifferenz zu dem präoperativen CCD-Winkel konnte nicht gefunden werden. Ebenso wies der Patient mit der Fraktur unterhalb der Lasche keine Besonderheiten hinsichtlich der Implantationswinkel der Druckscheibenprothese auf. Auch in diesem Fall kann eine abnormale Knochenqualität bzw. biomechanische Festigkeit des Knochens diskutiert werden, zumal die Fraktur ohne äußeres Trauma auftrat. Die Fälle mit Prothesenlockerung waren auf alle drei Polyarthritis-Grunddiagnosen (RA, JCA, SPA) annähernd gleichmäßig verteilt.

Vergleicht man die bisherigen Ergebnisse der Druckscheibenprothese dieser Studie mit denen zementloser Stielprothesen bei Polyarthritiden, so lassen die Druckscheibenprothesen leicht schlechtere Ergebnisse vermuten. Crachiolo et al. (1992) mussten innerhalb eines durchschnittlichen Nachuntersuchungszeitraumes von 3,7 Jahren keine Prothese revidieren, fanden jedoch in 43% der Fälle radiologische Saumbildungen um die femorale Komponente. Bei Effenberger et al. (1998) mussten innerhalb eines Nachuntersuchungszeitraumes von 4,5 Jahren 3 von 87 zementlosen Stielprothesen (3,4%) bei RA-Patienten gewechselt werden. Lukoschek et al. (1998) fanden innerhalb eines Follow-up von 58 Monaten keinerlei Probleme mit 26 zementlosen Stielprothesen bei 22 Patienten mit Polyarthritis. Nach einem ähnlichen Nachuntersuchungszeitraum von 53 Monaten beobachteten Haber und Goodman bei Patienten mit juveniler chronischer Arthritis bei 3 von 29 (10,3%) Hüftprothesen ein Nachsinken der femoralen Komponente, ohne dass eine Revision notwendig wurde. Bei der gleichen Patientengruppe ergab sich bei der Studie von Kumar und Swann für 27 zementlose Stielprothesen nach einem durchschnittlichen Follow-up von 4,5 Jahren eine Revisionsrate der femoralen Komponente von 4%.

Dieser Vergleich zwischen den zementlosen Stielprothesen und der Druckscheibenprothese lässt die Vermutung zu, dass die diaphysäre Fixierung zementloser Prothesen bei Patienten mit Polyarthritis bessere Ergebnisse erbringt als die metaphysäre Fixierung. Bei dieser Patientengruppe scheint die kleinflächige Druckbelastung des Knochens bzw. kleinflächige, metaphysäre Fixierung der Druckscheibenprothese die Grenzen der lokalen Adaptationsfähigkeit des Knochens eher zu erreichen als die großflächige, diaphysäre Verankerung zementloser Stielprothesen. Aufgrund der Möglichkeit des problemlosen Wechsels der Druckscheibenprothese auf eine Stielprothese (zementlos oder zementiert) mit unberührtem diaphysärem Knochen für die Fixierung der neuen Prothese halten wir zum jetzigen Zeitpunkt die Druckscheibenprothese weiterhin für jüngere Patienten mit Polyarthritis indiziert. Zur letztendlichen Beurteilung sind jedoch weitere Beobachtungen und Berichte der Druckscheibenprothese bei diesem Patientengut notwendig.

## Literatur

1. Akesson K, Önsten I, Obrant KJ (1994) Periarticular bone in rheumatoid arthritis versus arthrosis. Histomorphometry in 103 hip biopsies. Acta Orthop Scand 65:135-138
2. Bereiter H, Huggler AH, Jacob HAC, Seemann P (1991) The thrust plate prosthesis (TPP). A new concept in hip prosthesis design. Eight years of clinical experience. Orthop Rel Sci 2:191-202
3. Bereiter H, Burgi M, Schenk R (1997) Finite element investigations of the proximal femur after implantation of the thrust plate prosthesis compared with findings in a post-mortem histological specimen and in radiological follow-up examinations. In: Huggler AH, Jacob HAC (eds) The thrust plate hip prosthesis. Springer, Berlin Heidelberg New York, pp 48-62
4. Crachiolo III A, Severt R, Moreland J (1992) Uncemented total hip arthroplasty in rheumatoid arthritis disease. A two- to sixy-year follow-up study. Clin Orthop 277:166-174
5. Effenberger H, Lassmann S, Hilzensauer G, Dorn U (1998) Cementless hip replacement in patients with rheumatoid arthritis. Orthopäde 27:354-365
6. Fink B, Siegmüller C, Schneider T, Conrad S, Schmielau G, Rüther W (2000) Short- and mid-term results of the thrust plate prosthesis in patients with polyarthritis. Arch Orthop Traum Surg 120:294-298
7. Haber D, Goodman SB (1998) Total hip arthroplasty in juvenile chronic arthritis. A consecutive series. J Arthoplasty 13:259-265
8. Huggler AH, Jacob HAC (1980) A new approach towards hip-prosthesis design. Arch Orthop Traum Surg 97:141-144
9. Huggler AH, Jacob HA, Bereiter H, Haferkorn M, Ryf C, Schenk R (1993) Long-term results with the uncemented thrust plate prosthesis (TPP). Acta Orthop Belg 59(Suppl 1):215-223
10. Jacob HAC, Huggler AH (1980) An investigation into biomechanical causes of prosthesis stem loosening within the proximal end of the human femur. J Biomech 13:159-173
11. Jacob HAC (1997) Biomechanical principles and design details of the thrust plate prosthesis. In: Huggler AH, Jacob HAC (eds) The thrust plate hip prosthesis. Springer, Berlin Heidelberg New York, pp 25-47
12. Kumar MN, Swann M (1998) Uncemented total hip arthroplasty in young patients with juvenile chronic arthritis. Ann R Coll Surg Engl 80:203-209
13. Lukoschek M, Simank H-G, Brocai DRC (1998) Outcome of cementless hip arthroplasty in rheumatic disease. Orthopäde 27:392-395
14. Menge M (1997) Bone remodelling of the proximal femur after implantation of a thrust plate prosthesis. In: Huggler AH, Jacob HAC (eds) The thrust plate hip prosthesis. Springer, Berlin Heidelberg New York, pp 98-106
15. Rico H, Hernandez ER, Gomez Castresana F, Yaque M, Cabranes JA, Valor R (1990) Osteopenia in rheumatoid arthritis: a biochemical, hormonal and histomorphometric study. Clin Rheumatol 9:63-68
16. Schenk RK, Hauser R, Huggler AH, Jacob HAC (1997) Histology of the thrust plate-bone interface. In: Huggler AH, Jacob HAC (eds) The thrust plate hip prosthesis. Springer, Berlin Heidelberg New York, pp 63-73
17. Yang J-P, Bogoch ER, Woodside TD, Hearn TC (1997) Stiffness of trabecular bone of the tibial plateau in patients with rheumatoid arthritis of the knee. J Arthoplasty 12:798-803

# 16 Zementfreie Schaftverankerung der Individualprothese

G. Aldinger

## ■ Einführung

Die Ergebnisse der Stielverankerung in der Hüftendoprothetik wurden erst durch Charnley vorhersehbar und erfolgreich. Er hat die Endoprothetik in den 60er Jahren revolutioniert. Mit der Füllmasse Zement hat er die Hüftstiele anatomiegerecht, ganz individuell in die Knochenköcher eingepasst. Allein diesem Passsitz ist der Durchbruch in der Hüftendoprothetik mit seinen exzellenten Resultaten zu verdanken. Die günstige Funktion des Zementes zur Schaffung der individuellen Passform ist weltweit unbestritten. Lediglich das Material des Kunststoffes hat sich langfristig als weniger günstig herausgestellt. Der Zement altert, wird brüchig und sollte deshalb gerade bei jüngeren Patienten vermieden werden.

Das Verankerungsprinzip des frei geformten Individual-Stiels hat den Passsitz der zementierten Stielverankerung direkt zum Vorbild, denn zementverankerte Stiele sind in ihrem Materialverbund Individualstiele. Jedoch vermag der zementfreie Individualstiel in *einer* Komponente das darzustellen, wozu der zementierte Individualstiel zwei Komponenten benötigt, nämlich den Metallstiel und den Passform herstellenden Zement. Der Individualstiel stellt also kein neues Verankerungsprinzip auf, er nutzt das Bewährte, ersetzt aber den Zement mit den Möglichkeiten der Computertechnik.

## ■ Verschiedene Varianten von Individualprothesen

Der Gedanke der Individualstiele wurde von verschiedenen Autoren auf unterschiedlichste Art zu realisieren versucht, wie anhand folgender Beispiele gezeigt werden kann:
- der „Röntgen-Stiel" (Moretton)
- der „Ausguss"-Stiel (Mulier)
- der parametrisierte Stiel (Bargar)
- und der frei geformte Hüftstiel (Aldinger)

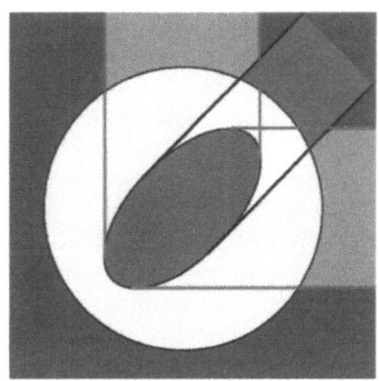

**Abb. 1.** Die exakte Form nichtkreisförmiger Knochenquerschnitte kann selbst mit zwei konventionellen Röntgenbildern nicht exakt ermittelt werden und führt zu Fehleinschätzungen bei der Prothesenauswahl

## ■ Der Röntgenstiel

Der Röntgenstiel [1] muss der Vollständigkeit halber erwähnt werden. Er wurde ohne CT-Aufnahmen anhand von Röntgenbildern in zwei Ebenen gefertigt. Mit konventionellen Röntgenbilden allein lässt sich aber nicht der tatsächliche Knochenquerschnitt rekonstruieren (s. Abb. 1). Erfahrungswerte müssen mit einbezogen werden, die jedoch im Einzelfall zu Fehleinschätzungen führen können. Der Passgerechtigkeit dieses Hüftstiels waren damit Grenzen gesetzt.

## ■ Der Ausguss-Stiel

Der Ausguss-Stiel [2] wird intraoperativ nach einem Abguss des individuellen Markraums gefertigt. Für den Abguss wird der Knochenköcher mehr oder weniger willkürlich manuell präpariert, d.h. die Spongiosa bis zum Endost ausgeräumt. Das entnommene Silikon-Modell des Hohlraums wird lichtoptisch vermessen und im CAD-System zu einem implantierbaren, konisch sich distal verjüngenden Stiel modifiziert, bevor schließlich die definitive Prothese aus einem vorgefertigten Rohling gefräst wird. Die durch dieses Verfahren, das rechnerische und dann auch reale Abtragen der zwingend entstehenden Hohlräume im Knochen, wurden ursprünglich mit Zement aufgefüllt. Später wurde der Stiel dann auch zementfrei eingesetzt. Systemimmanent kann damit nur ein kortikaler mit „line to line"-Kontakt, jedoch kein großflächiger Passsitz und auch kein ausreichender Presssitz erreicht werden.

## ■ Der parametrisierte Hüftstiel

Die Amerikaner verstehen unter einer Custom-Prothese in der Regel einen sogenannten parametrisierten Stiel [3]. Er leitet sich ab von einem Standardstiel, dessen einzelne Parameter – beispielsweise die Stiellänge, die

Stielkrümmung oder die Stielproportionen – individuell geändert werden. Für die Planung wird dabei eine 3D-Rekonstruktion des Knochens auf CT-Basis verwendet. Die Stiele waren im proximalen, also intertrochantären Bereich relativ kastenförmig und im distalen Bereich rein zylindrisch geformt. Obwohl der parametrisierte Stiel auch eine individuelle Raspel benutzte, musste der Knochen im distalen Stielbereich aufgebohrt werden.

Mit der individuellen Raspel wurde lediglich der intertrochantäre Knochenbereich bearbeitet. Die Raspel wurde dabei distal im vorgebohrten Knochenrohr geführt. Ungenauigkeiten bei dieser Bohrung (z. B. Bohrung in leichter Varusstellung) führten dann zu einer ungenauen proximalen Knochenbearbeitung, einem mangelnden Passsitz oder zu einer ungenügend tiefen Einpassung des parametrisierten Stiels. Angesichts dieser Schwierigkeiten haben die Entwickler dieser Methode [4], die Robotermethode entwickelt, mit welcher der Knochen besser dem Implantat angepasst werden kann. Mit der Roboterfräsung des Knochens gelang eine direkte, aktive Umsetzung der dreidimensionalen Planung 1998 [5].

## ■ Der frei geformte Hüftstiel

Auch beim frei geformten Hüftstiel [6, 7] wird die dreidimensionale Planung aktiv umgesetzt. Diese Umsetzung geht bei diesem Verfahren jedoch nochmals einen Schritt weiter. Der Roboter fräst hier nicht den Knochen, sondern den Stiel entsprechend dem ganz individuell geformten Knochenköcher.

## ■ Das Verfahren

- Vor der stationären Aufnahme wird eine Computertomografie angefertigt.
- Anhand der CT-Daten wird dann beim Hersteller ein virtuelles Modell des Knochens erstellt (s. Abb. 2) und die Planung des Arztes überprüft und eingearbeitet.
- Direkt von dieser Rekonstruktion wird der frei geformte Individualstiel abgeleitet und eine virtuelle Operation am Bildschirm vorgenommen (s. Abb. 3).
- Für die manuelle Operation stehen dem Arzt die frei geformte, individuelle Prothese, ein ebenfalls individueller, identisch geformter Spongiosaprofiler und eine OP-Skizze mit entsprechenden Hinweisen und Messgrößen zur Verfügung (s. Abb. 4).

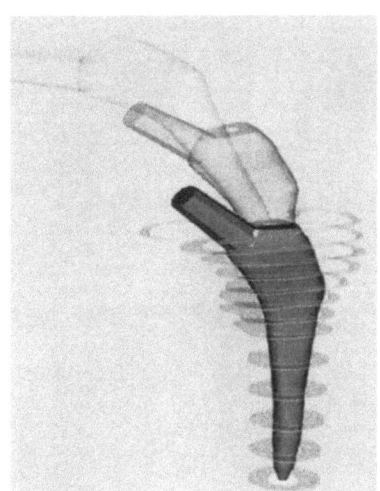

**Abb. 2.** Die von der Innenkontur des individuellen Femurs abgeleitete Prothese wird mit einer Simulation auf Implantierbarkeit überprüft

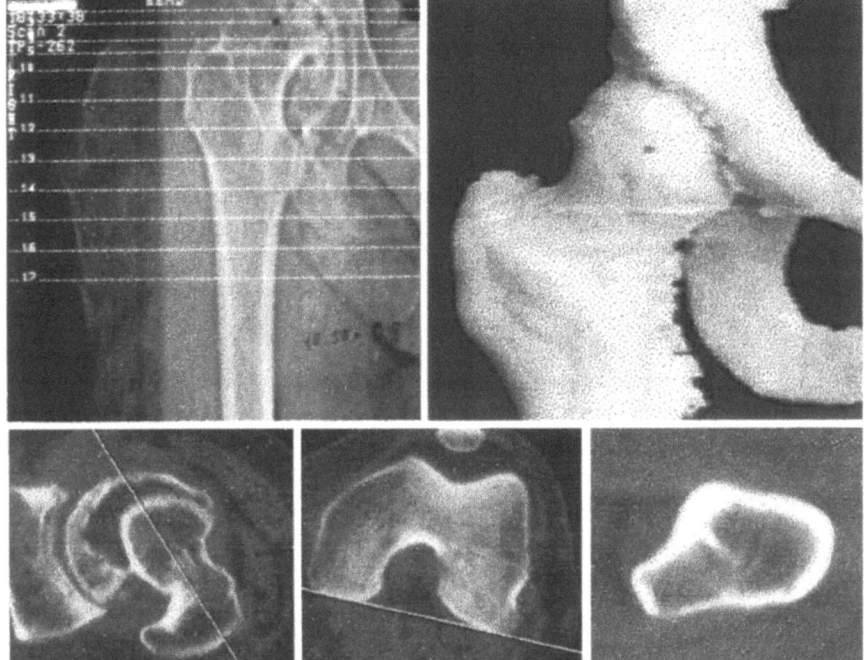

**Abb. 3.** An der auf CT-Basis erstellten 3D-Rekonstruktion lassen sich alle relevanten extramedullären Gelenkparameter für die Planung ermitteln und überprüfen

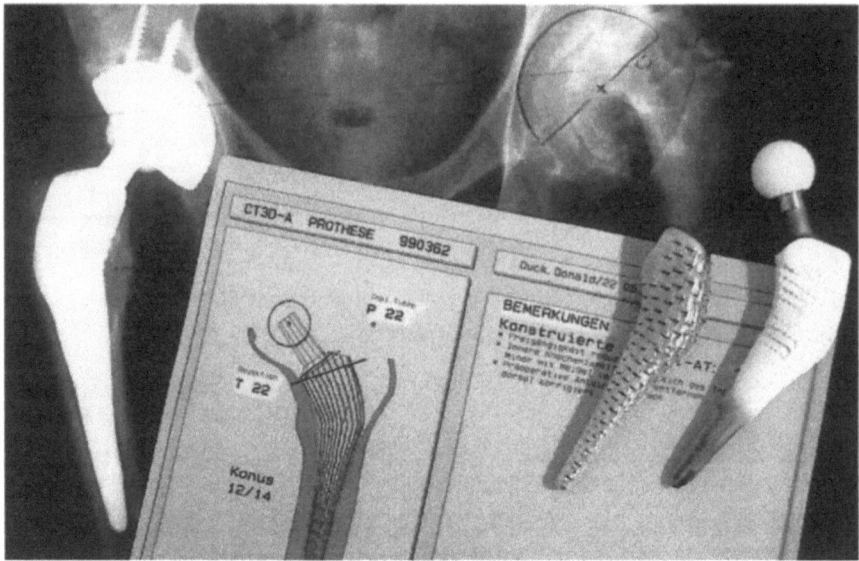

**Abb. 4.** Dem Arzt stehen neben dem Implantat ein individueller Spongiosaprofiler und eine OP-Skizze mit allen Messgrößen für eine sichere und einfache Implantation zur Verfügung

## ■ Die Operationstechnik

Die Operation gestaltet sich ungleich einfacher als jedes sonstige zementfreie oder auch zementierte Verfahren, wodurch die operativen Risiken bestmöglich vermindert werden.

Neben dem individuell gefertigten Stiel wird immer auch ein identisch geformter Spongiosaprofiler und eine Operationsskizze mit Spezialinstruktionen (s. Abb. 4) mitgeliefert. Nach dem Raspelvorgang, der konventionell mit dem pneumatischen Schlaghammer ohne Gefahr einer Schaftsprengung durchgeführt werden kann, wird der identisch geformte Stiel eingeführt und festgeschlagen.

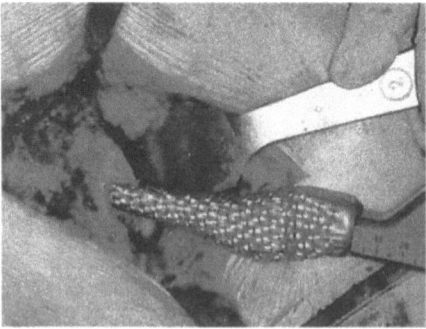 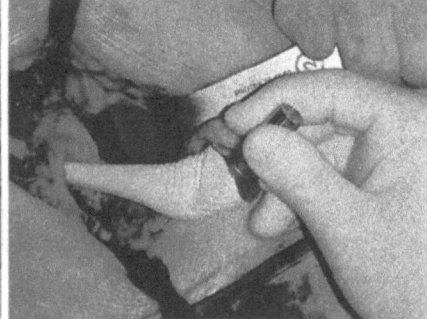

**Abb. 5.** Raspelung mit Einsetzen des Spongiosaprofilers (*links*); Einsetzen des Individualstiels (*rechts*)

Die Prothese wird dabei lediglich im weichen spongiösen Knochen verankert, der tragende kortikale Knochen wird nicht tangiert.

Die Operationstechnik dieses Individualstiels ist damit denkbar einfach und weder die Klinik noch der Chirurg werden mit einer neuen Technik konfrontiert (s. Abb. 5 a, b).

Die Klinik benötigt keinerlei High-Tech-Equipment und keinerlei High-Tech-Manpower.

Wesentliches Anliegen dieses Systems war es, den Operateur zu entlasten und ihn nicht zusätzlich zu belasten.

## ■ Die Verankerung

Der frei geformte Individualstiel gehorcht – im Gegensatz zu dem zuvor beschriebenen parametrisierten Stiel – keiner bestimmten Grundform, sondern lediglich der individuellen Anatomie und führt so zum bestmöglichen, stabilen Passsitz im Oberschenkelknochen.

Im Gegensatz zur Ausgussprothese erfolgt beim frei geformten Stiel keine kortikale „line to line"-Verankerung ohne die Möglichkeit, einen ausreichenden Presssitz aufzubauen. Der frei geformte Stiel verankert sich trabekulär; das Übermaß des Stiels im Vergleich zum Spongiosaprofiler baut den erforderlichen Presssitz auf.

Neben der individuellen Formgebung weist das vom Autor bevorzugte Implantat in der intertrochantären Region zusätzlich eine ganz besondere Oberflächencharakteristik (s. Abb. 6) auf. Die Längs- und auch die Rotationsstabilität wird dadurch äußerst wirkungsvoll unterstützt.

Eine Hydroxyl-Apatit-Beschichtung stellt der Hersteller optional zur Verfügung. Die Verankerung wird dadurch zwar nicht stabiler, es wird jedoch ein schnelleres Einwachsen erwartet.

Der ideale individuelle Passsitz und diese günstige Oberflächenstruktur erlauben eine primär volle Belastbarkeit des Implantates. Weil dieser Stiel passgerecht geformt wurde, ist der Zement überflüssig geworden.

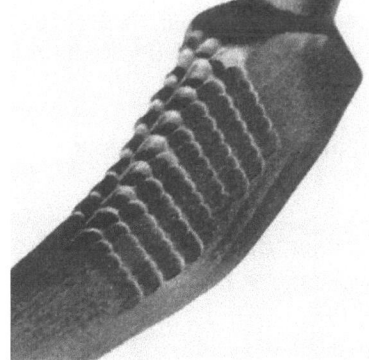

**Abb. 6.** Die bogenförmigen Oberflächenmuster und der mediale Steg schneiden sich in die trabekulären Übergangsstrukturen von Kortikalis zu Spongiosa ein und verstärken wirkungsvoll die Rotationsstabilität des Implantats

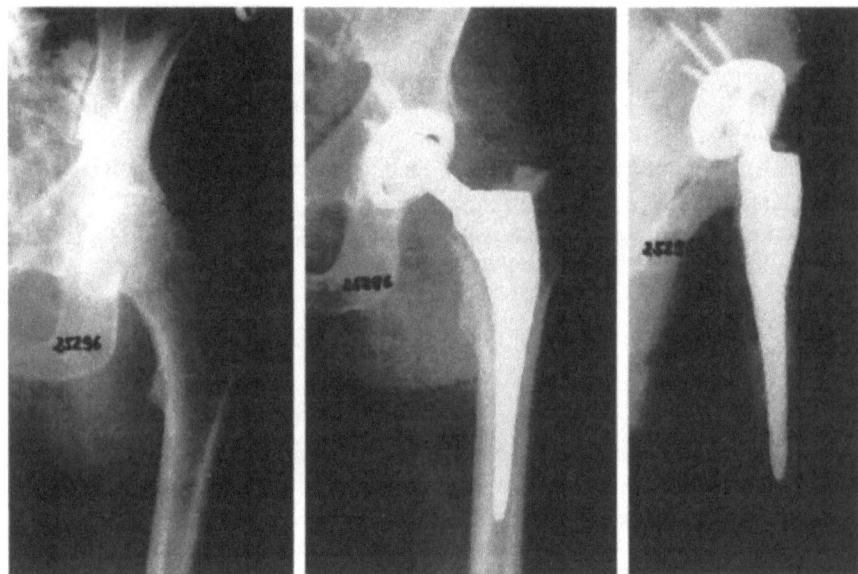

**Abb. 7.** Röntgenbeispiel (prä-OP und post-OP a.p. und axial) einer Individualprothese, die sich dem individuellen Knochen anschmiegt und so den Formfüller Zement überflüssig macht

In der Abb. 7 ist in a.p.- und besonders in der seitlichen Röntgenansicht der gute Passsitz zu erkennen.

## ■ Gelenkgeometrie

Nicht nur der intramedulläre Verankerungsanteil, sondern auch alle extramedullären, maßgebenden Gelenkparameter können frei gewählt und individuell an die Situation des Patienten angepasst werden. Die wesentlichen Parameter sind dabei die Beinlänge, das Offset und die Antetorsion, mit denen z. B. Beinlängendifferenzen und Antetorsionsfehler ganz gezielt korrigiert werden. Diesen Vorteil besitzt nur der individuelle Gelenkersatz. In dieser anatomischen Gelenkrekonstruktion liegt auch der wesentliche Grund der postoperativ überragenden Hüftfunktion.

## ■ Mittelfristige Ergebnisse

Zwischen Oktober 1992 und März 1993 wurden 132 Patienten mit 134 frei geformten Hüftstielen (CT-3D) versorgt, 130-mal unilateral, 2-mal bilateral. Die rechte Seite überwog mit 1,27:1. Männer und Frauen waren zu gleichen Teilen betroffen. Das Alter bei der Operation betrug im Mittel 59,8 Jahre (35 bis 74 Jahre). In allen Fällen wurde der CT-3D-Stiel mit

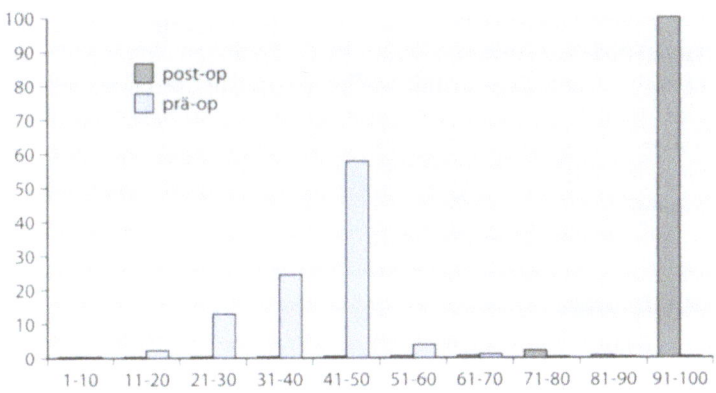

**Abb. 8.** Harris-Hip-Score prä- und post-OP

einer einzeln verschraubten Press-fit-Pfanne kombiniert. Es konnten alle Patienten 6,5 Jahre nach der Implantation nachuntersucht werden. Ein Patient war zwischenzeitlich operationsunabhängig verstorben. Die Nachuntersuchungsquote beträgt also 99%.

37-mal (28%) handelt es sich um eine primäre Coxarthrose, 26-mal (20%) um eine sekundäre Coxarthrose, 52-mal (39%) um Dysplasien und Luxationen, 5-mal (4%) um eine juvenile Arthritis und 13-mal (9%) um eine avaskuläre Hüftkopfnekrose. Keiner dieser Patienten musste revidiert werden, es fand sich keine Lockerung und auch kein Einsinken der Prothese. Drei Patienten mit einem großen Off-Set der Prothese hatten eine mäßige Bursitis trochanterica. Sehr weite proximale Oberschenkelköcher mit einer deutlichen Atrophie der Kortikalis neigen dazu, vorübergehend einen Hüftschmerz zu verursachen.

Die postoperative Veränderung des Harris-Hip-Scores ist der Abbildung 8 zu entnehmen. Das Nachuntersuchungsergebnis konnte in 94% als exzellent, in 4% als gut und in 2% als befriedigend gewertet werden. Subjektiv waren 92% der Patienten sehr zufrieden, 5 zufrieden und 3 weitgehend zufrieden.

## ■ Zusammenfassung

Das Ziel der Individualprothesen ist einheitlich, nämlich eine für den einzelnen Patienten optimale Verankerung des Stiels und eine biomechanisch günstige Kopfgeometrie zu erreichen. Aber *die Individual-Prothese* an sich gibt es nicht und kann deshalb auch nicht global beurteilt werden. Verschiedene Autoren benutzen unterschiedliche Konzepte in Planung, Konstruktion, Fertigung und OP-Technik und erzielen damit auch unterschiedliche Ergebnisse.

Es bleibt festzustellen, dass keine der auf dem Markt befindlichen Individualstiele die Spezifität des hier vorgestellten, frei geformten CT-3D-Stiels erreicht. Denn dieser Stiel zeichnet sich aus durch seinen optimalen Passsitz, seinen trabekulären Presssitz, seine optimale Gelenkgeometrie, seine äußerst einfache und dadurch unkritische Operationstechnik sowie durch seine intelligente Oberflächenstruktur. Die bisherigen Ergebnisse sind ermunternd.

## ■ Literatur

1. Moretton JC, Claudon B, Cravoisy JC, Magnien P (1986) Computer-assisted design and production of a femoral hip prosthesis. Rev Chir Orthop Reparatrice Appar Mot 72(2):89–96
2. Mulier JC, Mulier M, Brady LP, Steenhoudt H, Cauwe Y, Goossens M, Elloy M (1989) A new system to produce intraoperatively custom femoral prosthesis from measurements taken during the surgical procedure. Clin Orthop 249:97–112
3. Bargar WL (1989) Shape the implant to the patient. A rationale for the use of custom-fit cementless total hip implants. Clin Orthop 249:73–78
4. Bargar WL (1989) Shape the implant to the patient. A rationale for the use of custom-fit cementless total hip implants. Clin Orthop 249:73–78
5. Bargar WL, Bauer A, Börner M (1998) Primary and Revision Total Hip Replacement Using the RobodocR System. Clin Orthop 354:82–91
6. Aldinger G, Gekeler J (1983) Computer-aided manufacture of individual endoprostheses. Preliminary communication. Arch Orthop Trauma Surg 102(1):31–35
7. Aldinger G, Weipert A (1991) 3D-based production of hip joints: the Aldinger system. Radiologe 31(10):474–480

# 17 Axis-Stufenschaft

D. Stock

Ob zementiert oder nicht zementiert: Beherrscht werden soll das Spätproblem der aseptischen Implantatlockerung.

Zementfreie Systeme bringen Vorteile, wenn mögliche Ursachen einer Auslockerung auf ein Minimum reduziert werden. Materialien und deren Anordnung bestimmen deren Funktionieren. Wenn ich etwas aus den 25 Jahren Endoprothesenentwicklung gelernt habe, dann, dass die Natur noch immer die besten Möglichkeiten aufzeigt, ortsgebundene Belastungen zu bewältigen.

Mir seien dazu Wiederholungen erlaubt: Welche Belastungen sind am proximalen Femur zu erwarten?

■ **Säulenbelastung.** An der Hüfte findet man exzentrische Säulenbelastung. Dadurch summieren sich Kompressions- und Zugspannungen. Die Spannungen werden zum Teil durch Muskelzüge kompensiert.

■ **Biegebelastung.** Die Biegefestigkeit einer Konstruktion hängt ab vom Design, von der Materialwahl und von der Materialanordnung. Der Elastizitätsmodul ist das Maß der Biegefestigkeit einer Konstruktionseinheit und sagt etwas über die belastungsbedingte Verformung aus. Steifheit ist im übrigen proportional zur 3. Potenz der Dicke des Materials. Eine Verdoppelung der Dicke erhöht also die Steifheit um den Faktor 8. Außerdem: Die Verdoppelung der Länge eines Stabes zwischen 2 Auflagepunkten vermindert die Steifigkeit um den Faktor 8. Je länger also, um so flexibler. Durch Materialumverlagerung kann sich der Widerstand gegenüber Deformierung letztlich um bis zu 600% verändern. Von der Natur wird für den Knochen der Zylinder bevorzugt. Er stellt die Konfiguration mit der in allen Ebenen größten Formfestigkeit dar. Das Femur sammelt die Kräfte proximal am Hüftgelenk und überträgt sie zum Knie. Das erfolgt über trabekuläre Spongiosazüge, die die Kräfte in die metaphysäre Kortikalis einleiten. Muss ein Teil dieser Funktionseinheit durch eine Prothese ersetzt werden, sollte im Vordergrund aller Überlegungen neben der Inertheit das Vermeiden von Relativbewegungen zwischen den 2 Komponenten der wechselbelasteten mechanischen Struktur Implantat/Knochen stehen. Die unterschiedliche Elastizität dieser Materialien führt zu grenzschichtnaher Scheuerdifferentialbeweglichkeit. Das löst u. a. elektrische Reibungspotentiale aus, die Ab-

und Umbauvorgänge bewirken, die zur Auslockerung führen. Liegt die Krafteinleitung einer intramedulären Prothese am Kragen, kommt es zu lokaler kompressiver Dehnung und Spannung, worau eine Kompressionsdeformation mit Relativbewegungen des Schaftes nach distal zu resultiert. Und Total Pressfit bewirkt obendrein Relativbewegungen in der biegedeformierten Metaphyse. Hyperplasien einerseits und proximales Auspendeln andererseits sind unausbleibliche Folgen. Ideal wäre ein isoelastisches proximales medulläres Implantat. Da es das nicht gibt, müssen für die Implantation die Orte gewählt werden, auf die die geringste Biegebelastung einwirkt und die ausreichend Fläche für den Kraftfluss in die Kortikalis bieten. Das kann nur die intertrochantäre Femurregion sein:

Der Bezirk liegt nahe dem Belastungspunkt „Hüfte" und die Trochantären sind eine versteifende Materialverdickung, wie sie an keinem anderen Ort des Femur zu finden ist. Hier bleibt Biegeverformung weitgehend aus, sodass das in jedem Fall 10× steifere Implantatmaterial dann, wenn es primär stabil eingebracht ist, im Ort größtmöglicher mechanischer Ruhe liegt.

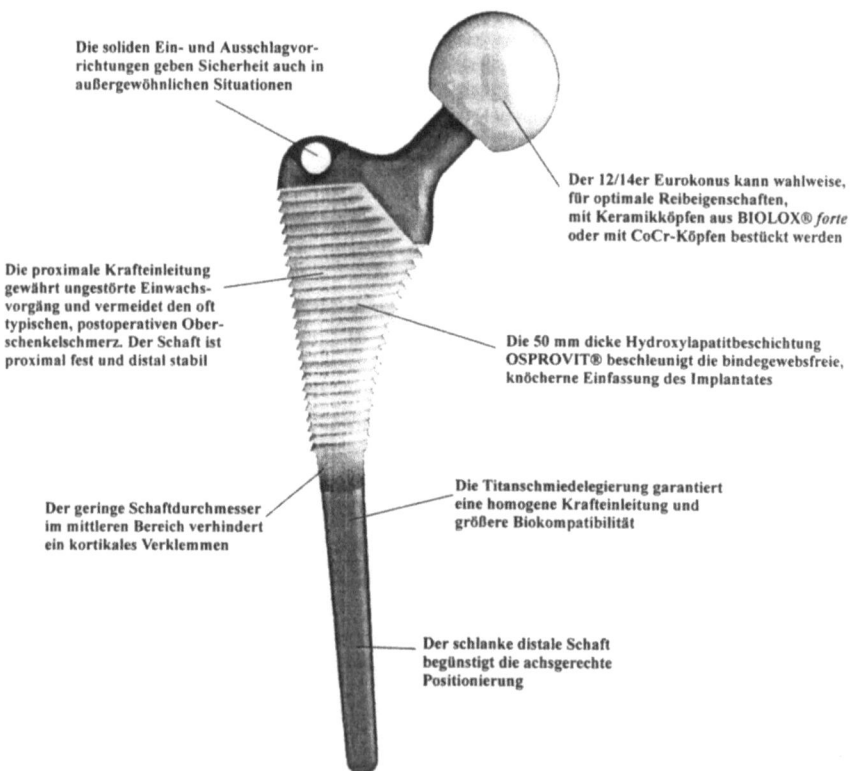

Abb. 1.

Schon der alte Stufenschaft bewies das Funktionieren, wenn er richtig implantiert wurde. Durch Implantationsfehler gehäuft auftretende Auslockerungen führten dann zum Axis-Schaft, dem zusammenfassend folgende Überlegungen zugrunde liegen:
- Materialbiokompatibilität durch Verwendung von hydroxylapatitbeschichtetem Titan.
- Nur wenig von der Idealform des zylindrischen Stabes abweichender Implantatquerschnitt im Ort der physiologischen Lastübertragung.
- Lasteinleitung am Ort größtmöglicher mechanischer Ruhe.
- Lastübertragung durch den trabekulären Spongiosazügen angepasste Implantatstufen, die die Last in die proximale Kortikalis einfließen lassen.
- Die wenig zerklüftete Oberfläche ermöglicht bei notwendig werdenden Prothesenwechseln eine einfache Implantatentfernung.

■ **Zum Hydroxylapatit.** Bei den aktuellen Technologien und der maximal 40 µm betragenden Schichtdicke sehen wir nur Vorteile. Unsere Ergebnisse bestätigen die Hypothese, dass es zur Ausbildung gitterartiger Strukturen mit einer kreeping substitution kommt, wobei eine Kalkzifizierung bzw. Knochenbildung eintritt, die die Titanoberfläche erreicht (Lintner 1996).

■ **Zu den Ergebnissen.** Dahinter stehen 25-jährige Erfahrungen mit $Al_2O_3$ Keramik-Hüftendoprothesen. Zwischenzeitlich erkannte Schwachstellen wurden im neuen System vermieden. Das Axis-Implantat ist unter den Systemen mit $Al_2O_3$-Hartgleitpaarungen das am längsten auf dem Markt befindliche. Wir können nachuntersuchte 7-Jahres-Ergebnisse präsentieren. Auch wenn sie aus der Autorenklinik kommen, sind sie nachvollziehbar. Kein anderes System brachte uns bisher vergleichbare Ergebnisse. Das bezieht sich gleichermaßen auf die Operationstechnik wie auf die postoperativen Patientenergebnisse: Abgesehen von bakeriellen Auslockerungen (1%) funktionierte die Pfanne bisher ausnahmslos. Migrationen wurden nicht beobachtet. 3% Insert-Randausbrüche waren Anlass für eine Änderung des Keramikdesigns. Am Schaft fanden wir 3% Auslockerungen technischer Natur bei einem Missverhältnis zwischen Implantat und Femurmarkraum. 11% maximale Schaftsprengungen, die cerclagenversorgt zwar problemlos ausheilten, lassen operationstechnische Schwierigkeiten erkennen, denen eine neue Operationsanleitung und abgeänderte Instrumentarien Rechnung tragen.

Auch in die Anfangszeit gehören 2 Fälle, bei denen es durch falsche Operationstechnik zu proximaler Knochendestruktion kam. Dann ist das System mit proximaler Lasteinleitung natürlich überfordert.

Der Großteil der operierten Patienten zeigt nach 7 Jahren einen Befund, für den das nachfolgende Röntgenbild exemplarisch ist: Kortikale Lasteinleitung in der Pfanneneingangsebene und am proximalen Femur. Knöchernes Einwachsen und Integration der Implantate ohne röntgenologisch erkennbare Reaktionen. Distal am hier glatten Schaft führt die biegedeformitätsbedingte Relativbewegung zu implantatnahen Aufhellungssäumen als Zeichen des gewollten freien Schwingens unter Ausbleiben einer Sockelbildung.

**Tabelle 1.** Von 4/93–12/98 wurden insgesamt 751 zementfreie AXIS®-Endoprothesen implantiert

| Nachuntersuchte Gruppe: | | |
|---|---|---|
| Durchschnittliches Patientenalter | | 53,2 Jahre |
| Subjektives Ergebnis | „exzellent" | 74,5% |
| | „gut" | 18,6% |
| | „befriedigend" | 4,1% |
| | „schlecht" | 2,8% |

Die Koppelung der Implantate mit den unterschiedlichen Gleitpaarungen erfolgt über konische Klemmungen, deren sicheres Funktionieren sorgfältigen Umfang erfordert. Die Patienten berichten vom Ausbleiben eines Fremdkörpergefühls. Auch kommt es nicht zu dem aus früheren Zeiten gewohnten Oberschenkelschmerz. Wir verordnen nach wie vor für 14 Tage Teilbelastung, dann langsame Belastungssteigerung bis zur in 6 Wochen erreichten Vollbelastung. Im Regelfall tritt innerhalb dieser Zeit ein dem natürlichen Gelenk entsprechender Bewegungsumfang ein. Die Zahl der Patienten, die sich unterdessen bei uns auch die 2. Seite mit diesem Implantat versorgen ließen, unterstreicht die erfreulichen Ergebnisse.

■ **Modulares System.** Es gibt Kombinationsmöglichkeiten mit unterschiedlichen Gleitpaarungen und Dimensionierungen. Es steht auch ein Revisionsschaft zur Verfügung. Dem Operateur kommt das handling und die kraftschonende Arbeitsweise mit vorwiegend motorgetriebenen Instrumenten entgegen.

# 18 Die ESKA-Schenkelhalsendoprothese Cut zur inneren metaphysären Fixation

W. Thomas, H. Grundei

Seit der Einführung des Knochenzementes PMMA zur Fixation künstlicher Gelenke durch Charnley (Charnley 1970, 1972) beginnt die Behandlung der Coxarthrose ihren unaufhaltsamen erfolgreichen Lauf. Mit dieser einfachen Fixationsmethode der künstlichen Gelenkteile hat sich zugleich die invasive Operationstechnik der Knochenresektion an der Schenkelhalsbasis und die Einführung eines langen Stieles in den Femurschaft etabliert (diaphysäre Fixation). Diese Fixationsmethode hat in zweierlei Hinsicht Probleme gezeigt:

- der gerade Femurstiel ist schwierig zu blockieren gegenüber den nicht unerheblichen Rotationskräften während der physiologischen Bewegungen. Diese Tatsache ist besonders deutlich geworden durch die Untersuchungen von Rohlmann und Mitarbeitern mit Sensoren an Hüftgelenksendoprothesen.
- Durch die Einführung eines starren Stieles, zumeist umgeben von einem Zementmantel, kommt es zu erheblichen Änderungen der biomechanischen Verhältnisse im proximalen Femurschaft. Während am natürlichen Femur die Krafteinleitung proximal (intertrochantär) am größten ist und nach distal hin abnimmt, werden diese Verhältnisse durch die starren Implantate umgekehrt (Oh, Harris 1978).

Diese Situation führt zu einer erhöhten Reduktion der Krafteinleitung im proximalen Femurschaftbereich mit zum Teil schwerstgradiger knöcherner Atrophie – ein Phänomen, das als Stress-Shielding bezeichnet wird. Unabhängig von diesem biomechanischen Problem halten wir die basiszervikale Resektion bei der endoprothetischen Behandlung einer Coxarthrose für eine inadäquate Vorgehensweise, da bei der Arthrose im Wesentlichen die Femurkopfkalotte von Verformung, Zystenbildung und osteophytärer Umwandlung betroffen ist. Zur Vermeidung der genannten Probleme und zum Erhalt des Schenkelhalses haben wir nach einer adäquaten Antwort zur Behandlung der Coxarthrose durch Endoprothesen gesucht. Wir sind bei der Vorbereitung dieses Programmes zwangsläufig auf die Arbeiten der Brüder Judet gestoßen, welche in den vierziger Jahren eine zunächst sehr erfolgreiche Schenkelhalsendoprothese entwickelt haben (Judet, Judet 1950). Ihre Idee der metaphysären Fixation scheiterte jedoch, weil das Oberflächenmaterial aus Akrylharz sehr schnell verschliss und zu fibrotischer Kapselreaktion mit Osteolyse führte und weil die Verankerung des glatten Stieles im Schenkelhals nicht dauerstabil war (Zanoli 1956; Kerschbaumer 1992). Da in der Zwischenzeit jedoch tribologisch deutlich verbesserte Materialien zur Verfügung stehen und außerdem die Verankerungsoberfläche Spongiosametall eine fast zwanzigjährige erfolgreiche Erprobung hinter sich hat (Thomas 1992; Burgkart et al. 1993; Mittelmeier et al. 1998), haben wir das Konzept der inneren metaphysären Schenkelhalsfixation aufgegriffen und die ESKA-Schenkelhalsendoprothese „Cut" entwickelt. Diese Endoprothese besteht aus drei Elementen, die in ihrer Vielfalt und variablen Kompositionsmöglichkeit dem Operateur ein sehr weites Anwendungsspektrum bietet:

- Der Endoprothesenkörper ist konisch gestaltet, wobei sich der Durchmesser entsprechend der normalen Anatomie des Schenkelhalses von proximal nach distal verjüngt. Das distale Ende der Endoprothese ist gebogen gestaltet, um sich dem kurvigen Verlauf der lateralen Zugtrabekel des Schenkelhalses anzupassen und sich an die innere Kortikalis unterhalb des Trochanter maior anlegen zu können. Diese Gestaltung machte die Endoprothese in ihrer Form dem englischen Gehrock ähnlich, was zur Namensgebung „Cut" geführt hat. Der Querschnitt der Endoprothese ist der Anatomie des Schenkelhalses entsprechend oval gestaltet, wobei der mediolaterale Durchmesser größer ist als der anteroposteriore. Die Endoprothese steht in einer ausreichenden Zahl unterschiedlicher Längen und Durchmesser zur Verfügung, sodass der Operateur nach exakter Planung mit Schablonenzeichnung für jede Schenkelhalsdimension das entsprechende Implantat auswählen kann. Der Endoprothesenkörper besitzt eine neutrale Form, wodurch eine gleichmäßige Anwendbarkeit für die rechte und linke Seite besteht. Die Endoprothese ist zur zementlosen Verankerung entwickelt worden und deshalb auf ihrer gesamten Oberfläche mit dem langjährig bewährten Spongiosametall belegt. Es kann mit diesem Endoprothesenkörper somit eine ideale Pressfitverankerung in biomechanisch korrekter Position zwischen Zug- und Drucktrabekeln erzielt werden (Abb. 1).

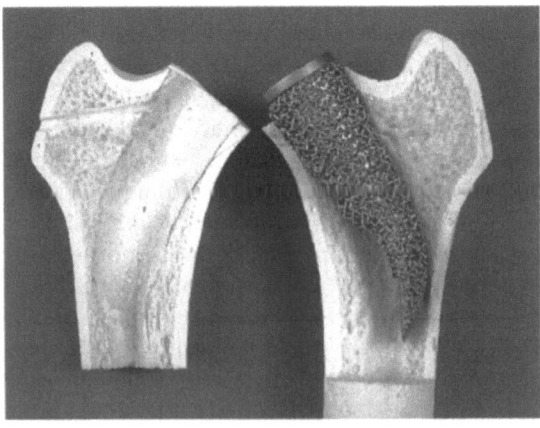

**Abb. 1.** Endoprothesenkörper „CUT" in situ (Sägeknochenmodell)

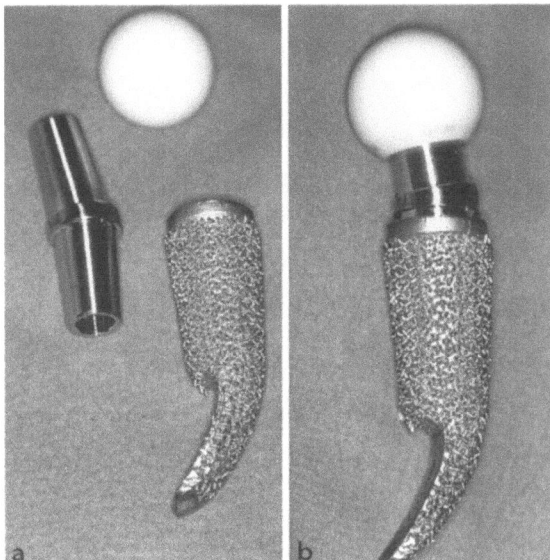

**Abb. 2.** Elemente der Endoprothese „CUT": Körper, Adapter, Kopf. **a** Einzeln; **b** montiert

- Auf den Endoprothesenkörper wird ein Doppelkonusadapter mit einem Winkel von 10° aufgesetzt. Der Adapter steht in unterschiedlichen Längen zur Verfügung, sodass eine ideale Anpassung an die gewünschte Beinlänge erfolgen kann.
- Auf den Konus des Endoprothesenhalses wird ein standardmäßig verfügbarer Kopf aus Metall oder Keramik aufgesetzt. Die Köpfe stehen durch unterschiedlich tiefe Konusbohrungen in verschiedenen Längen zur Verfügung. Die ESKA-Schenkelhalsendoprothese Cut in dieser Form wird mit einer standardmäßigen zur Verfügung stehenden Endoprothesenpfanne kombiniert. Wir bevorzugen die hemisphärisch gestaltete ESKA-Endoprothesenpfanne, ebenfalls mit Spongiosametalloberfläche zur zementlosen Fixierung und benutzen als Inlay ESKA-Keram, als tribologisch idealen Werkstoff in Kombination mit einem Keramikkopf (Abb. 2).

Dieses Schenkelhalsendoprothesensystem Cut sehen wir als Konzept einer adäquaten chirurgischen Behandlung der Coxarthrose mit folgenden Charakteristika:
- Das Konzept folgt dem Prinzip der minimalinvasiven Knochenresektion subkapital unter Erhalt des gesamten Schenkelhalsknochens (Safe the bone). Alle tieferen Resektionen müssen im Falle einer Primärversorgung als unlogisch und riskant im Hinblick auf die Biomechanik des proximalen Femurs (Stress-Shielding) angesehen werden.
- Das Konzept bringt zwei biomechanische Vorteile: a) Durch den Erhalt des Schenkelhalses sind alle physiologischen Rotationskräfte, wie sie insbesondere von Rohlmann und Mitarbeitern beschrieben wurden,

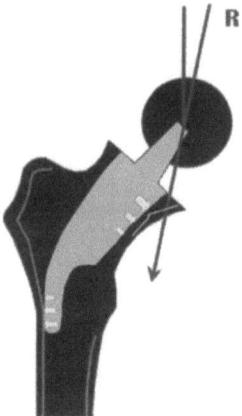

**Abb. 3.** Schema „Dynamische Fixation"

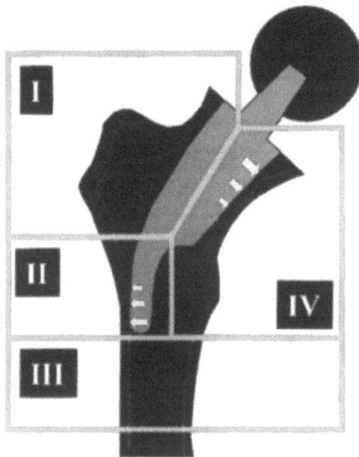

**Abb. 4.** Zoneneinteilung für Schenkelhalsendoprothese „CUT"

kompensiert. b) Durch die kurze ESKA-Schenkelhalsendoprothese Cut entsteht die Krafteinleitung beim Lastwechsel ausschließlich proximal intertrochantär. Das biomechanische Konzept folgt der Idee der dynamischen Fixation, wobei es unter Belastung zu einer erhöhten Krafteinleitung im ausreichend zur Verfügung stehenden Kalkarknochen kommt (Abb. 3). Diese biomechanischen Vorgänge lassen sich durch die periendoprothetische Densitometrie nachweisen. Wir haben zu diesem Zweck eine neue Zoneneinteilung gebildet, die in Anlehnung an das Konzept von Grün die hier in Frage kommenden proximalen Verankerungszonen berücksichtigt (Abb. 4). Mit diesem System der periendoprothetischen Densitometrie haben wir das Prinzip der dynamischen Fixation nachweisen können. Hierbei zeigt sich, dass erstens ein Stress-Shielding mit diesem Endoprothesensystem nicht zu beobachten ist und dass zweitens

der Knochen im Bereich der Hauptbelastungszone am Kalkar innerhalb der ersten zwölf Monate eine hohe Dichte erreicht.
- Die Operation am Femur ist durch die einfache Präparation des Schenkelhalszentrums unter Zuhilfenahme des spezifischen Instrumentariums einfach und zeitsparend. Da der Femurmarkraum nicht eröffnet wird, ist der Blutverlust gegenüber einer diaphysären Versorgung erheblich reduziert.
- Die Lagerhaltung ist durch die universale Verwendbarkeit für die rechte und linke Seite einfach. Es können Standardköpfe aus Metall oder Keramik zur Kombination mit Standardendoprothesenpfannen verwendet werden.
- Im Falle einer eventuell notwendig werdenden Revision kann das Implantat durch eine basiszervikale Resektion leicht entfernt werden und dann eine diaphysäre Verankerung vorgenommen werden.

# Kasuistik

Wir beobachten 52 Operationsverläufe über einen Zeitraum von durchschnittlich 24 Monaten (3 Monate bis 30 Monate). 28-mal wurde das rechte, 24-mal das linke Hüftgelenk versorgt, wobei 5 Fälle bilateral waren. Das Alter der Patienten lag zum Operationszeitpunkt im Durchschnitt bei 61 Jahren (21–74 Jahre), 27-mal war das weibliche und 20-mal das männliche Geschlecht betroffen (Tabelle 1, Abb. 5). Die Verläufe waren ausgesprochen komplikationsarm. Im peri- und postoperativen Verlauf sahen wir eine Thrombose, die die Rehabilitation verzögert hat. Dreimal war der Bewegungsgewinn der Flexion verlangsamt. Es handelte sich um Fälle mit ursprünglicher Verwendung eines 0° Adapters, wodurch eine relativ starke valgische Einstellung der Montage resultierte. Wir verwenden seither ausschließlich den 10° Adapter und haben damit eine sehr schnelle Beweglichkeitszunahme beobachtet. Wir sahen keine Luxation, keine Infektion und keine Implantatwanderung (Tabelle 2). Wir verwenden in Anlehnung an die Publikation von Labek und Böhler (Labek, Böhler 1998) zwei Redondrainagen (subfascial und subkutan) und konnten damit den Blutverlust so erheblich senken, dass wir zur Implantation der Schenkelhalsendo-

**Tabelle 1.** Kasuistik

| Operationsfälle | 52 (re.: 28; li.: 24; bds.: 5) |
| --- | --- |
| Follow-up | 52 |
| Follow-up-Zeit | 24 Monate (3 bis 30) |
| Alter | 61 Jahre (21 bis 74) |
| Weiblich | 27 |
| Männlich | 20 |

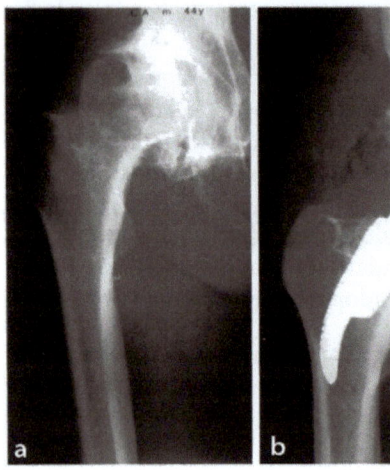
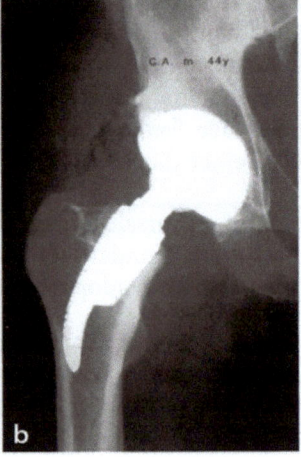

**Abb. 5.** Röntgenkontrolle klinischer Fall. Coxarthrose C.A. weiblich, 44 Jahre. **a** Präop.; **b** postop.

**Tabelle 2.** Komplikationen

| | |
|---|---|
| Thrombose | 1 |
| Verzögerte Beweglichkeit (0-Grad-Adapter) | 3 |
| Luxation | 0 |
| Migration | 0 |
| Infektion | 0 |

**Tabelle 3.** Blutverlust

| | | |
|---|---|---|
| Stiel diaphysär | 3 Redon | 880 (350–2050) cm³ |
| Cut metaphysär | 3 Redon | 490 (350–760) cm³ |
| Cut metaphysär | 2 Redon | 270 (120–580) cm³ |

**Tabelle 4.** Funktionsscores nach Harris

| | |
|---|---|
| Präoperativ | 54 |
| 6 Wochen | 78 |
| 3 Monate | 87 |
| 12 Monate | 98 |
| Last FU | 98 |

prothese keinen Blutersatz mehr benötigen (Tabelle 3). Die Funktionsscores nach Harris steigen bei Verfolgung eines frühfunktionellen Rehabilitationsprogrammes sehr schnell an: präoperativ 54, 6 Wochen 78, drei Monate 87, 6 Monate 92, 12 Monate 98 (Tabelle 4).

## ■ Zusammenfassung

Die ESKA-Schenkelhalsendoprothese Cut verfolgt zur Realisierung einer adäquaten Antwort bei der chirurgischen Behandlung der Coxarthrose das Prinzip der metaphysären Fixation. Es wird hierbei durch die minimal knocheninvasive Resektion der gesamte Schenkelhals in seiner knöchernen Struktur erhalten und als Verankerungsknochen benutzt. Die Endoprothese verfolgt das Prinzip der dynamischen Fixation, wobei sich das biomechanische Konzept der proximalen Krafteinleitung realisieren lässt. Der Nachweis dieses Effektes gelingt besonders gut mit der periendoprothetischen Densitometrie nach einer neuen Zoneneinteilung, die die Dimension der Schenkelhalsendoprothese berücksichtigt. Die Operationstechnik ist am Femur mit Spezialinstrumentarium sehr einfach und insbesondere durch die fehlende Eröffnung des diaphysären Markraumes blutsparend. Die Lagerhaltung ist durch die kleine Dimension der Endoprothese und durch die Universalverwendung für die rechte und linke Seite sehr einfach. Langzeitlich besteht der Vorteil, dass bei eventueller Revision der Übergang auf eine basiszervikale Resektion mit Explantation des Implantates sehr einfach möglich ist. Aufgrund der guten klinischen Ergebnisse sollte dieses Konzept als Standardversorgung bei der Erstimplantation einer Endoprothese diskutiert werden.

## ■ Literatur

1. Burgkart RH, Glisson RR, Seaber AV, Fulghum CS (1993) Strain pattern in fully versus semiporous-coated femoral components. 3rd Conference of the EORS, Paris, 19.-20. April 1993
2. Charnley J (1970) Acrylic cement in orthopaedic surgery. E. a. S. Livingstone, Edinburgh, London
3. Charnley J (1972) The long-term results of low friction arthroplasty of the hip performed as a primary intervention. J Bone Jt Surg B-54
4. Judet J, Judet R (1950) The use of artificial femoral head for arthroplasty of the hip joint. J Bone Jt Surg 32-B:166
5. Kerschbaumer S, Liebendörfer A, Ascherl R, Grandinger R, Hipp E, Blümel G (1992) Histologische Langzeitergebnisse bei zementlosen Acrylharzprothesen vom Typ Rettig und Judet. In: Die zementlose Hüftendoprothese. Demeter, 59
6. Labek G, Böhler N (1998) Blutverbrauch bei Hüfttotalendoprothesenoperationen in Abhängigkeit von Redondrainage und Druckverband. Z Orthop 136:433-438
7. Mittelmeier W, Thomas W, Gradinger R (1998) Spongiosametall - Biomechanische Einordnung eines oberflächenbestimmten Endoprothesenverankerungsprinzips. Poster Exhibit. 47. Tg Nordd Orthopädenvereinigung eV, Leipzig, 18.-20. 6. 1998
8. Oh J, Harris WH (1978) Proximal strain distribution in the loaded femur. J Bone Jt Surg 60-A:75-85
9. Rohlmann A, Bergmann G, Grainnchen F (1991) Die Belastung von Hüftendoprothesen in vivo. In: Die Hüftendoprothetik. Ecomed, pp 159-163

10. Thomas W (1992) Makro- und mikroporöse Oberflächen – Definitionen, Grundlagen, experimentelle Ergebnisse. In: Hipp E, Gradinger R, Ascherl R (Hrsg) Die zementlose Hüftendoprothese. Demeter, pp 47–48
11. Zanoli R (1956) Les prothèses acryliques dans la chirurgie de la hanche. Rev Chir Orthop 42:330–331 (Variante Judet mit Schraube)

# 19 Resultate nach zementfreier Implantation des BiContact-Hüftendoprothesengeradschaftes
(9-Jahres-Nachuntersuchungsintervall)

K. Weise, E. Winter, C. Eingartner

## ■ Einleitung

Langzeitresultate sind nur für einige wenige zementfreie Hüftendoprothesenschäfte dokumentiert. Viele dieser Schäfte wurden seit ihrer Einführung im Design geändert. Ziel der vorliegenden Studie ist es, die Resultate nach Implantation des zementfreien, flachen Hüftendoprothesengeradschaftes Typ BiCONTACT® nach einer durchschnittlichen Standzeit von 9 Jahren zu evaluieren. Dieser Schaft ist seit seiner Einführung im Jahr 1987 in Design, Material und der Oberflächenbeschaffenheit unverändert geblieben.

## ■ Material und Methode

**■ Implantatdesign.** Der BiCONTACT-Schaft ist ein flacher Hüftendoprothesengeradschaft ohne Hals, hergestellt aus Titan gemäß der ISO-Norm 5832-3 (Fa. Aesculap, Tuttlingen, Deutschland). Im proximalen Schaftbereich ist eine mikroporöse Titanschicht in Plasma-Spray-Technik (Plasmapore®, Porengröße 50–200 µm) aufgebracht. Der Schaft hat 2 seitliche Tragrippen und einen dorsalen Anti-Rotationsflügel. Es steht ein identischer, unbeschichteter Schaft für die zementierte Technik zur Verfügung. Instrumente und operative Technik sind für das zementfreie wie das zementierte Verfahren identisch. Die Entscheidung für die zementierte oder zementfreie Verankerung kann intraoperativ getroffen werden. Der BiCONTACT-Schaft wurde im nachfolgend vorgestellten Patientenkollektiv in 34,4% mit einer zementierten Polyethylen (PE)-Pfanne kombiniert. In 65,6% wurde ein zementfreier Schraubring (Modell „München", Aesculap, Tuttlingen) mit einem PE-Inlay verwendet. In allen Fällen wurde ein aufsteckbarer Kopf aus Edelstahl (Chrom-Kobalt-Legierung) implantiert.

**■ Patienten.** Seit Juni 1987 wird der BiCONTACT-Femurschaft in unserer Klinik verwendet. Die ersten 250 Fälle zementfreier Implantationen (6/87–3/90) bei 236 Patienten wurden prospektiv erfasst und sind in diese Nachuntersuchung aufgenommen. Zum Zeitpunkt der Operation waren die Patienten durchschnittlich 58 (20–84) Jahre alt. 51% der Patienten waren weiblich. Es handelte sich in 52% um das rechte Hüftgelenk. Die Indikation zum hüftendoprothetischen Ersatz war in 62% eine idiopathische Coxarthrose, in 16,8% eine Hüftdysplasie, in 9,2% eine instabile mediale Schenkelhalsfraktur, in 8,4% eine Hüftkopfnekrose und in den restlichen Fällen eine posttraumatische Arthrose oder chronische Polyarthritis. In 12,4% der Fälle ging eine Operation der betroffenen Hüfte voraus, meist Osteotomien oder Osteosynthesen coxaler Femurfrakturen.

■ **Operatives Vorgehen und Nachbehandlung.** Alle Patienten wurden in Rückenlage operiert, der Zugang erfolgt seitlich transgluteal. Nach Resektion des Kopf-Hals-Fragmentes und nach Implantation der azetabulären Komponente wurde das Lager für die Femurschaftprothese im coxalen Femurende mit sog. „A- und B-Osteoprofilern" vorbereitet. Die „A-Profiler" dienen dazu, die spongiösen Strukturen im proximalen Femurschaft Schritt für Schritt zu verdichten. Es wird großer Wert darauf gelegt, dass dabei Knochensubstanz für die Implantatverankerung erhalten bleibt und nicht „weggeraspelt" wird. Mit dem „B-Profiler" wird das mediale Prothesenschaftlager, das Bett für die beiden seitlichen Tragrippen und die Nut für den Rotationsflügel in den komprimierten spongiösen Knochen geschnitten, wiederum kommt es dabei zu keinem Knochenverlust. Schließlich wird der Prothesenschaft entsprechend der zuletzt benutzten Profilergröße in achsengerechter Position eingebracht. Nach der Operation sind die Patienten angehalten, für 6 Wochen eine Teilbelastung der betroffenen Extremität durchzuführen. Im Gegensatz zur aktuellen Gepflogenheit erfolgte keine medikamentöse oder physikalische Prophylaxe periartikulärer Ossifikationen.

■ **Nachuntersuchung.** Die eingehende klinische Untersuchung umfasste die Überprüfung des Weichteilbefundes, die Motilitätsmessung des operierten Hüftgelenkes, die Erfassung der Beinlängen, die Beurteilung des Gangbildes und eine Bewertung nach dem Harris Hüftscore [6].

Die Röntgenbilder der untersuchten Patienten wurden von erfahrenen Unfallchirurgen unabhängig voneinander hinsichtlich folgender Parameter beurteilt: Lage des Schaftes (neutrale Position, Valgus- oder Varusposition), Sinterung des Schaftes, Auftreten radioluzenter Linien, Knochenhyper- und -hypotrophie, Osteolysen, Sockelbildung, Bildung periartikulärer Ossifikationen und/oder Lockerung der azetabulären Komponente. Die Sinterung wurde unter Verwendung folgender zwei Landmarken am Femurschaft vermessen: der medialen Osteotomieebene oberhalb des Trochanter minor und der Spitze des Trochanter major. Die anlässlich der Nachuntersuchung angefertigten Röntgenbilder wurden mit den direkt postoperativ angefertigten verglichen. Radioluzente Linien wurden als solche unter oder über 2 mm klassifiziert und gemäß der Einteilung nach Gruen [5] den Zonen I–XIV zugeordnet. Der Ausdruck „radioluzente Linie" ist identisch mit dem von Engh [4] angegebenen Begriff „reactive line". Änderungen der Knochendichte wurden visuell analysiert. Gemäß Engh [3] wurden nur zweit-, dritt- und viertgradiges „stress shielding" mit Resorption von medialem kortikalen Knochen als echtes „stress shielding" angesehen. Osteolysen und endostale Kavitäten entsprechen Zonen von lokalisiertem Verlust trabekulären Knochens. Endostale Knochenneuformationen wurden als teilweise oder komplette Sockelbildungen beschrieben, deren Ziel es ist, die Spitze des Endoprothesenschaftes zu unterstützen [4].

Periartikuläre Ossifikationen wurden nach Brooker [2] klassifiziert. Ein Femurschaft wurde dann als gelockert angesehen, wenn radioluzente Linien >2 mm Breite im proximalen Bereich der beschichteten Prothese zu erkennen waren oder wenn die seriellen Röntgenbilder eine Positionsänderung der femoralen Komponente anzeigten (mehr als 5 mm Sinterung oder Valgus- bzw. Varusabkippen von mehr als 5 Grad). Eine azetabuläre Lockerung wurde dann festgestellt, wenn es zu einer Lageveränderung bezüglich der Becken-Referenzlinien von mehr als 5 mm oder zu einer Verkippung von mehr als 5 Grad im Vergleich zu den direkt postoperativ angefertigten Röntgenbildern kam und mehr als 5 mm Knochenresorption in der Hauptverankerungszone zu erkennen war.

■ **Statistische Methoden.** Es wurden eine Life table-Analyse und eine Überlebenskurve erstellt und es wurden die Konfidenzintervalle berechnet. Die Hüftendoprothesenrevision wurde als der Endpunkt bezeichnet.

# ■ Ergebnisse

In der Studie wurden 236 Patienten mit 250 Hüftprothesen erfasst. Während des Beobachtungszeitraumes verstarben 27 Patienten (11%), 2 Patienten konnten nicht erreicht werden. Nachuntersuchungsdaten konnten in 221 Fällen erfasst werden. Ausschließlich klinische Untersuchungen wurden bei 83 Patienten durchgeführt. Die durchschnittliche Nachuntersuchungszeit lag bei 8,9 (7,4–10,7) Jahren.

■ **Klinische Befunde.** Bei 214 (96,8%) Patienten musste der Hüftendoprothesenschaft nicht revidiert werden, bei 7 Patienten wurde eine Schaftrevision erforderlich. Zwei (0,9%) Patienten mussten sich einer septischen Revision wegen einer tiefen Infektion unterziehen. Bei einem Patienten wurde die Hüftendoprothese einen Monat nach der Implantation wegen rezidivierender Luxationen revidiert; der Schaft war zu diesem Zeitpunkt bereits fest knöchern integriert. Bei 2 Patienten wurde der Schaft bei der Primärimplantation zu klein gewählt, der Schaft zeigte jeweils eine deutliche Sinterung und wurde in einem Fall nach einem Jahr und eine im zweiten Fall nach 2 Jahren ausgewechselt. Bei einem Patienten musste 6 Jahre nach der Implantation der Schaft wegen einer aseptischen Lockerung ausgewechselt werden; dieser Schaft war von Anfang an in einer Varusstellung fehlpositioniert. Ein weiterer Patient wurde in einer anderen Klinik wegen einer Lockerung der azetabulären Komponente revidiert, zugleich wurde auch der Schaft gewechselt, ohne dass radiologisch Lockerungszeichen zu erkennen gewesen wären.

Der durchschnittliche „Harris hip score" zum Zeitpunkt der Nachuntersuchung betrug 84,3 Punkte. Schmerzfreiheit wurde von 27% der Patienten berichtet, 58% gaben diskrete Beschwerden an, 9% hatten einen geringen Schmerz, 1% einen vermehrten Schmerz und 4% hatten gravierende Beschwerden. 9 Patienten mit einem „Harris hip score"/Schmerzen von 10 (von möglichen 44) Punkten wurden radiologisch untersucht: 2 von ihnen zeigten eine gelockerte azetabuläre Komponente und 2 hatten sich erst vor kurzer Zeit einer azetabulären Revisionsoperation unterziehen müssen. Bei 6 dieser Patienten konnte eine chronische Lumbago als Schmerzursache festgestellt werden.

Bei 38% der Patienten bestand keine Beinlängendifferenz und 20% wiesen eine Differenz von unter 1 cm auf. In 38% der Fälle wurde eine Differenz zwischen 1 und 2 cm festgestellt. Bei 3% bestand eine Differenz zwischen 2 bis 3 cm und in 1% musste eine Diskrepanz der Beinlänge von mehr als 3 cm festgestellt werden.

Die subjektive Beurteilung des Operationsresultates ergab in 72% „volle Zufriedenheit", in 25% „Zufriedenheit" und 3% der Patienten waren zum Zeitpunkt der Nachuntersuchung „unzufrieden".

■ **Überlebensrate.** Die Überlebenstafel-Analyse zeigt eine niedrige jährliche Versagensrate und die Berechnung der „overall survival rate" ergab 97,1% nach 11 Jahren. Die Verlustrate für die Nachuntersuchung fiel im 8. bis 11. postoperativen Jahr hoch aus. Diese Zahlen reflektieren die Summe von Patienten, die ihr Kunstgelenk nicht länger als 8–11 Jahre hatten. Die Überlebenskurve (Abb. 1) zeigt eine Überlebensrate der femoralen Komponente von 97,1% nach 11 Jahren mit Konfidenz-Grenzen von 98,7% (obere) und 93,6% (untere).

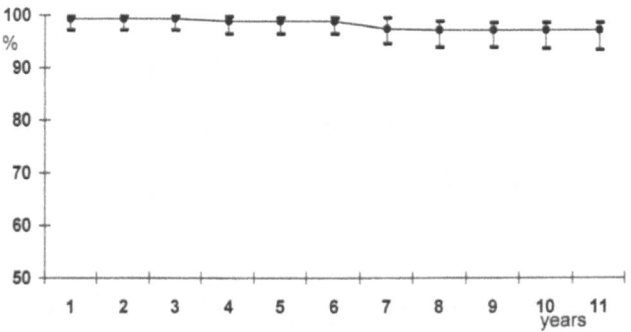

**Abb. 1.** Überlebenskurve der femoralen Komponenten (n = 250)

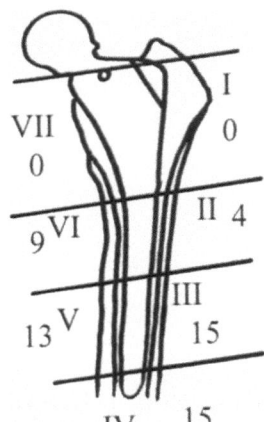

**Abb. 2.** Radioluzente Areale (alle unter 2 mm) im Bereich des Knochen-Endoprothesen-Interface der radiologisch nachuntersuchten Schäfte (n = 138). Die periprothetischen Zonen sind nach Gruen [5] eingeteilt

■ **Radiologische Nachuntersuchung.** Eine Analyse der Röntgenbilder konnte in 138 Fällen durchgeführt werden. Bei keinem dieser Schäfte konnten radiologische Lockerungszeichen festgestellt werden. Die Position des Femurschaftes fand sich in 92,7% „neutral". In 5,8% wurde eine Varus- und in 1,5% eine Valgus-Position festgestellt. Die durchschnittliche Sinterung betrug 1,8 mm. Bei 3 Schäften lag die Sinterung über 3 mm (4 mm bei einem Schaft und 5 mm bei 2 Schäften). In allen diesen Fällen kam es innerhalb des ersten postoperativen Jahres zur Sinterung; nach dieser Zeit kam es zu keiner weiteren Sinterung mehr.

Radioluzente Linien konnten in den distalen Zonen nach Gruen [5] beobachtet werden, nicht jedoch in der intertrochanteren Region, dem Verankerungsort des Schaftes (Abb. 2). Bei keinem der Patienten konnte eine radioluzente Linie größer als 2 mm festgestellt werden. Osteolysen konnten in keinem Fall gefunden werden. Eine milde Abrundung des Kalkar ließ sich in den meisten Fällen (79,4%) erkennen. In den distalen Gruen-Zonen (III–V) konnten knöcherne Hypertrophien in 12,7% der Fälle beobachtet werden. Bei 15,1% der beurteilten Fälle kam ein geringgradiges „stress shielding" (Grad 2 und 3 nach Engh) mit knöcherner Hypotrophie im proximalen Femur zur Darstellung. Höhergradiges „stress shielding" mit Atrophie der proximalen Femurregion konnte nicht beobachtet werden. Eine Sockelbildung an der Spitze des Endoprothesenschaftes wurde nur in 2 Fällen festgestellt, bei denen der Schaft im Verlauf um jeweils 5 mm eingesinert war. In diesen beiden Fällen waren jedoch keine radioluzenten Linien oder andere Lockerungszeichen festzustellen, klinisch waren diese beiden Fälle unauffällig.

■ **Azetabuläre Komponente.** Von den zementierten PE-Pfannen zeigte keine röntgenologische Zeichen einer Lockerung, 24 (von 164) unzementierten azetabulären Komponenten (Schraubring) waren radiologisch gelockert. Die meisten dieser Patienten hatten nur geringe Beschwerden, nur 2 dieser

Patienten hatten gravierende Schmerzen. 7 Patienten mit gelockertem Schraubring und nur geringen knöchernen azetabulären Defekten hatten gar keine Beschwerden. Bei 14 Patienten war eine Hüftpfannenwechseloperation wegen aseptischer Lockerung durchgeführt worden. Insgesamt betrug die Lockerungsrate (revidierte Fälle und radiologische Lockerung) der azetabulären Komponente 23,2%.

## ■ Diskussion

In der vorgestellten Serie mussten sieben Endoprothesenschäfte revidiert werden, zwei wegen Infektion und fünf aus anderen Gründen: eine wegen rezidivierenden Luxationen, zwei wegen einer raschen Einsinterung bei zu klein gewähltem Femurschaft. In einem Fall kam es zu einer aseptischen Lockerung eines in Varusstellung malpositionierten Femurschaftes. Bei einem Patienten wurde in einer anderen Klinik im Rahmen eines wegen Lockerung notwendigen Pfannenwechsels zudem auch der nach unseren Kriterien feste Femurschaft gewechselt. Nach einer durchschnittlichen Standzeit von 8,9 Jahren waren 97,1% von 221 Schäften bei den noch lebenden Patienten ohne Revision. Die Revision wurde als Endpunkt der Überlebensberechnung angesehen.

Da keine vollständige radiologische Untersuchung durchgeführt werden konnte, wäre die Berechnung der Überlebensrate der Schäfte auf der Grundlage der radiologischen Lockerung unsicher gewesen. Andere Ergebnisse hätten bei einer kompletten radiologischen Nachuntersuchung erreicht werden können. Keiner der 138 radiologisch analysierten Schäfte konnte zum Zeitpunkt der Nachuntersuchung als gelockert angesehen werden.

Von namhaften Autoren wird bis heute die zementierte Implantation von Hüfttotalendoprothesen als der „gold standard" angesehen und es wird über hervorragende Langzeitresultate berichtet [1, 7-9]. Die Resultate der vorliegenden Untersuchung lassen den Schluss zu, dass bei zementfreier Verankerungstechnik hinsichtlich der Standzeit zumindest mittelfristig kein Nachteil zu erwarten ist. Die Frage, ob sich auf längere Sicht ein Vorteil für die zementfreie Technik zeigt, ist anhand der verwertbaren Studienresultate gegenwärtig nicht endgültig zu beantworten. Jedenfalls können bei zementfreier Implantation zementbedingte Knochenverluste ausgeschlossen werden. Zudem gestaltet sich eine eventuell notwendige Wechseloperation zementfreier Implantate technisch weniger aufwändig als der Wechsel zementierter Implantate. Die Philosophie des BiCONTACT-Systems wird die Resultate dieser Studie unterstützen. Eine proximale Krafteinleitung – erzielt durch Pressfit-Technik – im verdichteten knöchernen metaphysären Lager gewährleistet eine hohe Primärstabilität, insbesondere im Hinblick auf die Rotation. Durch die mikroporöse Plasmapore-Titan-Beschichtung des proximalen BiCONTACT-Schaftanteils findet eine sekundäre Stabilisierung durch Osseointegration statt. Schließlich wird auch offenkundig, dass durch die proximale Krafteinleitung ein „stress-shielding" in der intertrochanteren Region – wie dies bei Schäften mit distaler Verankerung beobachtet werden kann – wirksam verhindert wird.

Das BiCONTACT-System hat sich unserer Erfahrung nach außerordentlich bewährt. Es besticht durch seine universelle Anwendbarkeit, ein ebenso einfach zu handhabendes wie überschaubares Instrumentarium, die knochen-erhaltende „biologische" Implantationstechnik mit hoher Primärstabilität sowie sekundäre Stabilität durch Osseointegration der beschichteten Implantatareale.

## ■ Literatur

1. Alsema R, Deutman R, Mulder TJ (1994) Stanmore total hip replacement. A 15- to 16-year clinical and radiographic follow-up. J Bone Joint Surg 76B:240-244
2. Brooker AF, Bowerman JW, Robinson RA, Riley LH (1973) Ectopic ossification following total hip replacement, incidence and a method of classification. J Bone Joint Surg 55A:1629-1632
3. Eingartner C, Engh CA, Bobyn JB (1988) The influence of stem size and extent of porous coating on femoral bone resorption after primary cementless hip arthroplasty. J Bone Joint Surg 231A:7-28
4. Engh CA jr, Culpepper WJ, Engh CA (1997) Long term results of the use of the anatomic medullary locking prosthesis in total hip arthroplasty. J Bone Joint Surg 79A:177-184
5. Gruen TA, McNeice GM, Amstutz HC (1979) "Modes of failures" of cemented stem-type femoral components. Clin Orthop 141:17-24
6. Harris WH, McGann WA (1986) Loosening of the femoral component after use of the medullary-plug cementing technique. J Bone Joint Surg 68A:1064-1066
7. Malchau H, Herberts P, Ahnfelt L (1993) Prognosis of total hip replacement in Sweden. Follow-up of 92675 operations performed 1978-1990. Acta Orthop Scand 64:497-506
8. Neumann L, Freund KG, Sorenson KH (1994) Long-term results of Charnley total hip replacement. J Bone Joint Surg 76B:245-251
9. Sullivan PM, MacKenzie JR, Callaghan JJ, Johnston RC (1994) Total hip arthroplasty with cement in patients who are less than fifty years old. A sixteen to twenty-two-year follow-up study. J Bone Joint Surg 76A:863-869

# 20 Robotik am Hüftgelenk – Das Robotersystem Robodoc

R. Wetzel

## ■ Einleitung

Der totalendoprothetische Ersatz des Hüftgelenkes ist eine der segensreichsten Entwicklungen in unserem Fachgebiet und wird mit großem Erfolg seit vielen Jahrzehnten betrieben. Ein nach wie vor ungelöstes Problem ist jedoch, die dauerhaft feste Verankerung zwischen Implantat und Knochen zu gewährleisten. Unterschiedliche Verankerungsprinzipien, seien sie zementiert oder zementfrei ausgeführt, haben in den letzten Jahren und Jahrzehnten zu unterschiedlichen kurz- bis mittelfristigen Ergebnissen geführt, manche Prothesensysteme haben sich aufgrund guter, mittel- bis langfristiger Ergebnisse behaupten können, andere sind wieder verschwunden. Unbestritten ist, dass eine mechanische Unruhe zwischen dem Implantat und dem Knochen zu einer bindegewebigen Interfacebildung führt. Dieses bindegewebige Interface verhindert die notwendige Osteointegration, d. h. das Anwachsen des Knochens an die Prothesenoberfläche. Die durch diesen Bindegewebssaum eingescheidete Endoprothese wird, bedingt durch Mikrorelativbewegungen zwischen Prothese und Knochen letztendlich auslockern. Diese Bindegewebsmembran stellt somit einen Locus minoris resistentiae für die dauerhafte Haltbarkeit der Prothese im Knochen dar, die dynamische Belastung der Prothese zieht hier die entsprechenden Spannungen am Interface nach sich, Mikrobewegungen führen nach Jahren zur aseptischen Lockerung des Implantates.

Die korrekte Positionierung der Endoprothese im proximalen Femur ist von eminenter Bedeutung, da sie Einfluss auf die Relativbewegung zwischen Prothese und Implantatlager nimmt, diese ist neben dem Prothesendesign für die Primärstabilität, d. h. die mechanische Ruhe für das Anwachsen des Knochens an die Endoprothese von herausragender Bedeutung. Eine möglichst große Primärstabilität und damit mechanische Ruhe fördert das Anwachsverhalten der Osteozyten an die entsprechend oberflächenpräparierte Verankerungszone der Endoprothese. Dem Prothesendesign nachempfundene Formraspeln bereiten das femorale Marklager vor, sodass die identisch oder gering größer dimensionierten endgültigen Schaftendoprothesen-Press-Fit in das proximale Femur eingeschlagen werden.

Bislang werden zur präoperativen Planung von den Endoprothesenherstellern entsprechende Durchsichtfolien, die den Vergrößerungsfaktor der präoperativ angefertigten Röntgenbilder bereits berücksichtigen, zur Verfügung gestellt, hiermit wird der Operateur in zwei Ebenen, d.h. in der ap-Beckenübersichtsaufnahme sowie in der bestmöglich ausgeführten axialen Aufnahme die optimal passende Endoprothese auswählen und in den meisten Fällen auch sicher verankern können. Bedingt durch die präoperativ bestehenden Kontrakturen und/oder Fehlstellungen im arthrotisch veränderten Hüftgelenk wird es nicht in jedem Fall gelingen, standardisierte präoperative Röntgenaufnahmen zu fertigen, sodass manche Planung allenfalls Näherungscharakter hat. Mit Hilfe dieser Folien kann dann die Resektionshöhe im Bereich des Schenkelhalses näherungsweise bestimmt werden, oft jedoch zieht eine Planungsungenauigkeit keine optimale Positionierung der endgültig verankerten Prothese nach sich, varische oder valgische Implantationen sind dann zu beobachten. Bisher sind wir im Rahmen der präoperativen Planung größtenteils von der ap-Röntgenaufnahme und der darauf abzielenden Planung geprägt, eine korrekte, proximale Krafteinleitung in das Femur muss jedoch auch in der zweiten Ebene eine optimale Passform der Prothese ermöglichen. Bedingt durch die oben angeführten Ungenauigkeiten, was die präoperative Positionierung des arthrotisch veränderten Femurs betrifft, sind auch so Ungenauigkeiten in der Ausführung zumindest denkbar. Gelegentlich wird man, aufgrund des intraoperativen Eindrucks eine eher zu kleine Endoprothese wählen, die dann im postoperativen Röntgenverlauf nachsinkt, da sie aufgrund fehlender Primärstabilität sich nicht ausreichend fest verklemmen konnte. Dies ist mit Sicherheit ein wesentlicher Faktor für eine frühe aseptische Lockerung. Gleichfalls ist denkbar und in der Literatur auch beschrieben, dass ein nicht optimal ausgewähltes oder eher aufgrund intraoperativen Einschätzung zu groß gewähltes Implantat zu einer periprothetischen Fissur oder sogar Fraktur führt.

Basierend auf diesen Erfahrungen setzten nun Entwicklungen ein, Planung und Ausführung der Implantation weiter zu verbessern. Die ersten Initiatoren einer computerunterstützten Planung und Durchführung der Endoprothesenimplantation, William Bargar und Hap Paul, ein Orthopäde und ein Veterinär, haben Ende der achtziger Jahre die ersten Vorarbeiten geleistet. Nach ersten in vitro-Versuchen fanden 1989-1991 die ersten Tierversuche, dann 1992-1993 die ersten computerunterstützten Implantationen am Menschen statt, 1994 wurde eine Multicenterstudie plaziert, bevor seit 1995 diese Technik breitere Verwendung fand (Bargar 1989, 1998).

Seit Mitte der 90er Jahre wurde nun zunächst an einer Klinik in Deutschland, seit Ende der 90er Jahre an mehreren Zentren in Deutschland rechnerunterstützt die zementfreie Schaftimplantation durchgeführt. Hierfür ist eine exakte präoperative Planung die unabdingbare Notwendigkeit für eine hochpräzise Verankerung, sie kann mit bestmöglicher Genauigkeit dreidimensional, d.h. ap, seitlich und coronar durchgeführt werden. Diese präoperativen Planungsdaten werden dann in die Kontrolleinheit geladen und mit einer Fräsgenauigkeit von 0,05 mm (Stier et al, 1998) durch den eigentlichen Fräsroboter in das femorale Marklager umgesetzt.

## ■ Beschreibung des Robodoc-Systems

Dieses rechnerunterstützte Frässystem besteht aus drei Bestandteilen:
- Die präoperative Planungsstation, der *Orthodoc*.
- Der eigentliche Operationsroboter, der *Robodoc*.
- Die Roboterkontrolleinheit, die die präoperativen Planungsdaten lädt und den Roboter steuert.

## ■ Ablauf präoperativ

Bei Verwendung des sogenannten Pin-Verfahrens müssen in einer Erstoperation zwei Pin's gesetzt werden, dies geschieht in unserem Hause in Katheterperidural-Anästhesie, wobei die eine Pin-Schraube im Bereich des medialen Femurkondylus plaziert wird, die andere im Bereich des Trochanter major, wobei darauf geachtet werden soll, dass diese proximale Pin-Schraube nicht im zukünftigen Fräsweg für den Operationsroboter zu liegen kommt. Nach Wundverschluss wird der Patient einer computertomographischen Untersuchung im Spiral-CT des zu operierenden Beines unterzogen. Die dann noch liegende Katheterperiduralanästhesie sorgt für mechanische Ruhe während des computertomographischen Untersuchungsganges, bereits minimale Unruhe während der Untersuchung durch den Tischvortrieb und/oder Unruhe des Patienten führen zu einer Verzeichnung und damit zur Planungsunmöglichkeit. Diese hier erhobenen Daten werden auf ein Datenband geladen und in den Orthodoc, d.h. die Planungsstation eingespeist. Dort kann der Operateur aus der in der Orthodoc-Planungsstation vorhandenen „Bibliothek", d.h. einer Datei, die die Fräsdaten der robotierbaren Endoprothesen beinhaltet, das für den Patienten beste Implantat in der korrekten Größe auswählen und auf dieser Planungsstation mit dem entsprechenden Software-Programm optimal im Patientenknochen virtuell plazieren (Abb. 1a–b). Der Operateur hat die Möglichkeit, ap-Aufsichten, seitliche Schnittbilder sowie coronare Schnitte nebeneinander auf dem Planungsbildschirm einzusehen, er kann mit der Maustaste und dem Cursor um Bruchteile von Grad und Millimeter die Prothese in ihrer Lage ändern und so korrekt positionieren. Es werden in der Literatur Planungsgenauigkeiten von unter einem Millimeter und von unter einem Grad für die Rotation angegeben (Börner et al. 1999). Präoperativ bestehende Varus-/Valgusfehlstellungen, Antetorsionsfehler, Medialisierungen, Lateralisierungen können so optimal ausgeglichen werden. Hierbei kann an diesem Graphik-Computer eine erreichbare Planungsgenauigkeit von 0,1 mm bei der axialen Verschiebung sowie 0,1° bei der Rotation erreicht werden. Die Kontrolle der Planung erfolgt durch beliebig mögliche Querschnitte durch das Femur. Sämtliche Komponenten des Prothesenschaftes können virtuell implantiert werden, entsprechende Kopf- und Halslängen des jeweiligen Prothesendesigns können in die Planung mit einbezogen werden. Bereits am Orthodoc-

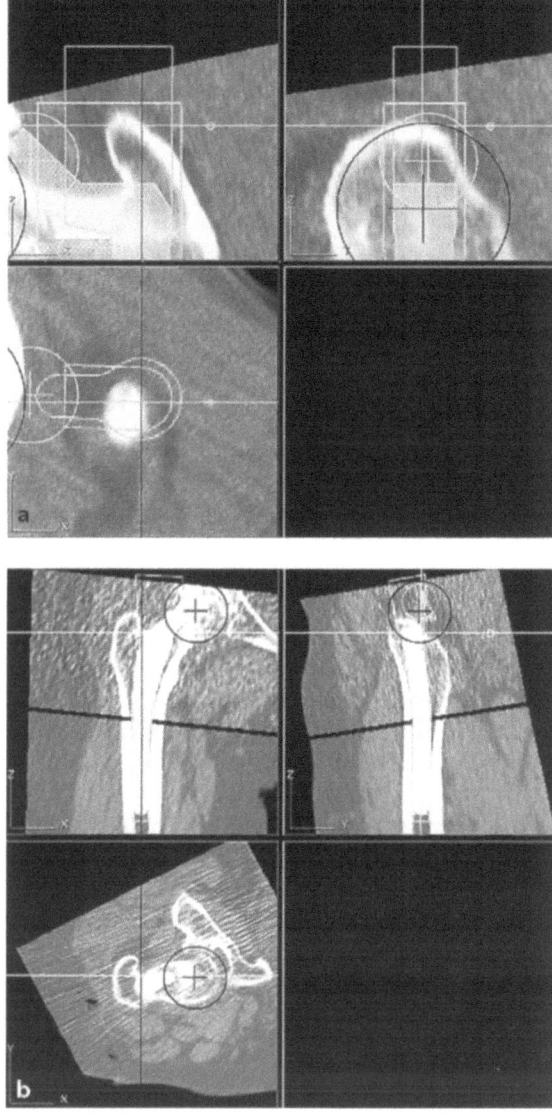

**Abb. 1 a, b.** Planung einer Geradschaftprothese (a) auf der Orthodoc-Planungsstation und einer anatomisch adaptierten Prothese (b). Beachte die unterschiedliche Auskehlung des Trochanter-major (coronare Schnittführung) beider Prothesentypen

Bildschirm sind etwaige Medialisierungen oder Lateralisierungen der zukünftigen Endoprothese absehbar und können in die Operationstaktik entsprechend mit einfließen. Die Höhe der Schenkelhalsresektion zur Erhaltung oder Korrektur des Offsets ist ebenfalls exakt planbar, Simulationen auf dem Bildschirm sind möglich, die dann gefundene optimale Endoprothesenposition mit ihren auf diese Art gewonnenen Planungsdaten werden auf ein Datenband übertragen, dies wird am Folgetag in die Kontrolleinheit eingespielt und dient als Fräsvorlage für den eigentlichen Operationsroboter, der Fräsvorgang wird, basierend auf diesen Daten, gesteuert, aber auch kontrolliert.

## ■ Operationsablauf

- Aufrüstung des Robodocs mit Selbsttestung des Fräsroboters sowie Hochfahren des Programms, die Selbsttestung findet menügesteuert statt. Anschließend steriles Einhüllen der Fräseinheit.
- Rückenlagerung des Patienten, wobei die zu operierende Hüftregion sehr weit lateral ausgelagert werden muss. Montage einer Tischstütze am gegenseitigen Beckenkamm zur Stabilisierung der Positionierung der Beckenregion. Montage eines Armhalters in Höhe des gegenseitigen Oberschenkels zur Aufnahme des Unterschenkels in Adduktion und Außenrotation des zu operierenden Beines während des eigentlichen Fräsvorgangs. Steriles Abdecken in üblicher Weise, längsgestellte Hautschnittführung, transglutealer Zugang zum Hüftgelenk. Die Schnittführung unterscheidet sich inzwischen in unserem Hause in der Länge nicht mehr von der bei einer konventionell eingebrachten Hüftendoprothese. Im Rahmen der Präparation des transglutealen Zugangs, Präparation der proximalen Pinschraube in der lateralen Trochanterregion. Schenkelhalsresektion und Pfannenlagervorbereitung und Pfannenimplantation in konventioneller Weise oder mit einem Navigationssystem, es erfolgt dann in Adduktion und Außenrotation die bestmögliche Exposition des proximalen Femurs. Eröffnen der Hautnähte im Bereich der distalen Pinschraube über dem Epicondylus medialis femoris, Einsetzen eines Wundspreizers und exakte Darstellung der distalen Pinschraube. Nun wird mittels einer Halteklammer das proximale Femur in die Subtrochantärregion gefasst und mit dem Fräsroboter über entsprechende Adapter fest verbunden. Zusätzlich wird der sogenannte Bone-Motion-Fühler in das proximale Femur eingeschlagen. Dieser misst die Relativbewegung zwischen der Roboter-Knocheneinheit und dem eigentlichen Knochen während des Fräsvorgangs. Dies dient zur Überprüfung des korrekten, der präoperativen Planung entsprechenden, Fräsvorganges, etwaige Abweichungen im Submillimeterbereich führen sofort zum Abbruch des Fräsvorganges. Dieser kann erst wieder nach erneuter Vermessung der beiden Pins neu gestartet werden. Dann erfolgt operateurunterstützt das Anfahren der beiden Pinschrauben, zuerst die distale Pinschraube, dann die proximale, wobei die Roboterkontrolleinheit die exakte Positionierung des Beines berechnet und mit dem zuvor geladenen Datenband vergleicht. Bei Übereinstimmung, d.h. die Vermessung der Pins reflektiert die Position des Femurs während der Operation und der Vergleich mit dem zuvor geladenen Datenband, welches die präoperative Planung der Endoprothese und die Position der Pins im Femur darstellt, können dann die Fräswerkzeuge angeschlossen werden, Druckluft und Spülung

werden angekoppelt und der Fräsvorgang beginnt. Die Dauer des eigentlichen Fräsvorgangs liegt zwischen 28 und 35 Minuten für die in unserem Hause verwandte anatomisch geformte Prothese. Die unterschiedlichen Fräszeiten sind prothesengrößenabhängig. Nach Abschluss des Fräsvorganges wird das Patientenfemur wieder vom Roboter entkoppelt, die Pinschrauben werden entfernt, die Schaftprothese wird eingeschlagen, mittels Probeköpfen wird die korrekte Beinlänge sowie die Luxationsfreiheit verifiziert, dann wird der endgültige Kopf aufgesetzt und die endgültige Reposition durchgeführt. Der Wundverschluss geschieht in üblicher Weise, wobei in manchen Fällen, wenn pelvitrochantäre Muskulatur abgelöst werden musste, diese peinlichst genau transossär wieder refixiert werden sollte, um eine pelvitrochantäre Insuffizienz mit Trendelenburg-Hinken bestmöglich zu vermeiden.

## ■ Eigene Erfahrungen

Die Orthopädische Klinik München-Harlaching verfügt seit Ende Oktober 1998 über ein eigenes Orthodoc-Robodoc-System, wir haben gegenwärtig 46 Patienten mit diesem System operiert, hiervon 22 mit einer Geradschaftprothese (S-Rom-Prothese – Firma Johnson & Johnson, Osteoloc-Prothese – Firma Howmedica) sowie 24 Patienten mit einer anatomisch adaptierten Prothese, der Antega-Schaftprothese der Firma Aesculap (Abb. 2 a–d).

Wir haben 52 Patienten ursprünglich für die roboterassistierte Schaftimplantation vorgesehen, die Pinschrauben gesetzt und auf der Orthodoc-Planungsstation geplant, bei vier Patienten war die notwendige Prothesengröße noch nicht in der „Software-Bibliothek" für die Kontrolleinheit vorhanden, sodass diese Patienten händisch operativ versorgt wurden, wobei auch in diesen Fällen die Orthodocplanung äußerst hilfreich war. Zwei Patienten konnten definitiv nicht mit dem Robodoc-System versorgt werden, da die Verankerung der proximalen Pinschrauben nicht ausreichend stabil erfolgte, in einem Falle wurde die Schrauben auf einen Osteophyten gesetzt, das andere Mal im osteoporotischen Knochen, sodass die unmittelbar vor dem Fräsvorgang einsetzende Vermessung dieser proximalen Pinschraube, bedingt durch deren Instabilität, zu viel Ungenauigkeit ergab und das eigentliche Fräsprogramm nicht gestartet werden konnte. Bei zwei weiteren Patienten konnte trotz korrekter Orthodocplanung der Robodoc nicht zum Einsatz kommen, da bei mehrfach voroperiertem Luxationsperthes bzw. grotesker Varisation der tatsächliche Fräsweg des Fräsroboters zu viel Trochanter-Major-Substanz geopfert hätte, sodass in diesen Fällen trotz korrekter Orthodocplanung auf händische Implantation übergegangen wurde. Ansonsten konnten sämtliche auf der Orthodocplanungsstation durchgeführten Planungen exakt intraoperativ mittels des Robodocfrässystems in den Patientenknochen übertragen werden. Schaftfissuren, Schaftfrakturen, Fehlpositionierungen, Perforationen u. ä. sind nicht aufgetreten. Betrachtet man die Komplikationen, so muss zwischen prothesenspezifischen robodocabhängigen Komplikationen sowie all-

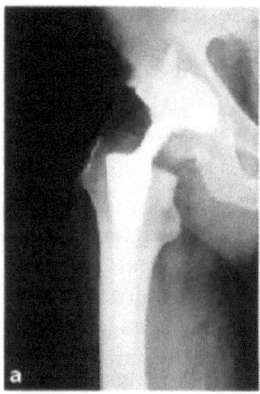
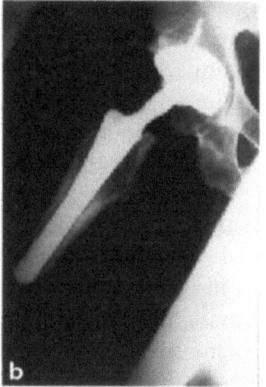
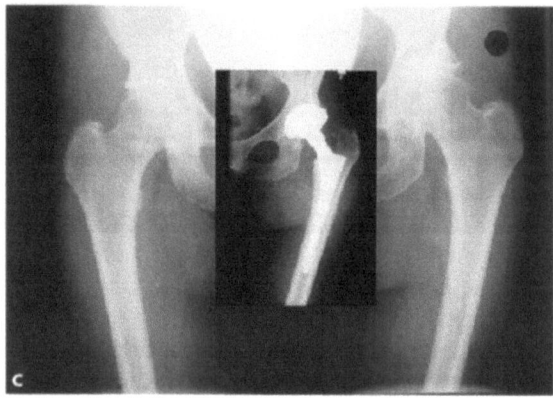

**Abb. 2a–d.** Prä- und postoperative Röntgenaufnahmen – Geradschaftprothese (**a** und **b**)

gemeinen Komplikationen unterschieden werden. Es fällt auf, dass weitaus mehr Komplikationen bei Geradschaftprothesen auftreten, so mussten wir drei Luxationen sowie zweimal ein Trendelenburg-Hinken verzeichnen, bei der anatomisch adaptierten Prothese haben wir bislang drei temporäre Ischiadikusläsionen beobachten müssen, wobei hier als wahrscheinlichste Ursache Hakendruck auf den N. ischiadicus bei der Exposition des Femurs bei einer stark übergewichtigen Patientin als mögliche Ursache zu sehen ist. Luxationen sind bei der anatomisch adaptierten Antegaprothese nicht aufgetreten. Nachblutungen, Infektionen, Thrombosen, Embolien oder parartikuläre Ossifikationen größeren Ausmaßes mussten wir nicht beobachten, lediglich bei einem Patienten zeigt sich eine parartikuläre Ossifikation Brooker I. Die postoperative Auswertung nach dem Harris-Hip-Score, allerdings sind hier nur Frühergebnisse zu erhalten, zeigt doch implantattypübergreifend ermutigende Frühergebnisse (Tabelle 1). So können wir bei der anatomisch adaptierten Schaftprothese (Antega® – Fa. Aesculap) Scores höher als 80 Punkte nach dem Harris-Hip-Score verzeichnen, die Geradschaftprothesen (S-ROM® – Fa. Johnson&Johnson, Osteolock® – Fa. Howmedica) schneiden geringfügig schlechter, jedoch nicht signifikant verschieden, ab.

**Tabelle 1.** Harris-Hip-Score (HHS) prä- und postoperativ (n = 46)

| HHS | Präop. | Postop. S-ROM | Postop. Osteolock | Postop. Antega |
|---|---|---|---|---|
| 90–100 | 0 | 14 | 3 | 21 |
| 80–89 | 1 | – | – | 3 |
| 70–79 | 5 | 2 | 2 | – |
| 60–69 | 12 | 1 | – | – |
| 50–59 | 9 | – | – | – |
| 40–49 | 11 | – | – | – |
| 30–39 | 8 | – | – | – |
| <30 | – | – | – | – |

# ■ Diskussion

Mit der Empfehlung an einen Patienten, diesem aufgrund einer Coxarthrose eine Hüftendopothese einzusetzen, kann man mittel- bis langfristig diesem Patienten gute bis sehr gute Erfolgschancen geben. Die in den letzten Jahren gemachten Erfahrungen flossen kontinuierlich in die Entwicklung von Endoprothesensystemen ein, die zementfreie Hüftendoprothetik ist ein Routineeingriff mit guten bis sehr guten, reproduzierbaren Ergebnissen. Konsequente Weiterentwicklungen in den Gleitpaarungsmaterialien wie Durasul-Keramik, Metall-Metallartikulation sowie Keramik-Keramik-Gleitpaarung lassen sicherlich gerade die Rate der aseptischen, abriebbedingten Lockerungsphänomene in näherer Zukunft weiter sinken. Mit Verbesserungen im Prothesendesign allein sowie Verbesserungen der Materialeigenschaften lässt sich eine weitere Unbekannte, eine mögliche suboptimale Positionierung oder Größenbestimmung der Prothese intra operationem naturgemäß nicht ausschließen. Varusfehlstellungen sind wesentlich häufiger als Valgusfehlstellungen, gelegentlich sind zu klein dimensionierte Prothesen zu beobachten, bei Sinterung im weiteren postoperativen Verlauf wird man sicherlich von Lockerungstendenzen zu sprechen haben. Eher zu groß gewählte Endoprothesen verändern entweder das Drehzentrum des Hüftgelenkes oder, wenn zu tief eingeschlagen, sind Schaftfissuren im günstigen Falle oder Schaftsprengungen im schlechtesten Falle zu beobachten. Derartige Erfahrungen hat sicherlich jeder von uns bereits gemacht. Eine korrekt zementfrei eingebrachte Endoprothese stellt hohe Anforderungen an das Endoprothesenlager, die Prothese sollte Press-Fit sitzen, um einen möglichst innigen Kontakt zwischen Knochen- und Prothesenoberfläche mit Erleichterung des Anwachsverhaltens zu erzielen. Kompromißsituationen beinhalten im günstigsten Fall eine längere Entlastungsphase für den Patienten, aber der Gefahr des späteren Nachsinkens bei Belastung oder eine mehr oder minder bindegewebige Einscheidung der Endoprothese, die entweder sich dann sekundär stabilisiert oder bei mechanischer Unruhe im Prothesenlager zu einer Lockerung führt. Demzufolge sind diese o.g. Mechanismen nicht nur nach unserem Empfinden nicht zu vernachlässigende Parameter, die die Langzeithaltbarkeit von Endoprothesen entscheidend beeinflussen können.

Wir planen die Endoprothesenimplantation anhand präoperativ gefertigter Röntgenaufnahmen mit Planungsschablonen und können so näherungsweise die tatsächliche Schaftimplantation simulieren, Korrekturen der Beinlänge, des Drehzentrums, des Offsets u.a. sind näherungsweise möglich. Korrekturen der Antetorsion finden eher wenig Berücksichtigung, da die adäquaten präoperativen Röntgenaufnahmen fehlen oder aber infolge von Bewegungseinschränkungen am arthrotisch veränderten Gelenk nicht exakt gefertigt werden können. Eine dreidimensional verifizierbare Planung oder Überprüfung der Planung ist, wenn konventionell geplant wird, unmöglich. Die bisherigen Verbesserungen in der Endoprothetik generell sind ausschließlich Folge biomechanischer oder tribologischer Fortschritte und Kenntnisse, auch Änderungen im Material oder deren Eigenschaften fließen in diesen Fortschritt mit ein. Der „humane" Faktor, also die reproduzierbare Leistung des Operateurs in Planung und Ausführung der Operation, wird, außer durch ständiges Training und Fähigkeit zur Selbstkritik sich nicht im gleichen Maße harmonisieren lassen.

Mit computergestützten Operationssystemen, seien sie aktiver Art, wie beispielsweise der Robodoc oder das Casparsystem, oder passiver Art, wie alle Navigationssysteme, sind auch hier Fortschritte möglich, die präoperative Planung, basierend auf der dreidimensionalen Rekonstruktion von zuvor erhobenen CT- oder NMR-Daten zu präzisieren und eben diese Präzision auch intraoperativ mit großer Sicherheit umzusetzen.

Seit wenigen Jahren stehen nun diese computergesteuerten Rechnersysteme zur Verfügung, die zum einen den Operateur bei der Planung durch die 3-D-Graphik unterstützen, aber auch diese Planung intraoperativ beispielsweise durch den Fräsroboter umsetzen. Mit diesen Verfahren ist es erstmals möglich, in allen drei Ebenen des Raumes die Prothese exakt zu planen und dann mit einer Fräsgenauigkeit von 0.05 mm im patienteneigenen Knochen umzusetzen (Börner et al. 1999).

Erkauft wird dies mit einer derzeit noch deutlichen längeren Operationszeit (Bargar 1998, Börner 1997) im Vergleich zur händisch operierten Endoprothese. Ein Teil der längeren Operationszeit ist systemimmanent, so benötigt die Exposition des Femurs, die Befestigung des Femurs am Roboter sowie die Kalibrierung des Fräsroboters am Patientenfemur Zeit, die sicherlich noch reduziert werden kann, jedoch in jedem Fall mehr Zeit beansprucht als die übliche Exposition des Femurs. Theoretisch mögliche, bei uns im Hause glücklicherweise noch nicht eingetretene, hiermit verbundenen Nachteile sind eine größere Infektionsgefährdung durch längere Operationszeit sowie ein höherer Blutverlust. Wir mussten diese Erfahrung bislang noch nicht machen. Die in unserem Hause operierten Patienten waren weder im postoperativen Verlauf mit denkbar größeren Hämatombildungen, vermehrter Wundsekretion oder zögerlicher Mobilisierung in irgendeiner Weise verschieden von den konventionell operierten Patienten. Die eigentliche Fräszeit, ist mit Sicherheit implantatabhängig, so ist der Fräsvorgang für eine anatomisch geformte Prothese wesentlich komplexer und damit zeitaufwendiger als die Fräszeit einer Geradschaftprothese. Die anatomisch geformte, in unserem Hause verwandte, Antega-Schaftprothese benötigte in der initialen Software-Version-Fräszeiten zwischen 40 und 50 Minuten, inzwischen sind durch Änderungen der Software, basierend auf der hier im Hause gemachten Erfahrungen Fräszeiten zwischen 25 und 35 Minuten schon möglich, eine weitere Reduzierung der Fräszeiten ist in nächster Zukunft zu erwarten.

Wenn wir unsere, durchaus ermutigenden, Frühergebnisse interpretieren, so stellen wir fest, dass die Patienten schon kurzfristig von dieser Operation profitieren. Wir sind uns dessen bewusst, dass hier eine extrem positive Auslese von Patienten getroffen wurde, allesamt hochmotivierte Patienten, die aktiv mit dem Wunsch nach einer robodocunterstützten Schaftimplantation an uns herangetreten sind, diese Patienten werden, dies ist unsere Erfahrung, im postoperativen Verlauf, was Trainingseinheiten, Schmerzmittelverbrauch u. ä. betrifft, sich vom „Durchschnittspatienten" positiv abheben. Signifikante Unterschiede im frühpostoperativen Verlauf zur konventionellen Schaftimplantation sind jedoch nicht zu verzeichnen.

Wir wissen, dass wir zum gegenwärtigen Zeitpunkt sowie im kurz- bis mittelfristigen Verlauf wohl keine Unterschiede zu einer konventionell zementfrei implantierten Schaftendoprothese werden feststellen können, sieht man von offensichtlichen Fehlpositionierungen des Schaftes im Varus- oder Valgussine oder einer zu klein oder zu groß gewählten Prothese mit den sich daraus möglicherweise ergebenden Folgeproblemen bei der händischen Implantation einmal ab. In wie weit der zugrunde liegende Gedanke, nachdem eine initial bessere Passform mit optimaler Positionierung des Femurschaftes im Patientenknochen ohne Schaftfissur- oder Frakturproblematik tatsächlich zu einer längeren dauerhaften Verankerung im Knochen führen wird, bleibt derzeit noch offen. Insofern sind alle Anwender und Nichtanwender aufgerufen, die eigenen Ergebnisse kritisch mit dem Standard zu vergleichen. Wir können unseren Patienten guten Gewissens versichern, dass abgesehen von der systemimmanenten längeren Operationszeit keine spezifischen Komplikationen durch den rechnerunterstützten Robotereinsatz zu erwarten sind.

Als gravierenden Nachteil des Harris-Hip-Score haben wir empfunden, dass die in unserem Patientengut der robodocunterstützt operierten Patienten dreimal aufgetretene Nervenläsion keinen entsprechenden Widerhall im Punktwert findet, wenn der Patient beispielsweise schmerzfrei ist, ohne Hilfe gehfähig ist, normal Treppensteigen kann und keine wesentliche Einschränkung der Gehstrecke angibt.

Alle Anwender wissen, dass wir am Beginn einer spannenden Entwicklung rechnerunterstützter Operationen in unserem Fachgebiet stehen, die Frage, in wie weit der Weg in die aktive Robotik, wobei der Operateur während einer bestimmten Operationsphase lediglich als aufsichtsführender Beobachter anwesend ist, oder aber eine eher passive rechnerunterstützte Technik zum Einsatz kommt, wobei der Operateur während aller Operationsschritte federführend arbeitet, – hierbei werden interaktive Computerprogramme eingesetzt, sogenannte Realtime-Informationen zeigen dem Operateur jederzeit die exakte Position seiner Operationsinstrumente – bleibt derzeit noch offen.

## ■ Literatur

Bargar WL (1989) Shape the implant to the patient. A rationale for the use of customfit cementless total hip implants. Clin Orthop 249:73–78

Bargar WL, Bauer A, Börner M (1998) Primary and Revision Total Hip Replacement Using the Robodoc System. Clin Orthop 354:82–91

Börner M, Bauer A, Lahmer A (1997) Rechnerunterstützter Robotereinsatz in der Hüftendoprothetik. Orthopäde 26:251–257

Börner M, Lahmer A, Wiesel U (1999) Rechnerunterstütztes Operieren in der Hüftendoprothetik. Z ärztl Fortbild U Qual U Sich 93:253–258

Stier U, Lahmer A, Börner M (1998) Rechnerunterstützter Robotereinsatz in der Hüftendoprothetik der posttraumatischen Coxarthrose. In: Rahmanzadeh R, Vogt Chr et al 16./17. Steglitzer-Unfalltagung. Einhorn Verlag

# 21 Computerassistierter Einbau von Hüftprothesenschäften mit dem CASPAR-System

J. Hassenpflug

Unter den vielfältigen Einflussfaktoren, die für Fehlschläge von Endoprothesen verantwortlich sein können, stellt die Operationstechnik selbst und ihre Modifikation durch Roboterunterstützung nur eine von vielen Variablen dar (Abb. 1).

Das CASPAR-System® (Computer Aided Surgical Planning and Robotics) verfügt im Gegensatz zum ROBODOC-System® über sechs Freiheitsgrade der Bewegung, die allerdings in der praktischen Umsetzung bisher nur teilweise genutzt werden. Bis heute ist so der Einsatz anatomisch geformter Schaftendoprothesen mit diesem System noch nicht möglich. Zur räumlichen Orientierung für den Roboter ist es nach wie vor erforderlich, präoperativ zwei Referenzierungsschrauben anzubringen. Eine sehr sorgfältige Evaluation der Ergebnisse sowohl experimentell als auch im klinischen Ablauf ist unabdingbar. Im Folgenden sollen einige Besonderheiten des Prozessablaufes beim roboterunterstützten Operieren mit dem CASPAR-System dargestellt und dabei auch verschiedene Problembereiche angesprochen werden.

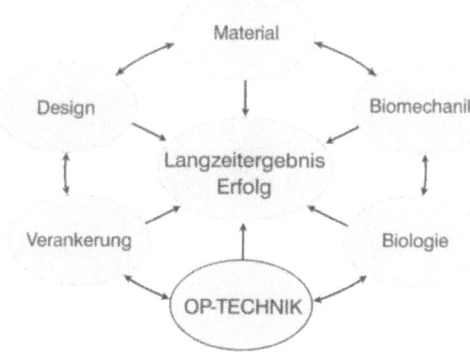

**Abb. 1.** Multifaktorielle Entstehung von Fehlschlägen in der Endoprothetik

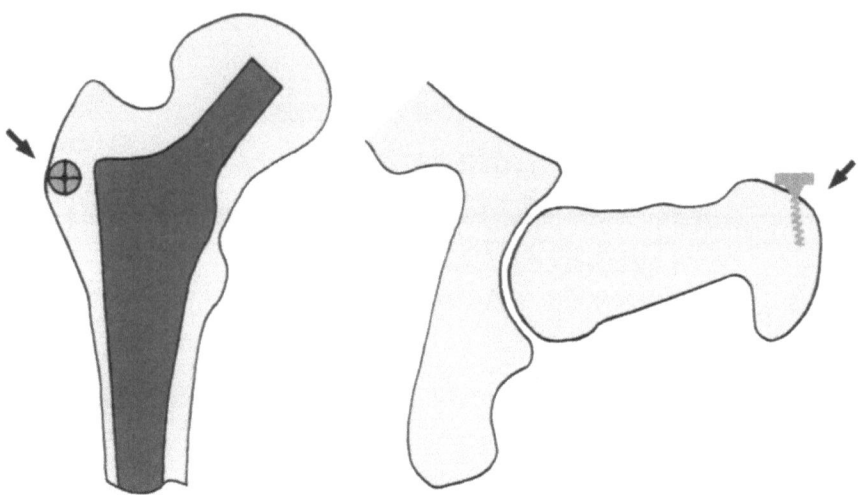

**Abb. 2.** Aufgrund der Geometrie des proximalen Femurs ist bei einer lokal ausladenden Geradschaftprothese der Raum für das Einbringen der Referenzierungspins ohne dass eine Kollision mit der Fräsbahn eintritt, begrenzt. Die Schraubenspitze muss bei OP in Rückenlage von vorne in eine schräge Knochenfläche eingebracht werden

Zum *Pin-Setzen* für Operationen in Rückenlage muss die Trochanterschraube schräg von vorne am Tuberculum innominatum eingebracht werden, damit sie intraoperativ in der Vierer-Position während des Fräsens der Schaftcavität für den Fühler des Roboters ohne Weichteilbedeckung zugänglich ist. Der Raum, der zum Einsetzen des proximalen Pins zur Verfügung steht ist zwischen der äußeren Corticalis der Trochanterregion und der späteren Fräsbahn zum Einbringen der Prothese sehr eng begrenzt (Abb. 2). Die Schraube darf nicht zu weit medial sitzen, damit sie nicht in den Fräskanal hineinragt, beim Setzen der Schraube weiter lateral können teilweise Probleme durch Abrutschen der Schraubenspitze am Knochen auftreten. Dies kann durch Setzen einer kanülierten Schraube über einen Kirschnerdraht vermieden werden. In jedem Fall ist es hilfreich, die laterale Corticalis mit einem Bohrer auf wenige Millimeter Tiefe anzukörnen; die Bohrung sollte nicht zu tief geführt werden, um den festen Sitz des Schraubengewindes nicht zu gefährden.

Die 2. Referenzierungsschraube für Operationen in Rückenlage wird direkt oberhalb des medialen Epicondylus femoris am Knie eingebracht. Insbesondere bei adipösen Patienten sollte die Referenzschraube möglichst senkrecht zur Längsachse des Beines eingebracht werden, damit später die aufgeschraubte Pinverlängerung die Haut ausreichend überragt. Eine Positionierung der Schraube oberhalb des Epicondylus verursacht nach unseren Erfahrungen geringere postoperative Beschwerden. Die *CT-Untersuchung* hat sich bei noch liegender Spinalanaesthesie unmittelbar nach dem Pin-Setzen bewährt, damit der Patient sich im CT nicht bewegt.

Die *präoperative Planung* ist mit großer Genauigkeit möglich. Die Frage, ob und in welchen Regionen die Prothesenschäfte im spongiösen oder corticalen Bereich verankert werden sollen, die ideale Größenauswahl und viele weitere Fragen sind für die verschiedenen Prothesenmodelle sicher noch nicht abschließend geklärt.

Die hohen Antetorsionswinkel von Dysplasiehüften wird von uns regelmäßig auf Werte von knapp unter 20° verringert. Eine Abstimmung von Antetorsion des Schaftes und Anteversion der Pfanne ist unbedingt anzustreben, da sonst Luxationen drohen. Bei der Osteoloc-Prothese® wird die dorsale Corticalis am proximalen Prothesenschaft aufgrund des geraden großvolumigen Schaftes häufig ausgedünnt oder gar perforiert. Insbesondere bei schweren knöchernen Schaftdeformitäten, z. B. nach Traumen oder vorangegangenen Umstellungsosteotomien, gestattet die dreidimensionale Planung den Prothesenschaft äußerst genau zu positionieren und diese Planungen auch tatsächlich so umzusetzen, wie es ohne Roboterunterstützung kaum möglich wäre (Abb. 3).

Die *Lagerung zur OP* muss verschiedene Besonderheiten berücksichtigen: Bei Operation in Rückenlage sollte die Hüfte den Tisch weit genug zur Seite überragen und etwas angehoben sein, damit nach dorsal Hohmann-Hebel eingesetzt und mit festen Halterungen stabilisiert werden können, um bei den üblichen Gradschaftprothesen dem Roboter den Zugang zum Knochen ausreichend freizuhalten. Der Unterschenkel des operierten Bei-

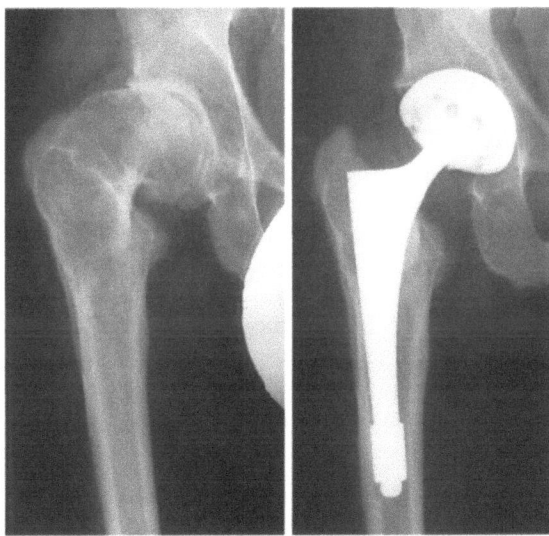

**Abb. 3.** 47-jähriger Patient 33 Jahre nach Imhäuser-Osteotomie bei Epiphyseolysis capitis femoris. Bei der ausgeprägten Fehlstellung ermöglicht die dreidimensionale Planung eine exakte Positionierung des Prothesenschaftes, die dann intraoperativ durch den Roboter mit großer Genauigkeit umgesetzt wird

nes wird für den Robotereinsatz auf einer gegenseitig angebrachten, steril gepolsterten Armstütze fest gewickelt.

Im *OP-Ablauf* wählen wir einen transglutealen Zugang. Nach konventionellem Einbringen der Prothesenpfanne wird das Bein in 4er-Position gelagert, die Knochenhaltezange angebracht und der Roboter angedockt.

Nach Referenzierung von Condylen- und Trochanter-Pin durch den Roboter beginnt der automatische Fräsvorgang. Die Position des Knochens wird über einen Bewegungssensor kontrolliert. Da der Fräser für Geradschaftprothesen große Teile des harten Trochanterknochens abtragen muss, besteht hier in dieser Phase eine besondere Gefahr für Verschiebungen des Knochens mit einem Ausschlag des Bewegungssensors; dies lässt sich auch durch Fixieren der Knochenhaltezange mit zwei Gelenkarmen und durch schräges Unterstützen des Unterschenkels von vorne außen nicht immer vollständig verhindern. Die Einschlagtiefe für den Osteoloc-Schaft kann ungünstigerweise mit dem CASPAR-System® bisher nicht markiert werden.

Der Prozessablauf bedingt insgesamt eine Reihe von *besonderen Risiken:* Zwei unmittelbar aufeinander folgende Operationen an der gleichen Körperregion bedeuten ein erhöhtes Infektionsrisiko! Evtl. erhöhte Thrombosegefahr durch lange, absolut ruhige Lagerung während des Fräsvorganges. Cave: Zu große Antetorsionsposition der Prothesenschäfte kann eine Luxationsneigung begünstigen. Umfassende Ergebnisberichte fehlen bisher oder betrachten nur kurze Zeiträume.

Bei der Einführung roboterunterstützter Operationen sind viele Randbedingungen zu beachten, sonst drohen Verzögerungen des operativen Ablaufes, wenn nicht gar Fehlschläge.

Die bisher von zementfreien Endoprothesenschäften, z.B. mit Überlebenszeiten von 98% nach 9 Jahren, wie wir sie in einer vorangegangenen Untersuchung für den Zweymüller-Schaft ermittelt haben (Traulsen u. Mitarb., 2000), sind sicher nur schwer weiter zu verbessern. Eine abschließende Bewertung der Ergebnisse steht aus. Um so eher sind fundierte Grundlagenuntersuchungen unter Laborbedingungen sowie radiologische Frühuntersuchungen und Migrationsanalysen einzufordern, die prospektiv ermöglichen, die Langzeitresultate abzuschätzen.

In *experimentellen Untersuchungen zur Positionsgenauigkeit* konnten wir eindeutig eine bessere Positionsgenauigkeit als bei Handimplantation, jedoch keineswegs eine so ideale Positionierung wie bei industriellen CAM-Verfahren nachweisen. Die Einschlagtiefe der untersuchten Prothesen war nur bei 11 von 16 experimentellen Implantationen korrekt. In mediolateraler Richtung war im Mittel eine Verschiebung von 0,4 mm nach lateral, in dorsoventraler Richtung eine Verschiebung von 0,75 mm nach dorsal, und bei den Anteversionswinkeln eine Zunahme um +1,1° festzustellen. Jerosch u. Mitarb. (1999) verzeichneten bei CT-Untersuchungen nach Implantation mit dem ROBODOC-System keine wesentlichen Positionsabweichungen.

In *experimentellen Untersuchungen zur Passgenauigkeit* war nach Plastination von roboterimplantierten und handimplantierten Schäften in Kadaverknochen, bei schichtweiser Untersuchung der Grenzflächen eine gute Passgenauigkeit nach Roboter-Operationen und Fissuren und Trümmerzone nach Handimplantation zu erkennen. Die klinische Bedeutung dieser Beobachtungen muss offen bleiben. Es ist bisher nicht geklärt, ob eine periprothetisch verdichtete Trümmerzone eine stabile Einheilung der Prothesenschäfte begünstigt oder ob die scharf durchtrennten Trabekel, die direkt der Prothesenoberfläche anliegen, eine raschere und stabilere Fixation der Schäfte gewährleisten.

Als gegenwärtige *Wertung und Ausblick* kann in Stichworten festgestellt werden: Sehr gute Planbarkeit. Akzeptable Positions- und Passgenauigkeit. Aufwendiger Prozessablauf mit zweiter Narkose, CT und höherem Zeitbedarf für die Operation. Erhöhter Personalbedarf, erhöhte Kosten, Strahlenbelastung. Vorteile bei schweren Schaftdeformitäten!

Zu fordern ist ein Verzicht auf Referenzierungs-Pins unter Aufrechterhalt der Genauigkeit, Navigagionssysteme zur Positionierung der Pfanne sowie eine multizentrische, lückenlose Dokumentation der frühen Ergebnisse und Komplikationen. Die Einführung der neuen roboterunterstützten Operationstechniken ist zweifellos mit vielen Anfangsschwierigkeiten verbunden. Die grundsätzlichen Vorteile und das große Entwicklungspotential dieser Verfahren dürfen nicht durch vorschnelle emotionale Reaktionen aufs Spiel gesetzt werden. Die gegenwärtige, schon vollzogene weite Streuung dieser geht bisher noch nicht mit einer lückenlosen kritischen Evaluation einher. Voraussetzung für einen langfristigen Erfolg ist eine offene wissenschaftliche Diskussion, die nicht von kurzatmigen Marketing-Gesichtspunkten dominiert werden darf.

## ■ Zusammenfassung

Computerunterstützte Design-Verfahren (Computer Aided Design, CAD) und robotergesteuerte Fertigungsmethoden (Computer Aided Manufacturing, CAM) werden gegenwärtig aus der industriellen Herstellung in die medizinische Therapie übertragen. Der Robotereinsatz während Operationen am Patienten wurde durch verbesserte Sicherheits- und Steuersysteme ermöglicht. Der Prothesensitz kann so mit höchster Genauigkeit nach dreidimensionaler Planung am Rechnermodell festgelegt und intraoperativ durch Robotereinsatz auf Bruchteile von Millimetern genau umgesetzt werden. Die klinische Anwendung von Robotersystemen gewinnt immer weitere Verbreitung; viele Grundlagen sind aber nach wie vor noch nicht geklärt.

## ■ Literatur

Jerosch J, v. Hasselbach C, Filler T, Peuker E, Rahgozar M, Lahmer A, Witzel U (1999) Roboterassistierte Implantation der femoralen Komponente einer Hüftendoprothese – eine experimentelle Untersuchung. Orthopädische Praxis 35, 10:632–641

Niethard FU (1991) Computer Assisted Orthopaedic Surgery (CAOS) in der Hüftendoprothetik. Z Orthop 137:1

Traulsen FC, Hassenpflug J, Hahne H-J (2000) Langzeitergebnisse zementfreier Hüftendoprothesen (Zweymüller). Z Orthop, im Druck

# 22 Erste Erfahrungen mit dem Surgigate-System von Medivision bei der Implantation der Hüftpfanne

M. BÖRNER, A. LAHMER, U. WIESEL

## ■ Einleitung

Seit mehr als 5 Jahren befindet sich das Robodoc®-System der Firma ISS an der Berufsgenossenschaftlichen Unfallklinik in Frankfurt am Main im routinemäßigen Einsatz. Seit August 1994 haben wir mit dem System mehr als 3000 zementfreie Hüftprothesen erfolgreich implantiert. Durch die verschiedenen rechnerunterstützten Verfahren der letzten Jahre wurde die Schaftkomponente immer mehr in den Vordergrund der Neuentwicklungen gestellt. Hierbei geriet der andere, mindestens genauso wichtige Teil des Hüftgelenkes, die Pfannenkomponente, mehr oder weniger in Vergessenheit. Sicher ist die Genauigkeit der Präparation des Pfannenlagers nicht so sehr von Bedeutung wie bei dem Schaftanteil. Von entscheidender Bedeutung ist jedoch die Ausrichtung der Pfanne und eine möglichst gute knöcherne Überdeckung der gesamten Pfanne. Die derzeitigen intraoperativen Positionierungshilfsmittel sind von Hersteller zu Hersteller zum Teil sehr unterschiedlich. Zumeist werden Stabsysteme zur besseren Orientierung auf das Einschlaginstrumentarium aufgebracht, um die Pfanne entsprechend auszurichten. Bei der Durchsicht der Literatur findet man keine eindeutigen Angaben darüber, wie groß die Schwankungsbreite der Inklination und Anteversion der Pfanne postoperativ ist. Ein Problem stellen jedoch Patienten mit einer Luxation des künstlichen Hüftgelenkes bei falscher Ausrichtung der Pfannenkomponente dar. Auf den routinemäßig angefertigten Röntgenbildern lässt sich jedoch nur die Inklination der Pfanne einigermaßen exakt abschätzen. Die genaue Bestimmung der Anteversion der Pfanne ist meist mit Standardröntgenaufnahmen wie sie in der klinischen Routine angefertigt werden nicht möglich.

## ■ Material und Methode

Um eine exakte Messung der Pfannenposition durchführen zu können, haben wir auf CT-Daten zurückgegriffen. Bei Patienten, die zu einer rechnerunterstützten Hüftimplantation mit dem Robodoc®-System anstanden, führen wir präoperativ eine CT-Untersuchung durch. Hierbei wurden zunächst die Daten für unser Robodoc®-Protokoll berechnet, anschließend erfolgte eine Rekonstruktion der CT-Daten des gesamten axialen Beckenquerschnittes. In die Studie wurden die Patienten aufgenommen, bei denen bereits eine Hüfte auf der kontralateralen Seite implantiert war. Unter Zuhilfenahme unseres Planungssystems Orthodoc®, das neben der Planung der Schaftkomponente auch exakte dreidimensionale Messungen erlaubt wurde die Inklination und Anteversion der Pfanne vermessen. In der Literatur finden sich verschiedene Definitionen der Pfannen-Parameter Inklination und Anteversion [5]. Es wird zwischen einer chirurgischen [1, 4], radiologischen [3] sowie anatomischen [6, 8] Definition der Winkel unterschieden. Bei den in unserer Arbeit durchgeführten Messungen verwendeten wir die chirurgische Definition, die in der klinischen Routine die größte Bedeutung hat. Um sekundäre Veränderungen der Pfannenposition auszuschließen, gingen in die Studie nur Patienten ein, bei denen eine Lockerung der Pfanne eindeutig ausgeschlossen werden konnte. Radiologisch durften keine Lockerungszeichen wie Lysesäume oder Lageveränderungen im Verlauf der Röntgenbilder vorliegen. Klinisch musste der Patient auf der untersuchenden Seite vollständig beschwerdefrei sein. Um Ungenauigkeiten der Messung zu vermeiden, wurden nur Patienten mit einer Titanpfanne ausgewertet. Titan macht aufgrund seines relativ geringen Atomgewichtes in den CT-Aufnahmen nur wenig Artefakte. Zusätzlich verfügt das Orthodoc®

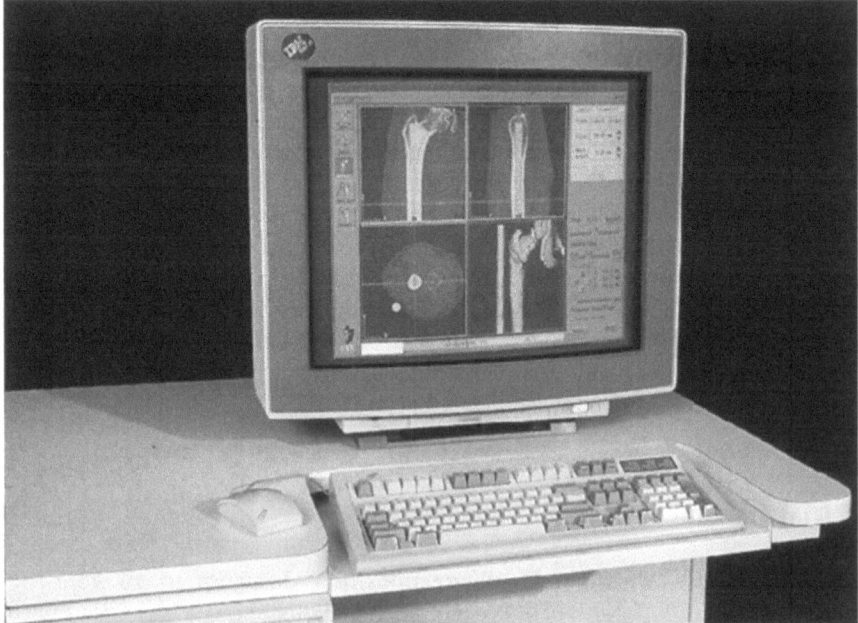

**Abb. 1.** Orthodoc®-Planungsystem

Planungssystem für Revisionen über eine spezielle Bildbearbeitungsroutine, die die Bildqualität bei Titanimplantaten nochmals verbessert. 106 Patienten der Jahre 1996-1998 erfüllten diese strengen Kriterien.

## ■ Ergebnisse

62 Patienten waren männlichen und 44 weiblichen Geschlechtes. Das Durchschnittsalter der Patienten lag bei 56,3 Jahren, dies spiegelt das relativ junge Alter von Patienten mit einer zementfreien Hüftprothese. Die mittlere Tragzeit der untersuchten Pfanne betrug 4,5 Jahre, dies entspricht dem Zeitraum zwischen der Op der ersten Seite und der Operation der zweiten Seite. Bei den von uns durchgeführten Messungen schwankten die Winkel für die Anteversion der Pfanne von einer Retroversion von 36 Grad bis zu Anteversionen von 55 Grad. Die Inklination reichte von 6 bis 65 Grad. Man erkennt aus den Messungen, dass die Streuung bei der Anteversion 75 Grad beträgt, die Streuung bei der Inklination ist geringer, beträgt jedoch immerhin noch 50 Grad. Aus den Ergebnissen der Messungen kann man ableiten, dass in der klinischen Routine die Inklination schlechter als die Anteversion einstellbar ist. Hierbei spielt sicherlich die Tatsache eine Rolle, dass dem Operateur das Feedback durch das postoperative Röntgen-

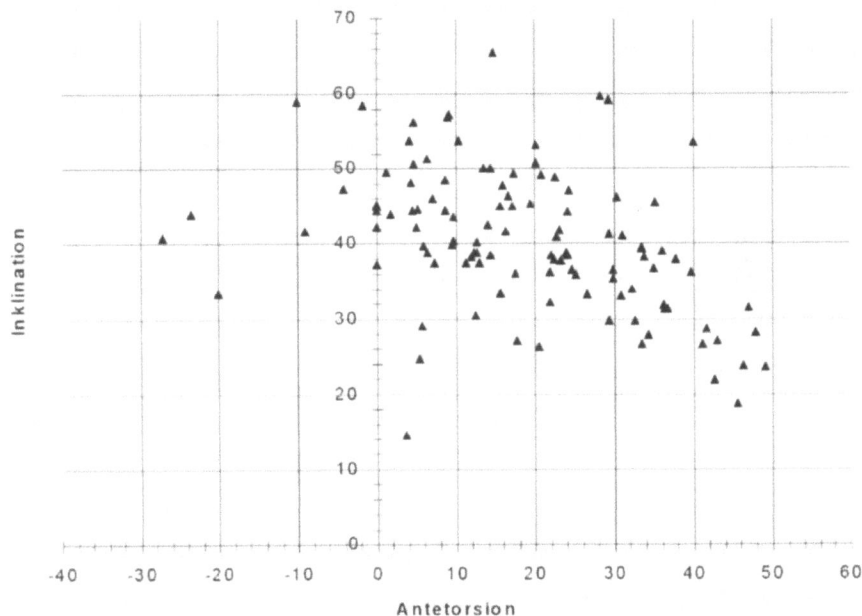

**Abb. 2.** Verteilung der Anteversion und Inklination der Pfannen

bild weitestgehend fehlt. Die Positionierung der Pfanne in der klinischen Routine kann man als ungenau ansehen, da es immer wieder zu Fehlorientierungen des Operateurs bei der Positionierung kommt. Die 106 Pfannen, die zur Auswertung kamen, wurden in über 30 verschiedenen Kliniken primär implantiert. Zwischen den einzelnen Kliniken ließen sich keine Unterschiede in der Genauigkeit der Positionierung der Pfanne nachweisen. Auch aus Kliniken, die mehrere 100 Prothesen im Jahr implantierten, gab es eindeutige Fehlpositionierungen der Pfannenkomponente. Wir gehen aufgrund der bisherigen Auswertungen davon aus, dass auch kein einziges konventionelles Implantationsinstrumentarium in der Lage ist, diese Fehler sicher zu vermeiden. Eine Schlüsselposition stellt vermutlich die Lagerung der Patienten auf dem OP-Tisch dar. Durch die Abduktion des Beines kommt es vermutlich auch zu einer Lageveränderung des Beckens während des Eingriffes, sodass der Operateur trotz sorgfältiger Beachtung der Implantationsanleitung in einer relativ großen Zahl der Fälle die Pfanne fehlpositioniert. Das einzige Verfahren der Pfannenausrichtung, das derzeit eine solche Fehlerquelle im Ansatz berücksichtigt, stellen die Navigationssysteme dar, da sie durch die Vorgehensweise von der Lagerung des Beckens intraoperativ unabhängig sind.

## ■ Erfahrungen mit der Navigation

Im Sommer 1999 begannen wir, die rechnerunterstützte Implantation des Prothesenschaftes mit der Navigation der Pfannenkomponente zu kombinieren. Wir verwenden an unserer Klinik das Surgigate-Navigationssystem der Firma Medivision. Es handelt sich hierbei um ein System mit aktiven Markern. An die Standardinstrumente werden aktive leuchtende Marker (LED's) befestigt. Mit Hilfe einer Kamera, die während des gesamten Eingriffes direkten Blick auf das Operationsfeld haben muss wird die Position der Instrumente ständig vermessen und graphisch dargestellt. Zunächst wird eine computertomographische Untersuchung des Beckens sowie des proximalen Femurs durchgeführt. Durch ein spezielles Rechenprogramm wird ein genaues Modell der dreidimensionalen Knochenoberfläche erzeugt. In diesem Modell werden verschiedene Messpunkte im Acetabulum, am Acetabulumrand sowie auf der Spina iliaca anterior superior definiert. Intraoperativ werden diese Punkte möglichst genau aufgesucht. Ein Rechenprogramm bewirkt, dass der Rechner dann die genaue Lage des Beckens intraoperativ kennt. Da es bei dem Eingriff zu Verschiebungen des Beckens kommen kann, wird eine Referenzierungsbasis am Becken befestigt, die Verschiebungen erkennt und gleichzeitig im Rechner korrigiert. Nach dem sogenannten Matching, das eine Schlüsselfunktion für rechnerunterstützte Eingriffe ohne Referenzierungsmarker, sogenannte Pins darstellt, ist dem Rechner die Lage des Beckens im Raum bekannt. Die Positionierung der Pfanne erfolgt mit einem modifizierten Standardinstrumentarium. Hierbei kann die chirurgisch definierte Inklination und Antever-

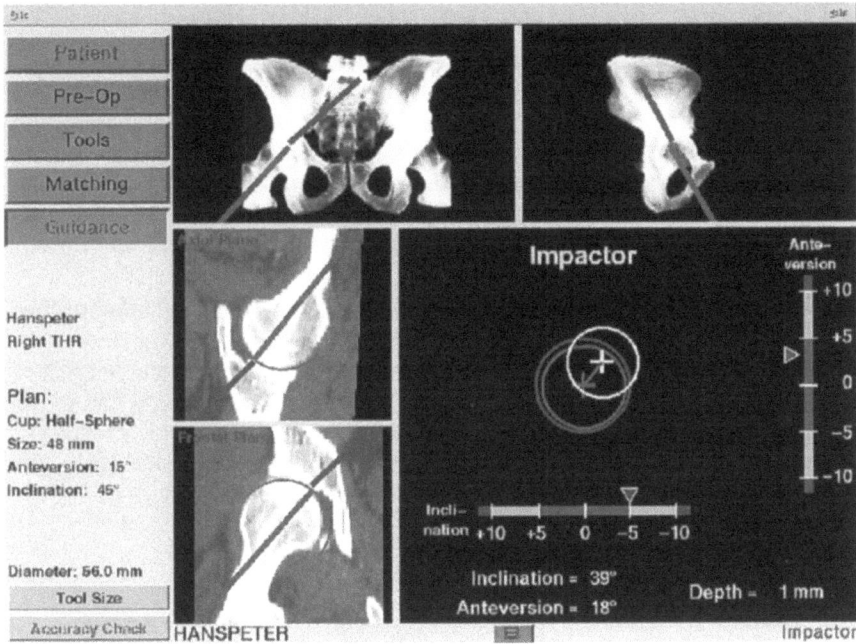

**Abb. 3.** Surgigate mit intraoperativem Monitorbild

sion am System direkt abgelesen werden. In aller Regel wird vor dem Eingriff eine Planung der gewünschten Position der Pfanne durchgeführt. Bei der Implantation der Pfanne verwenden wir auch das Fräswerkzeug in navigierter Form. Besonders bei angeborenen Dysplasiecoxarthrosen, wo es zu einer Auswanderung der Pfanne und der Bildung einer Neopfanne nach cranial gekommen ist, bietet das Navigationssystem dem Operateur wertvolle Hilfe zur Rekonstruktion des Pfannenlagers an der anatomisch korrekten Stelle. Bei der primären Coxarthrose könnte möglicherweise auf die Navigation der Fräse bei Press-Fit-Pfannen verzichtet werden, da durch das alte Lager das neue eindeutig definiert ist. Aber auch hier ist die navigierte Fräse hilfreich, da sie Informationen über die Tiefe des Fräsvorganges liefert.

## ■ Intraoperatives Vorgehen

Bei der Implantation der Pfanne wird die Pfanne auf dem intraoperativen Navigationsbildschirm in der geplanten Postition dargestellt. Die Inklination und Anteversion werden als Linien dargestellt. Es muß bei der Implantation der Pfanne versucht werden, die Instrumente entsprechend dieser Linien auszurichten. Ebenfalls können die Winkel als Gradangaben direkt abgelesen werden.

## ■ Ergebnisse der Pfannennavigation

Postoperativ haben wir 18 unserer bisher durchgeführten navigierten Pfannenimplantationen computertomographisch nachuntersucht. Hierbei zeigte sich eine der Planung entsprechende Position der Pfanne. Die maximale Abweichung zwischen Planung und tatsächlicher Position der Pfanne lag bei 10 Grad. Diese Abweichungen sind zum einen dadurch bedingt, dass beim Einbringen mit dem Einschlaginstrumentarium bereits auf dem Navigationsbildschirm geringe Abweichungen von wenigen Grad registriert werden konnten. Diese sind durch die manuelle Führung des Instrumentes bedingt, zum Anderen jedoch auch dadurch, dass bei unserem Implantationssystems ein Spiel zwischen der Pfanne und dem Einschlaginstrumentarium im Verbindungsbereich besteht. Dies scheint eine Tatsache zu sein, die praktisch bei allen auf dem Markt sich befindlichen Implantationssystemen mit einer Press-Fit-Pfanne vorhanden ist. Schraubpfannen scheinen diesbezüglich konstruktionsbedingt eine stabilere Verbindung zwischen Instrument und Pfanne zu haben.

## ■ Kombination von Robotik und Navigation

Wir sind nun derzeit in unserer Klinik in der Lage, sowohl die Schaft- als auch die Pfannenkomponente rechnerunterstützt einzubringen. Derzeit ist es jedoch noch notwendig, für die Planung und die Durchführung zwei unterschiedliche Systeme zu verwenden. In der Zukunft ist geplant, die Geräte untereinander kompatibel zu machen, sodass die Planung der Pfannenkomponente auch mit unserem Planungssystem Orthodoc® durchgeführt werden kann. Die gemeinsame Planung der Pfanne und des Schaftes ermöglicht dann die bestmögliche Rekonstruktion der anatomischen und biomechanischen Eigenschaften [9] des Hüftgelenkes. Ebenfalls wird eine optimierte Voraussage über eine Verlängerung oder Verkürzung des Beines möglich sein. Unter Verwendung der Planungsdaten und des dreidimensionalen knöchernen Modells wird in der Zukunft dann auch die Realisation eines sogenannten Impingementsimulators möglich werden.

## ■ Zukünftige Entwicklungen

Wir gehen heute meist von festen Winkeln bei der Implantation der Pfanne aus. In den Operationsanleitungen werden meist für die Inklination Winkelwerte von 40 Grad und für die Antetorsion Winkelwerte von 20 Grad angegeben. Diese Richtwerte sind sicherlich nur bedingt bei relativ normalen anatomischen Verhältnissen richtig. Bedingt durch unsere Erfahrungen im Bereich des rechnerunterstützten Operierens haben wir jedoch gesehen, dass Antetorsionen des Schaftes von 40–50 Grad durchaus keine Seltenheit sind. Möglicherweise stellen diese pathologischen Winkel auch eine Ursache der sich im Laufe der Zeit fortschreitenden Coxarthrose dar. Solche von der normalen Anatomie abweichenden Antetorsionswerte des Schaftes müssen bei der Implantation der Pfanne berücksichtigt werden. Nur so ist eine optimale Funktionalität des Hüftgelenkes mit einer nur äußerst geringen Luxationstendenz zu erreichen. Die Entwicklung des rechnerunterstützten Operierens steht heute erst am Beginn [7] der Entwicklung. In der Zukunft werden die rechnergestützten Geräte flexibler und kompakter werden. Die Zukunft gehört der Kombination von Robotertechnik und Navigationstechnik. Hierbei wird das Navigationssystem die Vermessung und die Orientierung am Knochen durchführen. Wird für die Umsetzung keine entsprechende Genauigkeit bei der Bearbeitung des Knochens verlangt und steht vielmehr die bessere Orientierung des Operateurs im Vordergrund, so können modifizierte Handinstrumente bei der Operation zur Anwendung kommen. Ist jedoch eine hohe Genauigkeit bei der Bearbeitung des Knochens von Bedeutung, so kann der Roboter, der letztendlich nichts anderes darstellt als ein hochpräzises und intelligentes Säge- Bohr- und Schneidwerkzeug, die Planung mit der gewünschten Qualität umsetzen.

## ■ Literatur

1. Charnley J (1979) Low friction Arthroplasty of the hip: theory and practice. Springer, Berlin
2. Harris WH (1982) Advances in surgical technique for total hip replacement. Clin Orthop 146:188-204
3. Lewinnek GE, Lewis JL, Tarr R, Compere CL, Zimmerman JR (1978) Dislocations after total hip-replacement arthroplasties. J Bone Joint Surg [AM] 60-A:217-220
4. McKee GK (1970) Development of total prosthetic replacement of the hip. Clin Orthop 72:85-103
5. Murray DW (1993) The definition and Measurement of acetabular orientation. J Bone Joint Surg 75-B:228-232
6. Tönnis D (1987) Congenital dysplasia and dislocation of the hip in children and adults. Springer, Berlin
7. Visarius H, Gong J, Scheer C, Haralamb S, Nolte LP (1997) Man-Machine Interfaces in Computer Assisted Surgery. Computer Aided Surgery 2:102-107
8. Walker PS (1977) Human joints and their artifical replacements. Springfield: Charles C Thomas
9. Wirtz DCh, Heller K-D, Niethard FU (1998) Biomechanische Aspekte der Belastbarkeit nach totalendoprothetischem Ersatz des Hüftgelenkes. Z Orthop 136:310-316

# 23 Erste Erfahrungen aus der klinischen Testung der computerassistierten Pfannenpositionierung bei der Implantation von Hüft-Total-Endoprothesen mit dem Navitrack™-System

T. Mattes, W. Puhl, H.-P. Scharf

## ■ Einleitung

In der Endoprothetik ist die begrenzte Überlebenszeit der Endoprothesen ein nach wie vor ungelöstes Problem. Die häufigste Versagensursache ist die aseptische Lockerung, die ein multifaktorielles Geschehen darstellt [6, 7, 14, 17]. Polyethylenabrieb, Zementbruch, Fehlpositionierungen der Prothesenkomponenten und Prothesendesign bzw. Implantatmaterialien sind nur einige Faktoren, die mit der aseptischen Lockerung ursächlich in Zusammenhang gebracht werden.

Die in der Literatur veröffentlichten klinischen Studien weisen für die Hüftpfanne bei Fehlpositionierung des Drehzentrums einen erhöhten Abrieb und eine frühere Lockerung nach [12, 20, 21]. Die Anteversion und Inklination der Hüftpfanne wirken sich auf die Häufigkeit von Endoprothesen-Luxationen und die postoperativ erreichte Beweglichkeit aus [3, 8]. Basierend auf diesen Daten erscheint eine möglichst exakte Positionierung der Hüftpfanne erstrebenswert, um die operativen Ergebnisse im Hinblick auf Überlebenszeit und Luxationsrate zu verbessern.

Passive Navigationssysteme zur intraoperativen 3-D-Visualisierung sind in der klinischen Anwendung für die Wirbelsäulenchirurgie etabliert. Klinische Anwendungsbeobachtungen und prospektive vergleichende klinische Studien weisen eine Reduktion von fehlplazierten Pedikelschrauben durch die Verwendung eines Navigationssystems nach [1, 4, 18, 19]. Das für die Wirbelsäulenchirurgie etablierte Computernavigationssystem Navitrack™ [1] arbeitet primär mit einem elektromagnetischen Trackingsystem. Dieses System wurde durch die Integrierung eines optoelektronischen Trackings weiterentwickelt, um damit den Einsatz für Knieendoprothesen-Implantationen, die Kreuzbandersatzchirurgie und die Implantation von Hüftendo-

---

[1] Fa. Sulzer, Winterthur/Schweiz

prothesen im Pfannenbereich zu ermöglichen. Aufbauend auf dem optoelektronischen Trackingsystem wurde in der Orthopädischen Klinik der Universität Ulm ab Mai 1999 eine erste klinische Anwendungsbeobachtung zur navigierten Positionierung der Hüftpfannen durchgeführt.

## ■ Patienten und Methode

In der Zeit von Mai bis September 1999 wurden in der Orthopädischen Klinik der Universität Ulm im Rahmen einer klinischen Anwendungsbeobachtung 7 Hüftpfannen (ACA-Schraubpfannen[1]) unter Anwendung des Navitrack-Computernavigationssystems implantiert. Die Indikation zum Hüftgelenkersatz war bei allen Patienten eine primäre Coxarthrose mit radiologisch nachgewiesener Zerstörung des erkrankten Hüftgelenkes. Ziel der Anwendungsbeobachtung war, den Einsatz des optoelektronischen Trackingsystems sowie die Anwendbarkeit der Software für die Pfannenpositionierung im klinischen Einsatz zu testen. Die gesammelten Erfahrungen sollten im Rahmen der Weiterentwicklung von Hard- und Software umgesetzt werden.

Alle Patienten wurden im Rahmen des präoperativen Aufklärungsgespräches über den experimentellen Charakter der Hüftpfannennavigation aufgeklärt, der Ablauf der Operation, die Notwendigkeit des präoperativen CT, sowie die Verlängerung der OP-Zeit wurden zusammen mit den daraus resultierenden Konsequenzen als mögliche Nachteile dargestellt. Nach der Einverständniserklärung durch den Patienten wurde präoperativ ein Spiral-CT (Somatom 4Plus[2]) des gesamten knöchernen Beckens erstellt. Die Schichtdicke betrug im Bereich der Hüftpfanne 2 mm, oberhalb und unterhalb der Hüftpfanne jeweils 5 mm. Die CT-Daten wurden in DICOM-Format über das vorhandene Kliniknetzwerk vom CT zu der Workstation in das Navigationssystem (O2 Workstation[3]) übertragen. Die Segmentierung des CT-Datensatzes erfolgte manuell. In jeder CT-Schicht wurden die knöchernen Strukturen entweder dem Becken oder dem Femur zugeordnet. Aus dem Datensatz des knöchernen Beckens wurde ein dreidimensionales Oberflächenmodell berechnet. In diesem Oberflächenmodell wurden präoperativ 5 Punkte für das spätere Matching (paired-point matching) definiert (Abb. 1). Die präoperative Planung der Hüftpfannengröße und -position wurde durch die freie Dimensionierung eines dreidimensionalen Pfannenmodells im CT-Datensatz ermöglicht.

Der operative Zugang erfolgte in Rückenlage nach einer seitlichen Hautinzision transgluteal. Bereits während der operativen Freilegung des Hüftgelenkes kalibrierte der erste Assistent die Instrumente (Pointer, Raffelfräse und Pfanneneindreher), die mit passiven optischen Markern versehen waren. Zur Darstellung der Hüftpfanne wurde das Hüftgelenk luxiert und der Hüftkopf reseziert. Oberhalb des Acetabulums wurde ein Steinmann-

---

[2] Fa. Siemens, Erlangen
[3] Fa. Silicon Graphics, Mountain View/USA

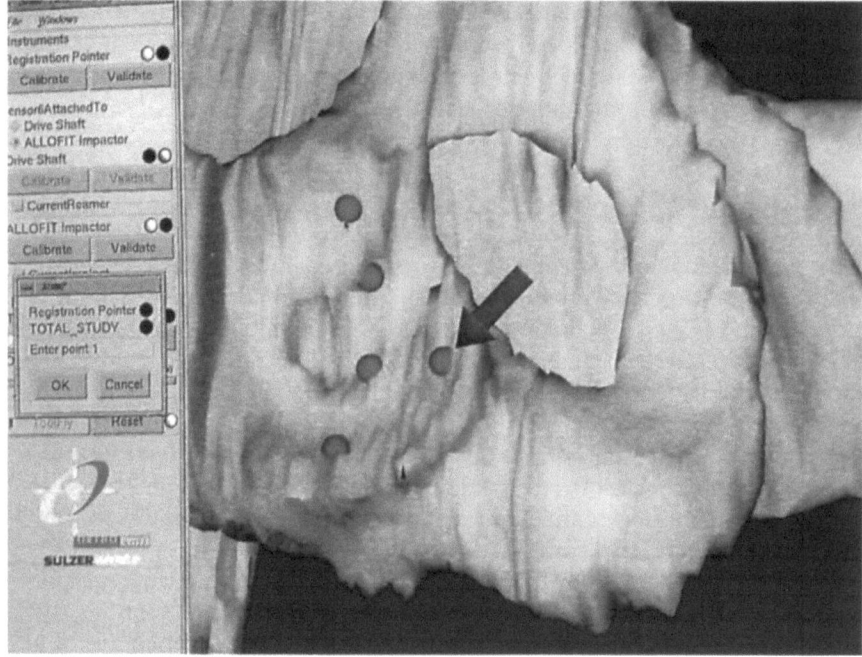

**Abb. 1.** Monitordarstellung Referenzierung der Hüftpfanne (paired-point matching)

Nagel mit Gewinde eingebracht, an dem die dynamische Referenzbasis (aktiver optoelektronischer Marker) des Navigationssystems fixiert wurde. Die Referenzierung zum Abgleich der Patientenanatomie mit dem CT -Datensatz erfolgte durch das Abgreifen der geplanten 5 Matching-Punkte (Abb. 1). Die räumliche Position des Patienten/Beckens und deren Relativbewegungen während der Operation wurden mit der dynamischen Referenzbasis erfasst. Die Position der Instrumente, auch in Bezug auf die Position des Beckens, sowie die entsprechenden Relativbewegungen wurden von dem Infrarotkamera-System (Polaris[4]) aufgenommen und als virtuelles Bild auf dem Monitor dargestellt. Die einzelnen Schritte der Hüftpfannenimplantation, das Aufraffen der Pfanne und das Eindrehen des ACA-Schraubringes wurden unter konventioneller Kontrolle und unter Beachtung des Navigationsbildes (Abb. 2) durchgeführt. Exakte Zahlenangaben der navigierten Position in Form eines Inklinations- bzw. Anteversionswinkels oder der Koordinaten des Pfannendrehzentrums war nicht möglich, da der Planungssoftware und der Navigationssoftware die Implementierung eines dreidimensionalen Referenzkoordinatensystems fehlten.

---

[4] Fa. Northern Digital Inc., Waterloo/Canada

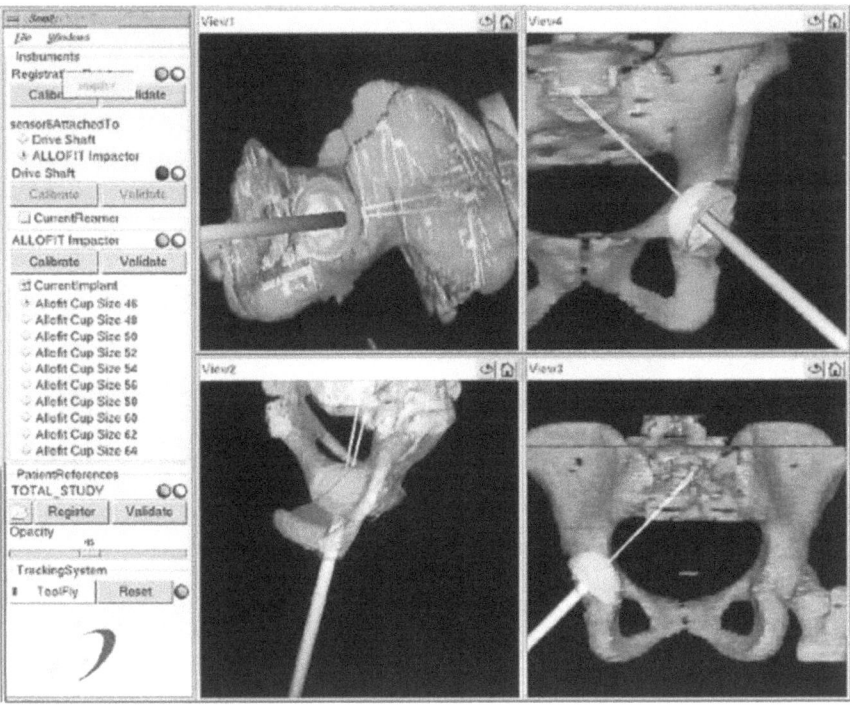

**Abb. 2.** Monitordarstellung intraoperative Pfannenpositionierung

# ■ Ergebnisse

Ziel der Anwendungsbeobachtung war es, nicht die Präzision einer navigierten Hüftpfannenimplantation gegenüber der konventionellen Technik zu untersuchen. Die Anwendungsbeobachtung diente der Überprüfung der Realisierbarkeit einer navigierten Hüftpfannenpositionierung und der Identifizierung und Beschreibung weiterer, notwendiger Entwicklungen, um eine Navigation der Hüftpfanne zu ermöglichen.

Bei allen 7 Patienten konnte der gesamte Prozeß der Hüftpfannennavigation vollständig durchgeführt werden. Die einzelnen Schritte ergaben folgende Ergebnisse. Die Durchführung des CT und die Datenübertragung an den Navigationsrechner waren problemlos. Die CT-Untersuchungszeit und die Lagerung auf dem CT-Tisch mit Sandsäcken wurde von allen Patienten akzeptiert. Die Segmentierung der CT-Daten erforderte eine Bearbeitung jeder einzelnen CT-Schicht. Dies war mit einem erheblichen Zeitaufwand von ca. 45 Minuten pro Patient verbunden. Die Definition der Grenzen zwischen Hüftpfanne einerseits und Hüftkopf andererseits war bei völligem Aufbrauch der knorpeligen Gelenkoberfläche nur bedingt möglich. Durch den direkten Knochenkontakt zwischen Acetabulum und Hüftkopf waren auch die 2-mm-CT-Schnitte in der Auflösung nicht ausreichend, um den

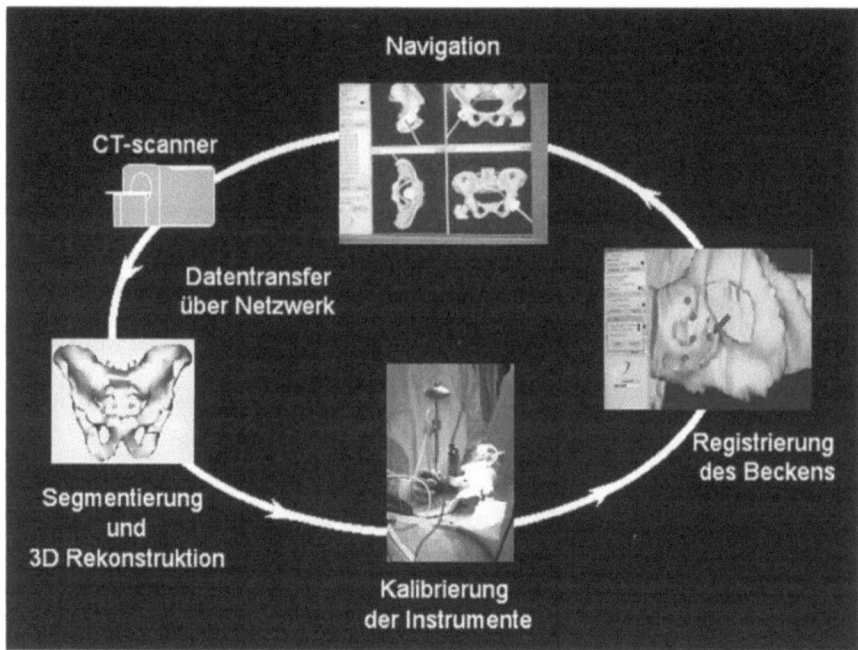

**Abb. 3.** Gesamtprozedur navigierte Pfannenpositionierung mit dem Navitrack™-System

Gelenkspalt sicher zu identifizieren. In unserer Studie gelang es, aufgrund der klinischen Erfahrung manuell die Abgrenzung durchzuführen.

Die Referenzpunkte im dreidimensionalen Oberflächenmodell waren unproblematisch zu planen. Die Rotationssymmetrie der Hüftpfanne erschwert grundsätzlich die Definition charakteristischer Landmarken wie z. B. im Vergleich zum Wirbelkörper. Es wurden deshalb Positionen am Pfannenrand und in der Fossa acetabuli gewählt. Für den Pfannenrand hat sich eine Anordnung an typische Uhrzeigerpositionen bewährt, in der Fossa acetabuli konnten höchste und tiefste Ausdehnung gewählt werden. Der zeitliche Aufwand für die Referenzierung betrug zwischen 5 und 20 Minuten.

Die Übereinstimmung zwischen dem intraoperativen Situs und dem CT-Datensatz bzw. dem projizierten Navigationsbild ließ zum Teil Abweichungen erkennen. Diese Abweichungen waren nicht auf eine fehlerhafte Referenzierung zurückzuführen, sondern waren direkt von der Qualität des CT-Datensatzes abhängig. Wesentliche Störfaktoren waren der bereits beschriebene Kontakt zwischen Hüftkopf und Hüftpfanne, der eine eindeutige Segmentierung verhinderte. Weitere Abweichungen ergaben sich bei großen, z. T. knorpligen Osteophyten am Pfannenrand, die im CT-Datensatz nur unzureichend dargestellt wurden.

Die intraoperative Handhabung des navigierten Instrumentariums erforderte eine erhöhte Sorgfalt, um Beschädigungen oder Verschmutzungen der passiven optischen Marker zu vermeiden. Die mechanisch bedingte Lockerung der passiven Markerposition erfordert die intraoperative Rekalibrierung. Um die ununterbrochene Sichtbarkeit des passiven Markers gegenüber der Infrarotkamera zu ermöglichen, ist er frei beweglich um die Längsachse der Instrumente angebracht. Das Blockieren der Rotation auf der Instrumentenachse machte bei einem Patienten die Unterbrechung der Navigation notwendig. Nach Beseitigung dieses Defektes mußte intraoperativ neu kalibriert werden.

Die intraoperative Ausrichtung der Instrumente war mit der vorliegenden Software-Version der konventionellen OP-Technik ähnlich. Die Positionierung der Pfanne erfolgte aufgrund des optischen Eindruckes im 3-D-Modell. Winkel oder Distanzen wurden nicht angegeben, da Standardebenen nicht definiert waren.

## ■ Diskussion

In der Anwendungsbeobachtung konnte gezeigt werden, dass die navigierte Positionierung der Hüftpfanne mit dem Navitrack-System möglich ist. Es erscheint wahrscheinlich, dass sich mit Hilfe der Navigation häufiger eine definierte Idealposition intraoperativ realisieren lässt. Die eingesetzte Software-Version erlaubte jedoch keine Planung. Die exakte präoperative Definition der Hüftpfannen-Position ist jedoch für den sinnvollen Einsatz der Navigation neben der technischen Durchführbarkeit und der Systemgenauigkeit eine Grundvoraussetzung. Für die hierzu notwendige Definition von dreidimensionalen Standardebenen, auf die sich angegebene Werte der Lage des Hüftpfannenzentrums, der Inklination und der Anteversion beziehen, sind in der Literatur jedoch kaum gesicherte Daten vorhanden. Die meisten Zahlenangaben beziehen sich auf zweidimensionale Modelle und berücksichtigen nicht die dreidimensionale Orientierung des Beckens im Stand.

Der für die Segmentierung des CT-Datensatzes notwendige zeitliche Aufwand reduziert den Komfort des Navigationssystems erheblich. Der automatischen Segmentierung sind möglicherweise im unmittelbaren Bereich der Hüftpfanne und bei fortgeschrittener Coxarthrose Grenzen gesetzt. Durch die automatische Segmentierung in unkritischen Bereichen, wie dem des Os ileum oder des proximalen Femurs ist dennoch eine Zeitersparnis vorstellbar. Die Referenzierungspunkte sollten ebenfalls in sichere Bereiche verlegt werden, um die Genauigkeit der Navigation zu erhöhen.

Ein wesentliches Defizit in dem gesamten Navigationskonzept resultiert aus dem Fehlen eines schlüssigen, validierten, dreidimensionalen biomechanischen Modells zur Positionierung der Hüftpfanne. In der Literatur sind eine Vielzahl von Modellen und Theorien zur Implantatpositionierung, sowie zur intra- und postoperativen Positionsmessung vorwiegend auf der Basis zweidimensionaler Bilder beschrieben [2, 10, 11, 13, 16]. Die mit der Pfannenposition korrelierten klinischen Ergebnisse beruhen deshalb auf Planungen und Analysen von zweidimensionalen Röntgenbildern. In aller Regel wird das Drehzentrum in Beckenübersichtsaufnahmen bestimmt. Die intraoperative Überprüfung einer geplanten optimalen Pfannenposition erfolgt ebenfalls mit dem Bildverstärker zweidimensional. Intraoperativ eingesetzte spezielle Lehren (Zeigersysteme) [15] verlassen sich auf die Erfahrung des Operateurs und weisen in aller Regel keine ausreichende Präzision für die spätere Analyse auf. Die Lagerung des Patienten während des operativen Eingriffes kann variieren und schränkt ebenfalls den Einsatz von Zeigersystemen ein. Die klinische Validierung der Vorgaben für Inklination, Antetorison und Lage des Drehzentrums sowie die Definition entsprechender Vertrauens- oder Referenzbereiche sind Voraussetzung, um eine Navigation der Hüftpfanne sinnvoll zu gestalten.

## ■ Schlussfolgerung

Nach Weiterentwicklung der Systeme und Erfahrungsgewinn in der klinischen Anwendung ist möglicherweise eine Verbesserung der Exaktheit der Pfannen-, später ggf. auch der Schaftpositionierung möglich. Ob daraus unmittelbar eine längere Implantat-Standzeit erreicht wird, bleib zu beweisen, und wird sich erst in 10 bis 15 Jahren wirklich zeigen. Auf die multifaktorielle Genese der Implantatlockerung sei nochmals hingewiesen. Eine Auswirkung auf die Luxationsrate kann in prospektiv randomisierten Studien bereits früher gezeigt werden. Ob hierfür ein Navigationssystem bei unkomplizierten Coxarthrosen sinnvoll ist, bleibt bei den insgesamt geringen in der Literatur angegebenen Luxationsraten, insbesondere für den erfahrenen Operateur, eher fraglich.

Eine sinnvolle Anwendung sehen wir derzeit, nach Weiterentwicklung der Software, vorwiegend im Bereich veränderter Anatomie, wie z.B. bei Hüftdysplasien oder bei Hüft-TEP-Wechseloperationen. Zum Erlernen der Technik und zum Sammeln von Erfahrungen, z.B. zur Entwicklung o.g. Planungskonzepte im dreidimensionalen Raum, sind jedoch sicherlich zunächst Anwendungen in der relativ normalen Anatomie der primären Coxarthrose notwendig und sinnvoll.

## ■ Literatur

1. Abdel-Malek K, McGowan DP, Goel VK, Kowalski D, Smith SB (1997) Bone registration method for robot assisted surgery: pedicle screw insertion. Proc Inst Mech Eng [H] 211(3):221–233
2. Ackland MK, Bourne WB, Uhthoff HK (1986) Anteversion of the acetabular cup. Measurement of angle after total hip replacement. J Bone Joint Surg Br May 68(3): 409–413
3. Ali Khan MA, Brakenbury PH, Reynolds IS (1981) Dislocation following total hip replacement. J Bone Joint Surg Br 63-B(2):214–218

4. Amiot LP, Lang K, Putzier M, Zippel H, Labelle H (2000) Comparative results between conventional and computer-assisted pedicle screw installation in the thoracic, lumbar, and sacral spine. Spine Mar 1; 25(5):606–614
5. Brand RA, Pedersen DR, Yoder SA (1986) How definition of „loosening" affects the incidence of loose total hip reconstructions. Clin Orthop Sep (210):185–191
6. Callaghan JJ, Salvati EA, Pellicci PM, Wilson PD Jr, Ranawat CS (1985) Results of revision for mechanical failure after cemented total hip replacement, 1979 to 1982. A two to five-year follow-up. J Bone Joint Surg Am Sep 67(7):1074–1085
7. Coventry MB, Beckenbaugh RD, Nolan DR, Ilstrup DM (1974) 2012 total hip arthroplasties. A study of postoperative course and early complications. J Bone Joint Surg Am Mar 56(2):273–284
8. DiGioia AM, Jaramaz B, Blackwell M, Simon DA, Morgan F, Moody JE, Nikou C, Colgan BD, Aston CA, Labarca RS, Kischell E, Kanade T (1998) The Otto Aufranc Award. Image guided navigation system to measure intraoperatively acetabular implant alignment. Clin Orthop Oct (355):8–22
9. Goergen TG, Resnick D (1975) Evaluation of acetabular anteversion following total hip arthroplasty: necessity of proper centring. Br J Radiol Apr 48(568):259–260
10. Hassan DM, Johnston GH, Dust WN, Watson LG, Cassidy D (1995) Radiographic calculation of anteversion in acetabular prostheses. J Arthroplasty Jun 10(3): 369–372
11. Hassan DM, Johnston GH, Dust WN, Watson G, Dolovich AT (1998) Accuracy of intraoperative assessment of acetabular prosthesis placement. J Arthroplasty Jan 13(1):80–84
12. Jaramaz B, DiGioia AM 3rd, Blackwell M, Nikou C (1998) Computer assisted measurement of cup placement in total hip replacement. Clin Orthop Sep (354):70–81
13. Johnston RC, Brand RA, Crowninshield RD (1979) Reconstruction of the hip. A mathematical approach to determine optimum geometric relationships. J Bone Joint Surg Am Jul 61(5):639–652
14. Malchau H, Herberts P, Ahnfelt L (1993) Prognosis of total hip replacement in Sweden. Follow-up of 92 675 operations performed 1978–1990. Acta Orthop Scand Oct 64(5):497–506
15. Müller ME (1970) Total hip prostheses. Clin Orthop Sep–Oct; 72:46–68
16. Murray DW (1993) The definition and measurement of acetabular orientation. J Bone Joint Surg Br Mar 75(2):228–232
17. Murray DW, Carr AJ, Bulstrode C (1993) Survival analysis of joint replacements. J Bone Joint Surg Br Sep 75(5):697–704
18. Richter M, Amiot LP, Neller S, Kluger P, Puhl W (2000) Computer-assisted surgery in posterior instrumentation of the cervical spine: an in vitro feasibility study. Eur Spine J Feb 9 Suppl 1:S65–70
19. Schwarzenbach O, Berlemann U, Jost B, Visarius H, Arm E, Langlotz F, Nolte LP, Ozdoba C (1997) Accuracy of computer-assisted pedicle screw placement. An in vivo computed tomography analysis. Spine Feb 15; 22(4):452–458
20. Thomas W, Schug M (1994) [Significance of the position of the endoprosthesis acetabular cup from the biomechanical and clinical viewpoint–recommendations for a classification]. Biomed Tech (Berl) Sep 39(9):222–226 (German)
21. Yoder SA, Brand RA, Pedersen DR, O'Gorman TW (1998) Total hip acetabular component position affects component loosening rates. Clin Orthop Mar (228): 79–87

# 24 Computergestützte Prothesenauswahl und Implantationskontrolle

M. STARKER, P. THÜMLER, A. WEIPERT, S. HANUSEK

## ■ Einleitung

Seit 1992 wird die CTX-Individual-Endoprothese implantiert. Die Indikation zur individuellen Versorgung wurde von uns für dysplastische Femora mit hohen Antetorsionen, für dysmorphe Femora und für Zustände nach intertrochantärer Umstellungs-Operation gesehen. Die Entwicklung basiert auf der klinischen Erfahrung mit der Verwendung von Individual-Endoprothesen nach Röntgenbild (Egoform-Prothese) und Prothesen, die ausschließlich auf CT-Basis hergestellt wurden.

Durch konsequente Ausnutzung der Informationen, die dem Röntgenbild zu entnehmen sind, konnte die Anzahl für die Prothesenherstellung notwendigen CT-Scans auf unter 20 reduziert werden. Es handelt sich bei der CTX-Prothese um eine kurzschaftige Prothese mit einer 2/3-HA-Beschichtung. Durch Ausbildung einer lateralen Schulter und engen Kontakt am Calcar ist es möglich, die nahezu immer vorhandene konische Form der Metaphyse zur Krafteinleitung zu benutzen. Der Kontakt der Prothesenspitze mit der Kortikalis wird vermieden (Abb. 1).

Die klinische Erfahrung mit der CTX-Individualprothese umfasst bisher 210 Implantationen. In der Nachuntersuchung erreichten die Patienten nach dem Harris-Hip-Score einen durchschnittlichen Punktwert von 93. Lockerungen wurden bisher nicht festgestellt.

Die Diskussion um die Indikationsgrenze zur individuellen Prothese war Anlas, das Individual-System um CTX-Standard-Komponenten zu ergänzen. Basis für die Entwicklung dieser Standard-Komponenten war die Auswertung der 3D-Datensätze, die anlässlich einer individuellen Prothesenversorgung hergestellt wurden.

## ■ Fitprogramm

Das Werkzeug für die Entwicklung dieser Standardkomponenten stellt ein Fitprogramm dar, das beliebige Schaftprothesen bis zur stabilen kortikalen Verklemmung virtuell in 3D-rekonstruierte Femora implantiert (Abb. 2).

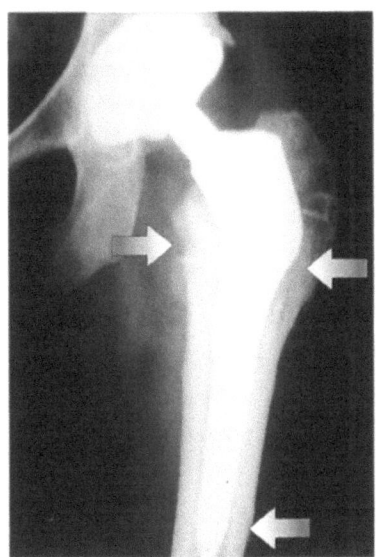

**Abb. 1**

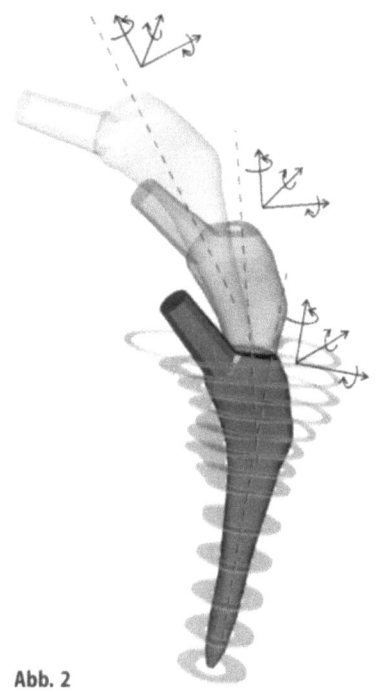

Abb. 2

**Abb. 1.** CTX-Individualprothese. Die charakteristischen Konstruktionsprinzipien sind der proximale Press-Fit zwischen Kalkar und lateraler Schulter, während distal eine Verklemmung mit der Kortikalis vermieden wird (*Pfeile*)

**Abb. 2.** Ein Fit-Programm optimiert die 6 Freiheitsgrade der Prothese im Knochen gleichzeitig und simuliert damit den Raspelvorgang. Das Ergebnis ist die bestmögliche stabile Position der Prothese

Die Optimierung der Implantation läuft unter simultaner Freigabe aller räumlichen Positionsparameter der Prothese, bis die tiefstmögliche Verklemmung des Schaftes im Markraum erreicht ist. Transversale Schnitte durch das Femur mit virtuell implantierter Prothese können nun die Lage des Schaftes im Markraum darstellen. Dies ist insbesondere in Höhe der Femurresektion von Interesse. Die Kopfposition der Prothese bleibt zu diesem Zeitpunkt unberücksichtigt, da der stabilen Fixation des Schaftes im Markraum absolute Priorität zuzuweisen ist. Das Ergebnis dieser virtuellen Implantation wird nun hinsichtlich der Größe des kortikalen Kontaktes und der Rekonstruktion der geplanten Gelenkgeometrie ausgewertet.

Zur Überprüfung, ob auch bereits in der klinischen Anwendung befindliche Standard-Prothesenschäfte die angestrebte Lösung erreichen, wurden virtuelle Implantationen mit 5 Standard-Systemen an Femora durchgeführt, für die eine individuelle Prothesenversorgung wegen Coxarthrose bereits abgeschlossen war. Es handelte sich in diesen Fälle um nicht voroperierte oder dysplastische Femora. Die Ergebnisse dieser Standardsysteme hin-

**Tabelle 1.** Untersuchungsergebnisse der Implantationssimulation an 213 coxarthrotischen Femora mit jeweils 5 verschiedenen Prothesensystemen (T1-T5) und den neu entwickelten CTX-S-Prothesen. Dargestellt sind die prozentualen Anteile der Femora, bei denen die verschiedenen Kopftoleranzen nicht einghalten werden konnten

| Kopftoleranzen | | | | | | | |
|---|---|---|---|---|---|---|---|
| | $\Delta$ Länge | | 15 mm | 7,5 mm | 15 mm | 15 mm | 7,5 mm |
| | $\Delta$ Offset | | 15 mm | 15 mm | 15 mm | 7,5 mm | 7,5 mm |
| | $\Delta$ AT | | 15° | 15° | 15° | 7,5° | 7,5° |
| Prozentualer Anteil der | | T 1 | 58% | 77% | 84% | 71% | 96% |
| Standardprothesen, welche | | T 2 | 53% | 73% | 67% | 78% | 91% |
| die Gelenkgeometrie | | T 3 | 26% | 45% | 50% | 44% | 76% |
| innerhalb der Toleranzen | | T 4 | 16% | 26% | 25% | 51% | 70% |
| verfehlen | | T 5 | 15% | 28% | 23% | 28% | 50% |
| | | CTX-S | 4% | 9% | 12% | 12% | 41% |

sichtlich der Rekonstruktion der gewünschten Gelenkgeometrie finden sich in Tabelle 1.

Stellt man etwas höhere Ansprüche an die Wiederherstellung der individuellen Antetorsion, des Offset und der Beinlänge, so sind zum Teil sehr hohe Versagerquoten bei den getesteten Standard-Systemen zu erkennen. Solche aber im Vergleich geringere Einschränkungen wurden auch für die von uns entwickelten CTX-Standardkomponenten gemessen. Die Untersuchungen lassen den Schluss zu, dass einerseits auf dem Markt befindliche Standard-Prothesen näherungsweise die Hüftgelenksgeometrie im individuellen Fall rekonstruieren können, aber andererseits nach wie vor ein deutliches Potential zur Optimierung von Standard-Prothesen besteht. Derzeit beschäftigt sich die Diskussion in der Endoprothetik fast ausschließlich mit den Methoden der Prothesenapplikation während die Optimierung der Prothesenform ihr Ziel nicht erreicht hat. Es ist zu erwarten, dass die Einhaltung enger Grenzen bei der Rekonstruktion der Gelenkgeometrie die Krafteinleitung in das proximale Femur physiologisch gestaltet und so zur Verlängerung der Prothesenstandzeit beitragen kann.

## ■ 3D-Operationsplanung und Prothesenauswahl

Die Beckenübersicht mit den eingezeichneten Positionen für Pfanne und Kopfmittelpunkt wird zusammen mit den CT-Daten an den Prothesenhersteller gesandt (Abb. 3a, b).

Nach dem Konstruktionsprinzip der CTX-Individualendoprothese wird dort das proximale Femur hinsichtlich der inneren und äußeren Kortikalisstrukturen 3D-rekonstruiert und die Lage des Kopfzentrums im Raum bestimmt. Durch Projektion dieser Rekonstruktion in das Röntgenbild wird die CT-Auswertung auf ihre Plausibilität überprüft (Abb. 4).

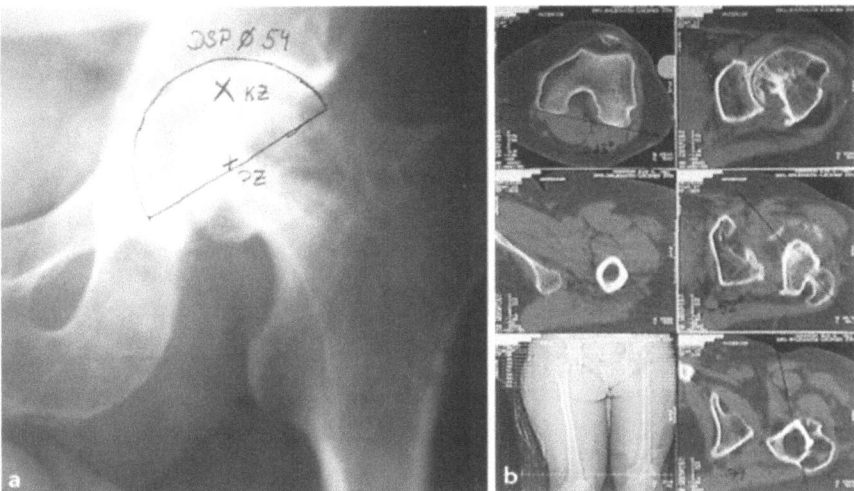

**Abb. 3.** Als Planungsbasis für die CTX-Prothesen werden die Kopfplanung des Arztes (**a**) und eine Serie von max. 20 CT-Scans (**b**) verwendet

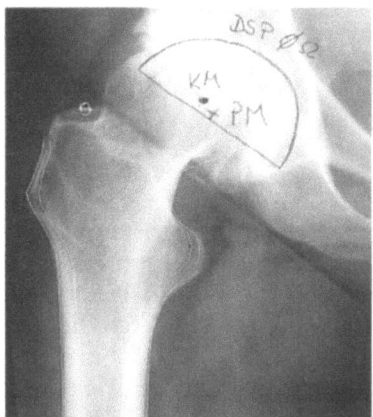

**Abb. 4.** Die Kopfposition aus der Bechenübersicht wird über ein Matchingverfahren in die 3D-Rekonstruktion übertragen und auf Plausibilität geprüft

Durch Berücksichtigung eines Scans durch die Kniekondylen ist es auch möglich, die Antetorsion rechnerisch exakt zu erfassen. Eine Vergleichsuntersuchung zeigt, welche Abweichungen bei Antetorsionsmessungen im CT gegenüber der anatomischen Antetorsionsmessung entstehen. Die Korrektur einer Antetorsion richtet sich unter anderem nach dem Rotationsprofil der unteren Extremität und muss dabei noch stabile Gelenkverhältnisse ermöglichen. Auch für das laterale Offset ist eine Mindestgröße, die in keinem Fall unterschritten werden darf, vorgesehen.

Mit Hilfe des oben genannten Fit-Programmes werden die virtuellen Prothesenimplantationen aller Standardkomponenten des CTX-Systems im 3D-rekonstruierten Markraum durchgeführt. Der Algorithmus der Implan-

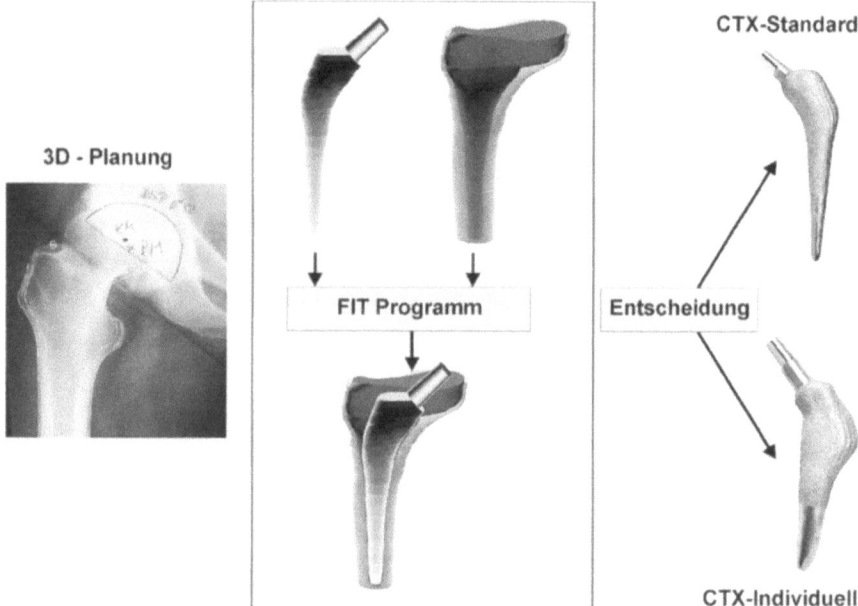

**Abb. 5.** Indikationshilfe für die CTX-Prothesen: Mit Hilfe des Fit-Programms werden verschiedene Standardprothesen virtuell in die jeweilige 3D-Rekonstruktion des Femurs implantiert und können auf Einhaltung der Anforderungen überprüft werden. Gegebenenfalls ist eine Individualprothese zu indizieren

tationssimulation orientiert sich an verschiedenen, diesem Programm immanenten Parametervorgaben. Dabei finden auch die für das Verankerungsprinzip beschriebene Prioritätszonen besondere Gewichtung. Erfüllt dann eine der Prothesen die Vorgaben, wird diese zur Implantation freigegeben. Könne die Toleranzen bezüglich Fixation und Kopfposition jedoch für keine der Standardkomponenten erreicht werden, sind andere Kompensationsmöglichkeiten zu prüfen. Im Zweifelsfall ist jedoch eine Individualanfertigung indiziert (Abb. 5).

## ■ Implantation und Implantationskontrolle

Im Rechner wurde der durch die Impantationssimulation optimierte Passsitz der Prothese im Knochen bestimmt. Es wird dabei sichergestellt, dass diese Position intraoperativ auch erreichbar ist. Auf einer Op-Skizze werden als Hilfe wichtige Messgrößen und Besonderheiten dargestellt. Neben numerischen Werten kann z. B. die Resektion auf Tarnsparentpapier als Knochen-Prothesenzeichnung ausgedruckt werden. Dabei ist die Ausrichtung des Femurs auf der Beckenübersicht relativ unerheblich, denn durch

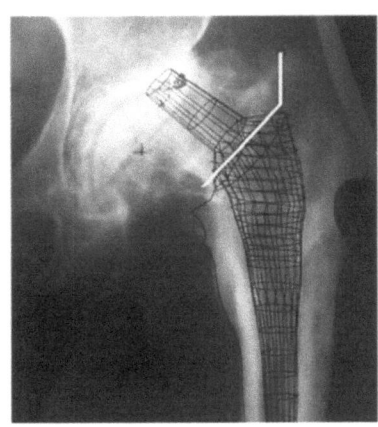

**Abb. 6.** Beispiel einer Operationshilfe. Die Resektion wird auf einer Schablone eingezeichnet, die exakt dem vorliegenden Röntgenbild angepasst ist

eine Anpassung des Ausdrucks an die jeweilige Darstellung kann die Resektionshöhe am Schenkelhals direkt eingezeichnet werden (Abb. 6).

Das postoperative Ergebnis im Röntgenbild wird eingescannt. Die Datenmatrix des 3D-Knochen-Prothesen-Verbundes kann translatorisch, rotatorisch und im Maßstab so manipuliert werden, dass eine rechnerisch durchgeführte Projektion mit der jeweiligen Darstellung auf dem Röntgenbild zur Deckung gebracht werden kann. Auch für dieses Matching wurde eine Software entwickelt, die den Abgleich automatisiert ablaufen lassen kann. Hier werden die Konturen des Knochens auf dem postoperativen Röntgenbild mit dem Ergebnis der virtuellen Protheseimplantation zur Deckung gebracht, bis eine Übereinstimmung der implantierten und geplanten Prothesenposition erreicht ist. Liegen Differenzen beim Konturenvergleich vor, so wurde die Prothese nicht in der geplanten Positionierung implantiert. Die Überprüfung einer Prothesenposition auch nach mehrjähriger Tragzeit ist mit dieser Methode möglich, sodass damit neben der unmittelbaren postoperativen Implantationskontrolle auch Migrationsanalysen durchgeführt werden können. Derzeit werden die seit Herbst 1998 implantierten CTX-Standard-Prothesen auf ihre korrekte intramedulläre Position überprüft. Zeigt sich bei diesem Matching wie in den Voruntersuchungen am Präparat auch in der klinischen Anwendung eine exakte Umsetzbarkeit der Planung für das Standardprothesensystem, so ist dies ein Beweis für die Wirklichkeitsnähe der virtuellen Implantation und auch ein Hinweis dafür, dass nach einer solch exakten Planung und Prothesenauswahl die Benutzung eines Fräsroboters im OP nicht nötig ist (Abb. 7).

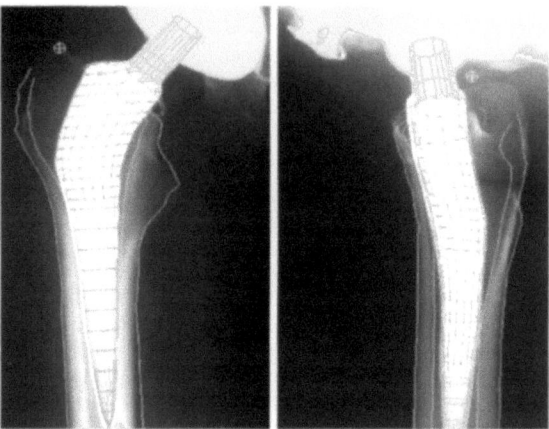

**Abb. 7.** Implantationskontrolle. Postoperativ kann der Sitz der Prothese überprüft werden, indem die 3D-Planung auf das Röntgenbild projeziert wird. Die Übereinstimmung sowohl der Knochen als auch der Prothesenkonturen zeigt die exakte Umsetzung der Planung

## ■ Zusammenfassung

Unter Verwendung von CT-basierten 3D-Datensätzen von proximalen Femora ist es möglich, mittels eines neuentwickelten Fit-Programmes wirklichkeitsnahe TEP-Implantations-Simulationen durchzuführen und die Verankerung sowie die Rekonstruktion der Gelenkgeometrie zu beurteilen.

Das Fit-Programm wurde an über 200 Femora für 5 verschiedene Standard-Prothesensysteme getestet und die Ergebnisse mit einer individuellen Prothesenversorgung verglichen. Das Ergebnis zeigte, dass Standard-Prothesen, die in der Anzahl der Größenvarianten eingeschränkt sind, zu einem Großteil insuffizient sind, wenn man gewissen Mindestanforderungen sowohl an die intramedulläre Fixation als auch an die Gelenkgeometrie stellt. Anhand der Datensätze wurden Standard-Prothesen nach anatomischen Gesichtspunkten optimiert. Dennoch bleibt ein Rest Femora, der praktisch nur mit Individual-Endoprothesen versorgt werden kann. Die Indikationsgrenze zwischen Standard- und Individualanwendung kann im Einzelfall mit Hilfe des Fit-Programmes unter Verwendung von CT-Daten des Patienten sehr objektiv gefunden werden. Die Planung anhand von konventionellen Röntgenbildern lässt sich dazu nur sehr eingeschränkt einsetzen. Die Entwicklung bietet den Vorteil, die Qualität einer individuellen Prothesenversorgung zu erreichen, ohne auf den Preisvorteil der Standard-Systeme gänzlich zu verzichten.

## ■ Literatur

1. Amiot L-P, Labelle H, De Guise JA, Sati M, Brodeur P, Rivard C-H (1995) Computer Assisted Pedicle Screw Fixation, Spine Volume 20, Number 10
2. Paul HA, Mittelstadt B, Kazanzic P, Williamson B, Zuhars J, Musits B (1991) Development of Surgical Robotics for Total Hip Replacement. In Kongressband: 4th Annual International Symposium on Custom-Made Prostheses. San Francisco/USA
3. Starker M, Fröhling M (1994) Die Individualprothese – Möglichkeiten und Grenzen verschiedener CAD-Prothesen. Methoden in der Hüftendoprothetik. Ecomed Verlag, S 133-145
4. Morreton JC, Cravoisy JC (1991) Incidence of the medullary Canal on the Prostheses Stability; Research on Morphometric Parameters Affecting the Implant Stability. In Kongressband: 3rd Annual International Symposium on Custom-made Prostheses. Nizza/Frankreich
5. Fröhling M, Starker M (1992) Preoperative planning of individual joint geometry. Bone Joint Surg (Br) Supp II
6. Fröhling M, Starker M, Thoma W (1992) Securing proximal load transfer by a design modification of the EGOFORM-stem. Bone Joint Surg (Br) Supp II
7. Starker M (1995) Indikation zur individuellen Hüftprothese. In: Die Hüftendoprothese in komplizierten Fällen. Thieme-Verlag, S 54-58
8. Aldinger G, Weipert A (1991) 3D-basierte Herstellung von Hüftgelenken. Das Aldinger System. Radiologe 31, S 474
9. Duda GN, Schneider E, Chao EY (1997) Internal forces and moments in the femur during walking. J Biomech 30 (9):933-941
10. Starker M (1995) Problemlösungen mit CT-Prothesen. In: Die Hüftendoprothese in komplizierten Fällen. Thieme-Verlag, S 66-73
11. Thümler P, Starker M, Müller R (1998) The CTX-Prothesis – result of ten years experiences with individual prostheses. J Bone Joint Surg (BR) Supp I
12. Starker M, Hanusek S, Rittmeister M, Thoma W (1998) Validierung computertomographisch gemessener Antetorsionswinkel am Femur. Z Orthop 136:420-427
13. Walker P, Culligan SG, Hua J, Muirhead-Allwood SK, Bentley G (2000) Stability and bone preservation in custom designed hip stems. Clinical Orthopaedics 373:164-173
14. Hua J, Walker PS, Muirhead-Allwood W, Bentley G, Mccullough CJ (1995) The rationale for CAD-CAM uncemented custom hips: a interim assessment. Hip Int 5:52-62
15. Fetto JF, Bettinger P, Austin K (1995) Reexamination of hip biomechanics during unilateral stance. Am J Orthop, pp 605-612

# Berichtigung

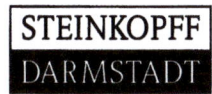

R. Wetzel (Hrsg.)  
ISBN 3-7985-1287-6

Verankerungsprinzipien  
in der Hüftendoprothetik

© Steinkopff Verlag,  
Darmstadt 2001

Durch ein technisches Versehen wurde die Abb. 12 auf Seite 70 farblich falsch markiert.
Sie ist durch diese korrigierte Abbildung zu ersetzen.

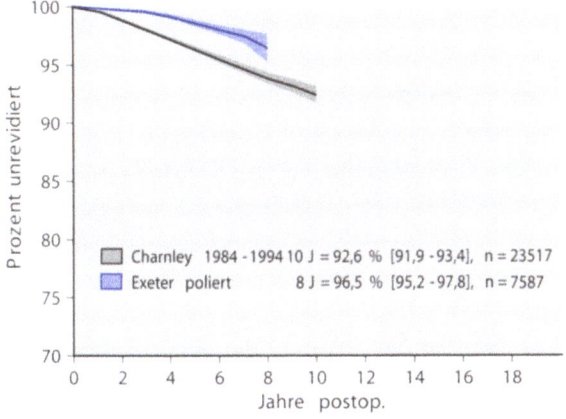

**Abb. 12.** Aseptische Lockerungsrate der Exeter-Schäfte im Vergleich zu den Charnley-Schäften (Schweden-Register 1998)

---

Die Adresse des Herausgebers hat sich geändert:

Neue Anschrift:

Prof. Dr. med. Roland Wetzel  
Kliniken Harthausen  
Dr.-Wilhelm-Knarr-Weg 1–3

83043 Bad Aibling-Harthausen

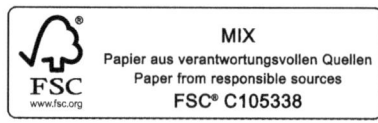

If you have any concerns about our products,
you can contact us on
**ProductSafety@springernature.com**

In case Publisher is established outside the EU,
the EU authorized representative is:
**Springer Nature Customer Service Center GmbH
Europaplatz 3, 69115 Heidelberg, Germany**

Printed by Libri Plureos GmbH
in Hamburg, Germany